Medizinische Informatik und Statistik

Band 1: Medizinische Informatik 1975. Frühjahrstagung des Fachbereiches Informatik der GMDS. Herausgegeben von P. L. Reichertz. VII, 277 Seiten. 1976.

Band 2: Alternativen medizinischer Datenverarbeitung. Fachtagung München-Großhadern 1976. Herausgegeben von H. K. Selbmann, K. Überla und R. Greiller. VI, 175 Seiten. 1976.

Band 3: Informatics and Medecine. An Advanced Course. Edited by P. L. Reichertz and G. Goos. VIII, 712 pages. 1977.

Band 4: Klartextverarbeitung. Frühjahrstagung, Gießen, 1977. Herausgegeben von F. Wingert. V, 161 Seiten. 1978.

Band 5: N. Wermuth, Zusammenhangsanalysen Medizinischer Daten. XII, 115 Seiten. 1978.

Band 6: U. Ranft, Zur Mechanik und Regelung des Herzkreislaufsystems. Ein digitales Simulationsmodell. XV, 192 Seiten. 1978.

Band 7: Langzeitstudien über Nebenwirkungen Kontrazeption – Stand und Planung. Symposium der Studiengruppe „Nebenwirkungen oraler Kontrazeptiva – Entwicklungsphase", München 1977. Herausgegeben von U. Kellhammer. VI, 254 Seiten. 1978.

Band 8: Simulationsmethoden in der Medizin und Biologie. Workshop, Hannover, 1977. Herausgegeben von B. Schneider und U. Ranft. XI, 496 Seiten. 1978.

Band 9: 15 Jahre Medizinische Statistik und Dokumentation. Herausgegeben von H.-J. Lange, J. Michaelis und K. Überla. VI, 205 Seiten. 1978.

Band 10: Perspektiven der Gesundheitssystemforschung. Frühjahrstagung, Wuppertal, 1978. Herausgegeben von W. van Eimeren. V, 171 Seiten. 1978.

Band 11: U. Feldmann, Wachstumskinetik. Mathematische Modelle und Methoden zur Analyse altersabhängiger populationskinetischer Prozesse. VIII, 137 Seiten. 1979.

Band 12: Juristische Probleme der Datenverarbeitung in der Medizin. GMDS/GRVI Datenschutz-Workshop 1979. Herausgegeben von W. Kilian und A. J. Porth. VIII, 167 Seiten. 1979.

Band 13: S. Biefang, W. Köpcke und M. A. Schreiber, Manual für die Planung und Durchführung von Therapiestudien. IV, 92 Seiten. 1979.

Band 14: Datenpräsentation. Frühjahrstagung, Heidelberg 1979. Herausgegeben von J. R. Möhr und C. O. Köhler. XVI, 318 Seiten. 1979.

Band 15: Probleme einer systematischen Früherkennung. 6. Frühjahrstagung, Heidelberg 1979. Herausgegeben von W. van Eimeren und A. Neiß. VI, 176 Seiten, 1979.

Band 16: Informationsverarbeitung in der Medizin -Wege und Irrwege-. Herausgegeben von C. Th. Ehlers und R. Klar. XI, 796 Seiten. 1979.

Band 17: Biometrie – heute und morgen. Interregionales Biometrisches Kolloquium 1980. Herausgegeben von W. Köpcke und K. Überla. X, 369 Seiten. 1980.

Band 18: R.-J. Fischer, Automatische Schreibfehlerkorrektur in Texten. Anwendung auf ein medizinisches Lexikon. X, 89 Seiten. 1980.

Band 19: H. J. Rath, Peristaltische Strömungen. VIII, 119 Seiten. 1980.

Band 20: Robuste Verfahren. 25. Biometrisches Kolloquium der Deutschen Region der Internationalen Biometrischen Gesellschaft, Bad Nauheim, März 1979. Herausgegeben von H. Nowak und R. Zentgraf. V, 121 Seiten. 1980.

Band 21: Betriebsä:ztliche Informationssysteme. Frühjahrstagung, München, 1980. Herausgegeben von J. R. Möhr und C. O. Köhler. (vergriffen)

Band 22: Modelle in der Medizin. Theorie und Praxis. Herausgegeben von H. J. Jesdinsky und V. Weidtman. XIX, 786 Seiten. 1980.

Band 23: Th. Kriedel, Effizienzanalysen von Gesundheitsprojekten. Diskussion und Anwendung auf Epilepsieambulanzen. XI, 287 Seiten. 1980.

Band 24: G. K. Wolf, Klinische Forschung mittels verteilungsunabhängiger Methoden. X, 141 Seiten. 1980.

Band 25: Ausbildung in Medizinischer Dokumentation, Statistik und Datenverarbeitung. Herausgegeben von W. Gaus. X, 122 Seiten. 1981.

Band 26: Explorative Datenanalyse. Frühjahrstagung, München, 1980. Herausgegeben von N. Victor, W. Lehmacher und W. van Eimeren. V, 211 Seiten. 1980.

Band 27: Systeme und Signalverarbeitung in der Nuklearmedizin. Frühjahrstagung, München, März 1980. Proceedings. Herausgegeben von S. J. Pöppl und D. P. Pretschner. IX, 317 Seiten. 1981.

Band 28: Nachsorge und Krankheitsverlaufsanalyse. 25. Jahrestagung der GMDS, Erlangen, September 1980. Herausgegeben von L. Horbach und C. Duhme. XII, 697 Seiten. 1981.

Band 29: Datenquellen für Sozialmedizin und Epidemiologie. Herausgegeben von R. Brennecke, E. Greiser, H. A. Paul und E. Schach. VIII, 277 Seiten. 1981.

Band 30: D. Möller, Ein geschlossenes nichtlineares Modell zur Simulation des Kurzzeitverhaltens des Kreislaufsystems und seine Anwendung zur Identifikation. XV, 225 Seiten. 1981.

Band 31: Qualitätssicherung in der Medizin. Probleme und Lösungsansätze. GMDS-Frühjahrstagung, Tübingen, 1981. Herausgegeben von H. K. Selbmann, F. W. Schwartz und W. van Eimeren. VII, 199 Seiten. 1981.

Band 32: Otto Richter, Mathematische Modelle für die klinische Forschung: enzymatische und pharmakokinetische Prozesse. IX, 196 Seiten, 1981.

Band 33: Therapiestudien. 26. Jahrestagung der GMDS, Gießen, September 1981. Herausgegeben von N. Victor, J. Dudeck und E. P. Broszio. VII, 600 Seiten. 1981.

Medizinische Informatik und Statistik

Herausgeber: S. Koller, P. L. Reichertz und K. Überla

38

Arztgeheimnis – Datenbanken – Datenschutz

Arbeitstagung, Bad Homburg, 1982

Herausgegeben
von P. L. Reichertz und W. Kilian

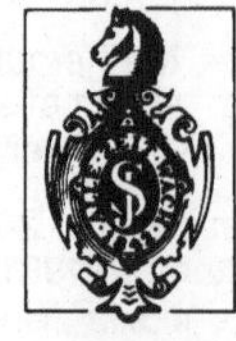

Springer-Verlag
Berlin Heidelberg New York 1982

Reihenherausgeber

S. Koller P. L. Reichertz K. Überla

Mitherausgeber

J. Anderson G. Goos F. Gremy H.-J. Jesdinsky H.-J. Lange
B. Schneider G. Segmüller G. Wagner

Herausgeber

Prof. Dr. P. L. Reichertz
Medizinische Hochschule Hannover, Abt. Medizinische Informatik
Karl-Wiechert-Allee 9, 3000 Hannover 61

Prof. Dr. W. Kilian
Universität Hannover, Fachbereich Zivilrecht und Wirtschaftsrecht
Hanomagstraße 8, 3000 Hannover 91

ISBN-13: 978-3-540-11611-0   e-ISBN-13: 978-3-642-95408-5
DOI: 10.1007/978-3-642-95408-5

CIP-Kurztitelaufnahme der Deutschen Bibliothek:

Arztgeheimnis – Datenbanken – Datenschutz : Arbeitstagung, Bad Homburg, 1982 / hrsg. von
P. L. Reichertz u. W. Kilian. – Berlin; Heidelberg; New York: Springer, 1982.
(Medizinische Informatik und Statistik; 38)
ISBN-13: 978-3-540-11611-0

NE: Reichertz, Peter L. [Hrsg.]; GT

2145/3140 – 5 4 3 2 1 0

<u>Vorwort</u>

Drei Jahre sind vergangen, seit im Januar 1979 auf einer Arbeitstagung der Deutschen Gesellschaft für Medizinische Dokumentation, Informatik und Statistik e.V. (GMDS) und der Gesellschaft für Rechts- und Verwaltungsinformatik e.V. (GRVI) juristische Probleme der Datenverarbeitung in der Medizin diskutiert wurden. Die Ergebnisse dieser Veranstaltung, welche in der gleichen Reihe veröffentlicht worden sind (Band 12; Kilian, W., Porth, A.J.: Juristische Probleme der Datenverarbeitung in der Medizin, Springer-Verlag, Berlin/Heidelberg, 1979), fanden großes Interesse und dienten als Anregung für weitere Diskussionen.

In der Zwischenzeit liegen Erfahrungen mit dem Datenschutz in der Medizin vor. Die Jahresberichte der Datenschutzbeauftragten beleuchten zunehmend diesen Aspekt. Darüber hinaus haben neue Gesetze (z.B. Sozialgesetzbuch), Gesetzentwürfe (z.B. Krebsregistergesetz) und Änderungen im ärztlichen Berufsrecht (Schweigepflicht und medizinische Forschung) die Diskussionen über den Datenfluß im medizinischen Bereich und dessen Kontrolle belebt. So erschien die erneute Veranstaltung einer Arbeitstagung sinnvoll. Sie wurde von den Herausgebern des Sammelbandes organisiert und von GMDS und GRVI sowie der gemeinsamen Kommission unterstützt.

Der Aufbau der einzelnen Beiträge ist etwas unterschiedlich, da der Stand der weiteren Ausarbeitung der Referate variiert. Teilweise sind die Referate als Thesenpapier zusammengestellt, teilweise stellen sie tiefergehende Ausarbeitungen der Problematik dar. Im Gegensatz zu dem früheren Tagungsband oblag die Herstellung der Manuskripte den Autoren selbst. Daraus mag ein hin und wieder etwas unterschiedliches Druckbild resultieren; den Herausgebern schien es wichtig, daß der Tagungsband zu den aktuellen Problemen schnell erscheinen konnte.

Während der Tagung wurden von den Teilnehmern die verschiedenen Diskussionsabschnitte zusammengefaßt und in eigenen Beiträgen dargestellt. Hierdurch wurde versucht, zusätzliche Aspekte zu erfassen, welche aus der Diskussion erwuchsen.

Einzelne Beiträge konnten auf der Tagung nicht gehalten werden (Steinmüller, Deneke). Im Hinblick auf die Wichtigkeit der behandelten Themen wurde jedoch das übersandte Material resp. später erstellte Manuskripte in den Band aufgenommen.

Unser Dank gilt wiederum der Werner-Reimers-Stiftung, die ihre Räume zur Verfügung gestellt hat, sowie dem Springer-Verlag für die schnelle Veröffentlichung der Tagungsergebnisse.

Ebenfalls danken wir Frau Roswitha Büttner (Universität Hannover), Frau A. Peter, Frau I. Mariottini und Frau U. Piccolo (Medizinische Hochschule Hannover) für ihre Mithilfe bei der Organisation der Tagung sowie beim Schreiben und Zusammenstellen der Texte.

Hannover, im Juli 1982

Peter L. Reichertz   Wolfgang Kilian

Arztgeheimnis - Datenbanken - Datenschutz

Inhalt   Seite

I. Arztgeheimnis/Patientengeheimnis

Seite

Seite

<u>Anforderungen an Inhalt und Grenzen des Arztgeheimnisses,</u>
<u>orientiert an den Bedürfnissen von Patienten</u>

Günter Borchert, Arbeitsgemeinschaft der Verbraucher e. V., Bonn

Die nachfolgenden Thesen befassen sich mit den Erwartungen und Bedürfnissen von Patienten. Es erschien mir wichtig, das Patientengeheimnis unter diesem Aspekt zu behandeln; denn merkwürdigerweise
kamen in der bisherigen Diskussion über die ärztliche Schweigepflicht
und den Umgang mit medizinischen Daten Ärzte, Datenverarbeiter, Forscher und Juristen mit ihren spezifischen Interessen und Sichtweisen
ausführlich zu Wort, kaum aber die Patienten, zu deren Schutz und
in deren Interesse das Arztgeheimnis und die medizinische Versorgung
insgesamt mit ihren Informationsflüssen ja letztlich vorhanden sind.
Die Datenschützer vertreten zwar wenigstens einen Teil der Patienteninteressen, aber eben doch nur einen Teil.

Für den Patienten sind die Anforderungen an den Umgang mit seinen
Daten nur ein Ausschnitt seiner Ansprüche an die ärztliche Versorgung, die auf kunstgerechte Behandlung, sorgfältige Risikoabwägung,
eingehende Aufklärung, Einsicht in Patientenakten, Wahrung des
Patientengeheimnisses und Einhaltung weiterer Sorgfaltspflichten
gerichtet sind. Es ist sicherlich nützlich, den Datenschutzaspekt
in diesem Gesamtkontext der Patientenrechte zu sehen.

Die Verschwiegenheitspflicht des Arztes und seiner Mitarbeiter hat
in erster Linie das Ziel, den einzelnen Verbraucher ärztlicher
Dienstleistungen vor Nachteilen aus der Inanspruchnahme der Leistungen zu bewahren.

Wie Ärzte mit aus ihrer beruflichen Tätigkeit stammenden Informationen umzugehen haben, richtet sich aus der Sicht der Betroffenen
nach den für sie aufgrund der Verkehrsanschauung vorhersehbaren Ver-
wendungszusammenhängen.

Empirisch abgesicherte Erkenntnisse über die Patientenerwartungen liegen m. W. nicht vor. Die folgenden Thesen sind daher nur der Versuch
einer Systematisierung, gestützt freilich auf viele mündliche und
schriftliche Kontakte mit Patienten in der Praxis einer Verbraucher-
organisation.

In der ambulanten medizinischen Versorgung in einer ärztlichen Einzelpraxis erwartet der Patient, falls keine besonderen Abreden bestehen, folgenden differenzierten Umgang mit Informationen:

- Vertraulichkeit bei unter vier Augen im vertrauensvollen Gespräch offengelegten Informationen z. B. über das psychosoziale Befinden.

- Korrekte Dokumentation der Behandlungsanlässe und der medizinischen Maßnahmen. Das schließt ein, daß dem Personal der Arztpraxis diese Informationen zugänglich sein können.

- Bei Behandlung auf Krankenschein Übermittlung von Informationen an Stellen der gesetzlichen Krankenversicherung. Hierunter fallen zumindest die zur Abrechnung benötigten Daten. Verbreitet ist die irrige Erwartung, die Krankenkassen verfügten über Dokumentationen der Krankheiten und Behandlungsverläufe, die epidemiologische Untersuchungen und nachträgliche Überprüfung der sachgerechten ärztlichen Behandlungsweise ermöglichen. Bedenken gegen die Speicherung von medizinischen Daten bei den Krankenkassen scheinen im übrigen bei den Betroffenen vorwiegend nur dann zu bestehen, wenn Datenübermittlungen an Arbeitgeber befürchtet werden.

- Bei Überweisungen und Einweisungen Übermittlung der relevanten Informationen an die andere behandelnde Stelle. Hierunter fallen jedenfalls Laborbefunde, Röntgenaufnahmen u. ä. (diese Erwartung beruht möglicherweise auf z. T. irrigen Vorstellungen über die Objektivität und Gültigkeit dieser Informationen).

In der stationären medizinischen Versorgung im Krankenhaus erwartet der Patient, falls keine besonderen Abreden bestehen, folgenden differenzierten Umgang mit Informationen:

- Vertraulichkeit von im vertrauensvollen Gespräch offengelegten Informationen.

- Korrekte Dokumentation der Behandlungsanlässe und der medizinischen Maßnahmen. Das schließt ein, daß denjenigen Krankenhaus-Mitarbeitern diese Informationen zugänglich sein können, die in der Patientenversorgung oder in der Verwaltung mit dem Behandlungsfall befaßt sind.

- Übermittlung von Informationen an die Krankenversicherung.

- Übermittlung von Informationen an andere behandelnde Stellen
  (z. B. Hausarzt).

- Bei Universitätskliniken können dokumentierte Informationen Kli-
  nikangehörigen auch zu Zwecken der Forschung oder Lehre zugänglich
  sein.

Soweit Ärzte als Gutachter bei Entscheidungen über arbeits- und
sozialrechtliche Ansprüche, über privat- oder öffentlichrechtliche
Ansprüche, über Befreiungen oder Vergünstigungen tätig sind oder soweit ärztliche Datenerhebungen arbeits- und sozialmedizinischer Art
außerhalb einer medizinischen Behandlung ausgelöst werden, erwartet
der Betroffene eine selektive durch den jeweiligen Kontext bestimmte Weitergabe der Informationen.

Abgesehen von diesen Fällen, von meldepflichtigen Krankheiten und
von gewissen Fällen der Abwendung schwerwiegender Straftaten erwartet der Betroffene, daß Ärzte die beruflich erlangten Informationen
nicht aus der Praxis, dem Krankenhaus oder der sonstigen medizinischen Einrichtung ohne sein Wissen an andere weitergeben.

Diese Erwartungen von Betroffenen entsprechen weitgehend ihren Bedürfnissen nach Transparenz der Informationsverarbeitung, nach
währender Isolierung und unterbleibender Zweckentfremdung personenbezogener Informationen sowie nach währender Irrelevanz sedimentä-
rer Information (PODLECH 1978). Unzureichend bleibt vielfach nur das
Bedürfnis kritischer Verbraucher an verständlichen Informationen
über das medizinische Leistungsgeschehen berücksichtigt.

Rechtliche Regelungen des sog. Arztgeheimnisses, die den vorgenannten Betroffenen-Erwartungen entsprechen, wären aus der Sicht des
Patientenschutzes sachgerecht. Soweit die Unschärfen der Erwartungen und Bedürfnisse von Patienten einerseits, der Inhalte und Grenzen der ärztlichen Verschwiegenheitspflicht andererseits eine Beurteilung zulassen, scheint das geltende Recht diese Anforderung zu
erfüllen.

Neuere Entwicklungen (Gruppenpraxen, z. T. mit psychosozialen Fach-
berufen; Einbeziehung von Laienaktivitäten; Datenbanken; Verbund-
systeme; sozialmedizinische und epidemiologische Forschung; Arzt-
computer) bringen z. T. neuartige Verwendungszusammenhänge für Informationen mit sich, bei denen eine Verbraucher-Erwartung über
den Informations-Umgang noch nicht entstehen konnte. Die folgenden
Leitlinien sollten auch weiterhin gelten:

- Keine personenbezogene Speicherung von Informationen, die in einer Atmosphäre der Vertraulichkeit erhoben wurden.

- Vermutung des erlaubten Daten-Zugangs innerhalb von abgeschotte-
  ten und für den Betroffenen überschaubaren Systemen.

- Keine Speicherung und Übermittlung personenbezogener Informationen,
  wenn der Zweck der Daten-Operationen einem verständigen Betroffenen nicht einsichtig gemacht werden kann.

- Funktionelle Separierung von Datenbeständen nach der jeweiligen
  ärztlichen Tätigkeit als einfühlsamer Helfer, als Humanbiologe,
  als Gutachter, als Forscher.

Bei der Konkretisierung von Inhalt und Grenzen des Arztgeheimnisses
könnten - wie diese Thesen hoffentlich deutlich machen konnten -
systematisch gewonnene Kenntnisse der Patienten-Bedürfnisse hilf-
reich sein, so daß hierzu auf Befragungen gestützte Forschungsarbeiten durchgeführt werden sollten.

<u>Beachtung der ärztlichen Schweigepflicht
in der medizinischen Forschung (+)</u>

von

J.F. Volrad Deneke

Die Empfehlung des Vorstandes der Bundesärztekammer zur Beachtung der ärztlichen Schweigepflicht bei der Verarbeitung personenbezogener Daten in der medizinischen Forschung (s.u.) geht auf eine Anregung zurück, die Professor Dr. Hecker in der Sitzung des Wissenschaftlichen Beirates der Bundesärztekammer am 5. Mai 1979 gegeben hat. Hecker machte damals darauf aufmerksam, daß der Zusammenhang von Mißbildungen bei Neugeborenen und Umwelteinflüssen nicht ohne Verlaufsuntersuchungen erforscht werden könne, für die persönliche Daten der Patienten benötigt werden. Er machte darauf aufmerksam, daß solche notwendigen Forschungsarbeiten durch gesetzliche Datenschutzregelungen und deren Anwendung erschwert, wenn nicht gar unmöglich gemacht werden können.

Aufgrund dieses Hinweises und der sich anschließenden Diskussion wurde nach Vorarbeiten des Justitiars der Bundesärztekammer, Dr. Rainer Hess, am 3. Mai 1980 vom Wissenschaftlichen Beirat ein Arbeitskreis "Ärztliche Dokumentation und Datenschutz" gebildet. Zur Mitarbeit wurden berufen und waren bereit: Prof. Dr. Dhom, Prof. Dr. Dr. Ehrhardt, Prof. Dr. Friebel, Prof. Dr. Hecker, Dr. jur. Hess, Prof. Dr. Holland, Prof. Dr. jur. Kilian, Dr. Schwartz, Prof. Dr. Valentin, Prof. Dr. Wagner und der den Vorsitz im Arbeitskreis führende Berichterstatter.

Im Verlauf der Arbeit wurden weitere Sachverständige zu mündlicher und schriftlicher Beratung hinzugezogen, und zwar Prof. Dr. Jacob, Dr. Wedel und in dessen Vertretung Dr. Lange-Asschenfeld. Prof. Dr. Bochnik gab weitere schriftliche Hinweise. Auch der Vorsitzende des Wissenschaftlichen Beirates, Prof. Dr. Wolff, nahm aktiv an den Beratungen teil.

(+)   Nachdruck mit freundlicher Genehmigung aus: Deutsches Ärzteblatt 78 (1981), 1 - 3

Alle Genannten haben sich in den Sitzungen und/oder in Schriftsätzen an der Arbeit beteiligt. Der am 30. Mai 1981 nach drei Sitzungen des Arbeitskreises dem Wissenschaftlichen Beirat vorgelegte Entwurf stellt mithin das Ergebnis interdisziplinärer Zusammenarbeit von Klinikern verschiedener Fachrichtungen, Epidemiologen, Sozialmedizinern und Juristen dar. Der Wissenschaftliche Beirat der Bundesärztekammer konnte bei seinen Beratungen außerdem die auf dem 84. Deutschen Ärztetag von Dr. Otfried P. Schaefer, Kassel, eingebrachte und mit großer Mehrheit angenommene Entschließung berücksichtigen, wonach an die Ärzte aller Fachrichtungen appelliert wird, "allen Versuchen, die Schweigepflicht des Arztes weiter auszuhöhlen, energisch zu widerstehen".

Diese Entschließung hatte nachdrücklich darauf hingewiesen, daß das Recht des Patienten auf Verschwiegenheit seines Arztes nicht deswegen aufgehoben oder relativiert werden darf, weil moderne elektronische Datenverarbeitungstechniken eine mannigfaltige Verarbeitung und Auswertung auch persönlicher Gesundheitsdaten erleichtern.

Individuelle Entscheidungs- und Argumentationshilfe

Nach eingehender Diskussion verabschiedete der Wissenschaftliche Beirat der Bundesärztekammer die Vorlage des Arbeitskreises einstimmig ohne Gegenstimmen und ohne Enthaltungen. Der Vorstand der Bundesärztekammer hat sich in seiner Sitzung am 10. Juli 1981 die Empfehlung des Wissenschaftlichen Beirates zu eigen gemacht. Er hat dabei auch den im Wortlaut der Empfehlung nicht ausdrücklich aufgenommenen Hinweis des Wissenschaftlichen Beirates bekräftigt, daß diese Empfehlung in erster Linie individuelle Entscheidungshilfe bieten solle.

In zweiter Linie kann die von der Bundesärztekammer als Arbeitsgemeinschaft aller Ärztekammern beschlossene Empfehlung eine Argumentationshilfe für denjenigen Arzt sein, der bei Anwendung der darin festgelegten Grundsätze insbesondere nach gewissenhafter Güterabwägung handelt, trotzdem aber in rechtliche Auseinandersetzungen gerät.

Dies gilt insbesondere dann, wenn der Arzt vor Aufnahme einer Forschungsarbeit mit personenbezogenen Daten ohne Einwilligung der Patienten und Probanden ein Protokoll anfertigt, in dem er darlegt, daß und in welcher Weise er bei dem für ihn zur Rede stehenden Forschungsvorhaben die in der "Empfehlung zur Beachtung der ärztlichen Schweigepflicht bei der Verarbeitung personenbezogener Daten in der medizinischen Forschung" aufgeführten Kriterien und Konditionen beachtet hat bzw. beachten wird.

Für die Anwendung der Empfehlung mag eine Erläuterung dienlich sein, die die wichtigsten Grundgedanken aufzeigt, welche in den Beratungen der verschiedenen genannten Gremien erörtert wurden und dann zu den konkreten Formulierungen der Empfehlung geführt haben.

Zu Überschrift und Präambel:

Die Überschrift der Empfehlung umfaßt ein Teilgebiet der Problematik, die dem Arbeitskreis des Wissenschaftlichen Beirates ursprünglich den Namen gegeben hatte, ein Teilgebiet der Problematik "Ärztliche Dokumentation und Datenschutz". Hinsichtlich des Begriffes "Dokumentation" ist die Problematik auf die "Beachtung der ärztlichen Schweigepflicht bei der Dokumentation" reduziert worden. Das Attribut "ärztlich" ist auf für medizinische Forschung relevante ärztliche Dokumentation reduziert worden. Und beim Begriff "Datenschutz" ist die Problematik auf den Datenschutz in der "Verarbeitung personenbezogener Daten" reduziert worden.

Diese Reduktionen der Thematik im Vergleich zur Benennung des Arbeitskreises entsprechen nicht der ursprünglichen Fragestellung von Hecker und deren erster Erörterung im Wissenschaftlichen Beirat 1979. Sie bedeuten jedoch die Konzentration der Thematik auf deren rechtlichen und ethischen Problemkern. Wenn es gelungen ist, mit der vorliegenden Empfehlung diesen Problemkern richtig zu erfassen, sind die dabei gewonnenen Erkenntnisse unschwer auch auf den Datenschutz in der ärztlichen Dokumentation ganz allgemein anzuwenden und damit auch auf Prävention, ärztliche Versorgung und Rehabilitation z.B. von Krebskranken und bei angeborenen Mißbildungen.

Der Wissenschaftliche Beirat hat dementsprechend in der Empfehlung für das untersuchte Detail das Allgemeingültige sichtbar gemacht. So stellt bereits der erste Satz der Präambel eine Grundposition klar:

> ▷ Die medizinische Forschung kann auf die Nutzung personenbezogener Daten nicht verzichten.

Dies ist als Feststellung formuliert. Die Notwendigkeit der Nutzung personenbezogener Daten wird - im Gegensatz zu unrealistischen Zielvorstellungen in manchen aktuellen Datenschutzdiskussionen - gar nicht erst in Frage gestellt.

Ebensowenig wird allerdings in Frage gestellt:

> ▷ Bei der Durchführung von Forschungsvorhaben sind Grundsätze des ärztlichen Berufsrechtes und des Datenschutzrechtes zu beachten.

Die Präambel formuliert in dieser Gegenüberstellung den Konflikt. Sie deutet damit zugleich an, daß dieser Konflikt abstrakt nicht zu lösen ist, sondern daß die Praxis der medizinischen Forschung immer wieder neu in concreto mit diesem Konflikt leben muß.

In der Überschrift findet sich außerdem noch ein Hinweis auf einen weiteren möglichen Konflikt mit der Gegenüberstellung von ärztlicher Berufstätigkeit und medizinischer Forschung.

Die aus ärztlicher Ethik zu setzenden Prioritäten sind nicht immer identisch mit den optimalen Prämissen für erfolgversprechende naturwissenschaftlich-medizinische Forschung. Wo der naturwissenschaftliche Forscher jedoch Arzt ist, trägt er diesen Konflikt in sich selbst und kann dabei von der Dominanz ärztlicher Ethik gar nicht absehen. Die Möglichkeit eines solchen Konfliktes konnte daher in der Ausformulierung der Empfehlung vernachlässigt werden.

<u>Zu 1:</u>

In diesem Abschnitt wird Grundsätzliches zur Verarbeitung personenbezogener Daten in der medizinischen Forschung ausgesagt.

Besonders unterstrichen seien die Hinweise,

- daß ungezielte Erfassung und Speicherung von Daten auch wissenschaftlich nicht unbedenklich ist und

- daß die Verwendung von Daten für andere als die ursprünglichen Erhebungszwecke wissenschaftlich immer problematisch bleibt.

Der Arbeitskreis hat - wie auch die Entschließung des 84. Deutschen Ärztetages bestätigt: mit Recht - auf diese beiden Feststellungen besonderen Wert gelegt. Allein das Vorhandensein von Datensammlungen, z.B.

in großen Kliniken, in Versicherungen, in Gesundheitsämtern und ähnlichen Institutionen kann dazu verführen, diese Datenbestände auch für andere als die ursprünglichen Erfassungszwecke ohne gründliche Analyse der Vergleichbarkeit der neuen Fragestellungen mit dem Entstehungszusammenhang der Daten zu nutzen.

Im Gewande der Wissenschaft bedient sich die ideologisch gesteuerte Zweckforschung erfahrungsgemäß mit Vorliebe solcher Scharlatanerie. Einschränkungen für die Verwendung bereits erfaßter und gespeicherter personenbezogener Daten ergeben sich also nicht allein aus ethischen und rechtlichen Gründen, sondern - in der bisherigen Diskussion allzuwenig beachtet - auch aus rein wissenschaftlichen Gründen.

<u>Zu 2:</u>

Im zweiten Absatz wird festgestellt, daß in aller Regel personenbezogene Daten in der medizinischen Forschung nur mit Zustimmung der betroffenen Patienten oder Probanden verarbeitet werden dürfen, jedoch werden im gleichen Atemzug Ausnahmen von dieser Regel eingeräumt. Die Formulierung stellt damit keine absolute Priorität fest. Sie konfrontiert vielmehr das Rechtsgut "Freiheit der Forschung" mit dem Rechtsgut "Vertrauensschutz des Individuums". Sie stellt fest, daß es sich um eigenwertige Rechtsgüter handelt, die immer neu in concreto für jedes Forschungsvorhaben auf ihr Verhältnis zueinander abgewogen werden müssen.

Bei analoger Anwendung der Empfehlungen in der ärztlichen Versorgung muß zunächst jeweils klar herausgearbeitet werden, welches eigenwertige Rechtsgut mit dem Rechtsgut "Vertrauensschutz des Individuums" konkurriert, damit es zu einer fallbezogenen Güterabwägung kommen kann.

<u>Zu 3:</u>

In dem dritten Absatz werden dann die Bedingungen aufgelistet, die kumulativ erfüllt werden bzw. gegeben sein müssen, wenn personenbezogene Daten ohne ausdrückliche Einwilligung der Patienten oder Probanden in der medizinischen Forschung genutzt werden sollen. Die zentralen Thesen dieses Absatzes finden sich in den Sätzen (c) und (d):

▶ Das Forschungsvorhaben läßt nach Fragestellung, Forschungsmethodik und Qualität der Durchführung einen wesentlichen Nutzen für die weitere Entwicklung der Medizin in Wissenschaft und Praxis erwarten.

▶ Es ist entweder nicht möglich oder nach Art und Aufwand im Verhältnis zu einem etwaigen Schaden des Patienten/Probanden nicht zumutbar, die Einwilligung einzuholen.

Zwischen diesen beiden Sätzen hat die eigentliche Güterabwägung stattzufinden: wesentlicher Nutzen für die weitere Entwicklung der Medizin in Wissenschaft und Praxis bei vorausschauender Betrachtung einerseits und Möglichkeit oder Zumutbarkeit, eine Einwilligung einzuholen unter Beachtung etwaiger Risiken für Patienten bzw. Probanden andererseits. Hier muß letzlich nach bestem Wissen und Gewissen entschieden und gehandelt oder unterlassen werden.

Die Empfehlung macht darauf aufmerksam, daß der erhoffte Nutzen für die Gesellschaft und das Schadensrisiko für das Individuum miteinander und gegeneinander ausgewogen werden müssen. Die Empfehlung setzt damit Sozialpflichtigkeit und Individualrecht in eine Beziehung zueinander, die auch die Einsicht einschließt, daß menschliche Individualität und menschliche Sozietät einander wechselseitig bedingen.

Dieser Rückbezug von Rechten und Pflichten des Individuums in der Gesellschaft ist in dem Schlußsatz des dritten Absatzes noch einmal ausdrücklich formuliert:

▷ In Konfliktfällen muß der Arzt nach bestem Wissen und Gewissen Güterabwägungen zwischen dem Forschungsziel einerseits und den Individualrechten der Patienten/Probanden andererseits vornehmen.

Diese Formulierung unterstreicht zugleich die persönliche Verantwortung des forschenden Arztes zu einer Entscheidung nach Wissen und Gewissen. Sie macht deutlich, daß die Empfehlung des Vorstandes der Bundesärztekammer in diesem kritischen Punkt nur Entscheidungshilfe für verantwortliches Handeln, nicht aber Entlastung von persönlicher Verantwortung bieten kann.

Analog gilt, wie ja auch in der ärztlichen Versorgung ganz allgemein, daß Empfehlungen, Richtlinien, Entscheidungen Dritter - also auch der Patienten - und sogar gesetzliche Bestimmungen nicht von der persönlichen sittlichen Verantwortung entlasten können.

Zum Beispiel: Auch wenn der Patient den Arzt von der Schweigepflicht entbindet, hat dieser noch immer zu entscheiden, ob er sich entpflichten lassen kann oder ob nicht ein höheres Rechtsgut, wie etwa das Wohl des Patienten selbst, einer uneingeschränkten Auskunftserteilung entgegensteht.

<u>Zu 4:</u>

Im letzten Absatz ist der Grundgedanke des ersten Absatzes noch einmal aufgegriffen und gleichsam spiegelbildlich dargestellt worden. Es wird damit daran erinnert, daß die aktuelle Problematik an längst gesicherte Gesetzgebung und Rechtsprechung für den Umgang mit statistischen Daten anknüpfen kann.

<u>Verfahrensfragen</u>

Wenn auch die Empfehlung in erster Linie individuelle Entscheidungshilfe für Ärzte in der medizinischen Forschung bieten will, so wird sie doch gleichzeitig auch Grundlage für das Bemühen der Bundesärztekammer sein, die hier festgelegten Prinzipien im Datenschutzrecht zu verankern, in der Anwendung des Datenschutzrechtes auf medizinische Forschungsvorhaben zur Geltung zu bringen und die Anwendung in der Rechtsprechung wo irgend möglich durchzusetzen.

Der exemplarische Charakter der Empfehlung bedeutet, daß diese nicht nur Orientierungshilfe zur Beachtung der ärztlichen Schweigepflicht bei der Verarbeitung personenbezogener Daten in der medizinischen Forschung, sondern auch für projekt- und selbstkritische Überlegungen in der ärztlichen Versorgung ganz allgemein und insbesondere in Prävention und Rehabilitation häufig auftretender, schwerer, langwieriger und chronischer Erkrankung anbieten kann.

Empfehlung zur Beachtung der ärztlichen Schweigepflicht
bei der Verarbeitung personenbezogener Daten in der
medizinischen Forschung

Die medizinische Forschung kann auf die Nutzung (datenschutzrechtlich
Verarbeitung: Erfassung, Speicherung, Übermittlung, Veränderung und
Auswertung) personenbezogener Daten nicht verzichten. Bei der Durchführung von Forschungsvorhaben müssen auf der Grundlage ärztlich-be-
rufsrechtlicher und datenschutzrechtlicher Bestimmungen die nachste-
henden Grundsätze beachtet werden:

1. In der medizinischen Forschung dürfen personenbezogene Daten nur
aufgrund gezielter wissenschaftlicher Fragestellungen verarbeitet werden. Die Datenerfassung und Datenspeicherung darf nur in dem Umfange
erfolgen, der zur Erreichung der Forschungsziele unbedingt erforderlich ist. Wissenschaftlich und rechtlich unbedenklich können diese Daten nur für diejenigen Zwecke verarbeitet werden, für die sie gezielt
erhoben worden sind. Die Verwendung von Daten für andere als die ursprünglichen Erhebungszwecke ist - auch in anonymisierter Form - wissenschaftlich nur dann vertretbar, wenn die Vergleichbarkeit der neuen
Fragestellungen mit dem Entstehungszusammenhang der Daten gegeben ist.

2. Die Verarbeitung personenbezogener Daten in der medizinischen Forschung unterliegt - vorrangig vor der Beachtung datenschutzrechtlicher
Vorschriften - dem Gebot der ärztlichen Schweigepflicht (vgl. u.a. die
Bestimmungen der Datenschutzgesetze und des Sozialgesetzbuches). Personenbezogene Daten dürfen dementsprechend, unbeschadet der im folgenden dritten Absatz aufgestellten Grundsätze, in der medizinischen Forschung nur mit der Zustimmung der betroffenen Patienten oder Probanden
verarbeitet werden. Forschungsvorhaben sind nicht a priori ein höherwertiges Rechtsgut als der Vertrauensschutz des Individuums.

3. Die Verarbeitung personenbezogener Daten in der medizinischen Forschung ist ohne ausdrückliche Einwilligung der Patienten oder Probanden nur zu rechtfertigen, wenn alle folgenden Voraussetzungen erfüllt
sind:

(a) Die zu bearbeitende Forschungsproblematik kann nicht durch andere Methoden als durch die Verarbeitung personenbezogener Daten geklärt werden.

(b) Schutzwürdige Belange des Patienten/Probanden werden nach menschlichem Ermessen durch die Verarbeitung der personenbezogenen Daten nicht beeinträchtigt.

(c) Das Forschungsvorhaben läßt nach Fragestellung, Forschungsmethodik und Qualität der Durchführung einen wesentlichen Nutzen für die weitere Entwicklung der Medizin in Wissenschaft und Praxis erwarten.

(d) Es ist entweder nicht möglich oder nach Art und Aufwand im Verhältnis zu einem etwaigen Schaden für den Patienten/Probanden nicht zumutbar, die Einwilligung einzuholen.

(e) Es ist gewährleistet, daß die Verarbeitung der personenbezogenen Daten auf die primäre wissenschaftliche Fragestellung begrenzt bleibt.

(f) Die organisatorischen und technischen Maßnahmen sind ausreichend, einen unberechtigten Zugriff Dritter auf die personenbezogenen Daten zu verhindern.

(g) Die Daten oder ihr Personenbezug werden nach Abschluß des medizinischen Forschungsvorhabens gelöscht. Muß damit gerechnet werden, daß zu einem späteren Zeitpunkt eine erneute Bearbeitung des Datenmaterials notwendig werden kann, dann darf die Löschung hinausgeschoben werden, sofern die unter (a) bis (f) genannten Voraussetzungen für diesen Zeitraum zutreffen.

In Konfliktfällen muß der Arzt nach bestem Wissen und Gewissen Güterabwägungen zwischen dem Forschungsziel einerseits und den Individualrechten der Patienten/Probanden andererseits vornehmen.

4. Die Verarbeitung nicht personenbezogener, anonymisierter, insbesondere statistischer Daten ist in der medizinischen Forschung weder durch die Verpflichtung zur Wahrung der ärztlichen Schweigepflicht noch durch datenschutzrechtliche Vorschriften beeinträchtigt. Dennoch muß beachtet werden, daß auch aus diesen Daten keine Rückschlüsse auf bestimmte Personen gezogen werden können, oder ein Personenbezug nur mit unverhältnismäßig hohem Aufwand hergestellt werden könnte.

Diethart Zielinski

Workshop Arztgeheimnis und Datenschutz
(GMDS/GRVI 24./25.02.1982, Bad Homburg)

Zur strafrechtlichen Zulässigkeit der Weitergabe von dem Arztgeheimnis unterliegenden personenbezogenen Daten

1. Der in § 203 StGB geregelte strafrechtliche Schutz von Privatgeheimnissen ist grundsätzlich beschränkt auf die Geheimhaltung
   seitens der Angehörigen bestimmter Berufsgruppen, denen die ge-
   heimzuhaltenden Informationen im Zusammenhang mit ihrer Berufs-
   ausübung bekanntgeworden sind. Der an definierten Kommunikations-
   beziehungen festgemachte strafrechtliche Datenschutz wird durch
   die Einbeziehung der berufsmäßigen Gehilfen nicht ausgedehnt,
   sondern sektoral auf die jeweilige Kommunikationsbeziehung begrenzt.

2. Aus der sektoralen Begrenzung des strafrechtlichen Datenschutzes
   darf nicht geschlossen werden, das von § 203 StGB geschützte
   Rechtsgut sei nicht das Privatgeheimnis, also z.B. das individuelle Geheimhaltungsinteresse des Patienten an den dem Arzt an-
   vertrauten persönlichen Gesundheitsinformationen, sondern das
   Allgemeininteresse des Sozialstaates an der Gewährleistung eines
   funktions- und leistungsfähigen Gesundheitswesens oder Justizap-
   parates. Strafrechtliches Schutzgut bleibt auch in der sektoralen
   Begrenzung auf institutionalisierte Vertrauensbeziehungen das
   informationelle Persönlichkeitsrecht des Patienten, des Mandanten,
   des Ratsuchenden usw.

3. Die Beschränkung des strafrechtlichen Schutzes von Privatgeheimnissen resultiert aus zwei strafrechtsspezifischen Besonderheiten:

   a) Rechtsstaatliches Strafrecht steht unter dem Verfassungsgebot
      der Tatbestandsbestimmtheit (Art. 103 Abs. 2 GG - nulla poena
      sine lege scripta et stricta). Das heißt, das bei Strafe ver-

botene Verhalten muß vom Gesetz so präzis definiert werden, daß
für den Rechtsanwender anhand operationaler Begriffe möglichst
eindeutig entscheidbar ist, ob die Strafbarkeitsvoraussetzungen
vorliegen oder nicht. Angesichts der Vagheit des Rechtsgutes
"Persönlichkeitsrecht" und der daraus resultierenden Unmöglichkeit einer inhaltlichen Definition des schutzwürdigen Geheimnisses, erfaßt der strafrechtliche Datenschutz jede nicht offen-
kundige personenbezogene Information (vgl. § 203 Abs. 2 Satz 2
StGB) und operationalisiert das materiale Schutzinteresse über
die Kommunikationsbeziehung.

b) Eine zweite Selbstbeschränkung rechtsstaatlichen Strafrechts
folgt aus dessen Selbstverständnis als ultima ratio staatlicher
Sozialkontrolle. Das heißt, nicht jede Rechtsgutverletzung bedarf s t r a f - rechtlicher Kontrolle. Die Kriminalisierung
der Verletzung von Datenschutzrechten ist zu begrenzen auf besonders schwerwiegende, besonders gefährliche, durch andere
Selbstschutz- und rechtliche Maßnahmen nicht bzw. nicht ausreichend kontrollierbare und deshalb im Interesse der Allgemeinheit zu verhindernde Persönlichkeitsrechtsverletzungen.

4. Das Arztgeheimnis ist kein dem allgemeinen Persönlichkeitsrecht
oder Datenschutzrecht gegenüber disparates Rechtsgut eigener Qualität, sondern für Datenschutzrechtsverletzungen in d i e s e r
Kommunikationsbeziehung Arzt/Patient ist die gesetzgeberische
Wertentscheidung gefallen, daß hier tatsächliche Beeinträchti-
gungen sowie rechtliche Abstriche von Staats wegen nicht mehr
hingenommen werden.

Der institutionellen Absicherung von personenbezogenen Gesundheitsdaten in der Arzt-Patient-Beziehung in § 203 StGB korrespondiert dementsprechend ein Aussageverweigerungsrecht vor Gericht (§ 53 StPO), die Beschlagnahmefreiheit der Krankenunterlagen des Arztes (§ 97 StPO) sowie ein Beweisverwertungsverbot
bei Verstößen gegen diese rechtlichen Absicherungen. Der institutionalisierte Sonderschutz setzt sich fort im BDSG, das für
alle Formen der Übermittlung und Weiterverarbeitung strafrechtlich geschützter personenbezogener Daten (§ 45 Satz 3) eine

konsequente Zweckbindungsgarantie im öffentlichen Bereich und ein
absolutes Weitergabeverbot im privaten Bereich festlegt (vgl. §§
10, 11 BDSG).

5. Das Arztgeheimnis als Schutzgut des § 203 StGB unterscheidet sich
vom allgemeinen Datenschutzrecht ähnlich wie institutionalisierte
bzw. mediatisierte Freiheitsrechte wie z.B. Eigentum, Körperinte-
grität, sexuelles Selbstbestimmungsrecht, Fortbewegungsfreiheit,
Gewaltfreiheit kommunikativer Interaktion von dem allgemeinen
Freiheitsrecht i. S. Art. 2 GG, das durch das konturlose strafrechtliche Nötigungsverbot strafrechtlich höchst unwirksam und
rechtsstaatlich höchst problematisch bewehrt ist. Während wir bei
der Nötigung (§ 240 Abs. 1 StGB) von einem sogenannten "offenen
Tatbestand" sprechen, der erst mittels der Leerformel des § 240
Abs. 2 StGB "geschlossen" werden muß, wonach die Nötigung nur dann
widerrechtlich ist, wenn das angewendete Druckmittel zu dem angestrebten Zweck als "verwerflich" anzusehen sei, ist eine vergleichbare Abwägung der widerstreitenden Freiheitsinteressen im Kon-
fliktfall z.B. mit Eigentum oder sexueller Selbstbestimmung nicht
erforderlich. Bei den institutionaliesierten bzw. mediatisierten
Freiheitsrechten ist jede Verletzung Rechtsgutverletzung und damit grundsätzlich rechtswidrig. Hingegen muß beim allgemeinen Freiheitsrecht stets erst im Kollisionsfall bestimmt werden, wo die
Freiheit des einen aufhört und die Freiheit des anderen beginnt.
Das heißt, was Nötigung ist, ergibt erst die normative Bewertung
der je berechtigten widerstreitenden Interessen; denn ein defi-
nierbares Rechtsgut der freien Selbstbestimmung gibt es nicht.

Übertragen auf die Datenschutzproblematik bedeutet das: ein defi-
nierbares Rechtsgut der "informationellen Selbstbestimmung" gibt
es nicht. Das informationelle Selbstbestimmungsrecht kollidiert
prinzipiell, d.h. unaufhebbar, mit dem ebenfalls verfassungsrechtlich garantierten aktiven Informationsrecht: beide Grundrechte
finden ihre immantenten Schranken aneinander. - Dieser Wertkon-
flikt ist abstrakt und generalisierend nicht lösbar; das erklärt
das Dilemma des allgemeinen Datenschutzrechts, das sich mit seinen
Generalklauseln von den "schutzwürdigen Belangen" einerseits und
den "berechtigten Interessen" andererseits notwendig auf Leerfor-

meln zurückziehen muß.

6. Für die strafrechtliche Bewertung der Weitergabe von personenbezogenen Informationen aus der Arzt-Patient-Beziehung ist daraus
   dreierlei zu folgern:

   a) Jede Weitergabe von Arztinformationen ist eine Verletzung des
      Arztgeheimnisses und damit als Beeinträchtigung eines insti-
      tutionalisierten Persönlichkeitsrechts eine tatbestandsmäßige
      Rechtsgutverletzung i. S. § 203 StGB, ohne daß es noch einer
      Bewertung des Interesses des Informationsempfängers bedarf.
      Diese Rechtsgutverletzung kann nur durch das ausdrückliche Ein-
      verständnis (Einwilligung i. S. § 3 Nr. 2 BDSG) des Geheimhal-
      tungsberechtigten, d. h. durch Rücknahme des Geheimhalungsin-
      teresses, ausgeschlossen werden.

   b) Jede Verletzung des Arztgeheimnisses ist strafbares Unrecht,
      wenn sie nicht durch einen gesetzlichen Rechtfertigungsgrund
      als erforderlicher Eingriff zum Zwecke der Wahrung eines hö-
      herrangigen rechtlichen Interesses gerechtfertigt ist. Als
      Rechtfertigungsgrund kommt primär die generelle Kollisions-
      regel des Notstandes (§ 34 StGB) in Betracht, in Ausnahme-
      situationen auch Notwehr, Selbsthilferecht und mutmaßliche
      Einwilligung. Spezialgesetzliche Ermächtigungen müssen der
      prinzipiellen Wertentscheidung des Gesetzes in § 203 StGB zu-
      gunsten des institutionalisierten Persönlichkeitsrechtes
      "Arztgeheimnis" Rechnung tragen und sich an den Strukturprin-
      zipien der Rechtfertigung tatbestandsmäßiger Rechtsgutverlet-
      zungen messen lassen, d. h., der Eingriff muß

      - erforderlich sein und
      - der Wahrung eines höherrangigen Rechtswertes dienen.

   c) Ein weiterer Rechtfertigungsgrund der "Wahrnehmung berechtig-
      ter Interessen" kann zur Rechtfertigung tatbestandsmäßiger Ver-
      letzungen des Arztgeheimnisses nicht herangezogen werden. die
      "Wahrnehmung berechtigter Interessen" hat ihre legitime Funk-
      tion bei der normativen Entscheidung einer immanenten Wert-
      kollision widerstreitender Interessen. Das ist insbesondere

der Fall bei der Abgrenzung von Risikozonen, vor allem im Bereich der Fahrlässigkeits- und Gefährdungsdelikte; aber auch bei der Konkretisierung des rechtlich geschützten allgemeinen Freiheitsrechts oder Datenschutzrechts.

7. Daraus ergeben sich einige praktische Folgerungen:

a) Rechtssätze unter dem Range eines Gesetzes (z.B. Satzungsrecht, Verordnungen, Standesrecht) können den strafrechtlichen Schutz des Arztgeheimnisses nicht einschränken.

b) Generalklauseln wie z.B. §§ 10, 11 BDSG oder § 35 SGB-AT können die prinzipielle Wertentscheidung zugunsten des Arztgeheimnisses nicht aufheben. Rechtfertigende Eingriffsrechte müssen einem erkennbaren höherrangigen Rechtsinteresse dienen, wie dies z.B. in §§ 72 f SGB-X oder in §§ 12, 13 GeschlechtskrankheitenG oder §§ 4, 6 Abs. 4 BSeuchenG deutlich wird; nur dann bleibt die stets norwendige Überprüfung der Verhältnismäßigkeit möglich. Weiter muß die Eingriffsberechtigung beschränkt bleiben auf die Erforderlichkeit der Geheimnisverletzung. Informationen, die nicht unbedingt erforderlich sind zur Erfüllung der höherrangigen Zielsetzung, etwa der gesetzlichen Sozialversicherung, darf der Arzt nicht weitergeben; ebensowenig dürfen sie dritte Geheimhaltungsverpflichtete, die sie legitimerweise vom Arzt empfangen hatten, weitergeben.

c) Soweit keine ausdrücklichen spezialgesetzlichen Ermächtigungen bestehen, müssen Eingriffe in das Arztgeheimnis nach § 203 Abs. 1 sowie in das sekundäre Arztgeheimnis (Krankenkassengeheimnis) nach § 203 Abs. 2 StGB den Anforderungen des strafrechtlichen Notstandes (§ 34 StGB) entsprechen: d. h. nur nach Abwägung der widerstreitenden Rechtswerte ist die Verletzung des Arztgeheinmisses zulässig, wenn dies das einzige und am wenigsten schwerwiegende Mittel ist, um das rechtlich vorzugswürdige Ziel zu erreichen.

Das heißt zunächst, daß die Güterabwägung nur subsidiär eingreift, nämlich dann, wenn die Zustimmung des Verfügungsberechtigten nicht einholbar ist oder verweigert wird.

Und das heißt weiter, daß Erforderlichkeit nicht mit Nützlichkeit oder Förderlichkeit gleichzusetzen ist.

Und das heißt schließlich, daß bei der Abwägung das überragende Interesse der Allgemeinheit an einer dem Zugriff Dritter grundsätzlich verschlossenen freien Kommunikation zwischen Patient und Arzt in Ansatz zu bringen ist. Dieser Rechtswert hat immerhin den Gesetzgeber veranlaßt, den Arzt von der Verpflichtung freizustellen, einen geplanten Bankraub oder einen gemeingefährlichen Sprengstoffanschlag anzuzeigen, wenn er davon als Arzt erfährt (vgl. § 139 StGB). Und dieser Rechtswert hat das Bundesverfassungsgericht veranlaßt, die Beschlagnahme einer Arztkartei für unzulässig zu erklären, selbst wenn dadurch ein schweres Verbrechen aufgeklärt werden sollte (vgl. BVerfGE 32, 373; § 97 StPO).

8. Die Datenschutzrealität insbesondere zwischen Arzt und Sozialversicherungsträgern sieht anders aus. Es hat den Anschein, daß in diesem Bereich das Arztgeheimnis faktisch nicht mehr existiert. Dieser großzügige Datenfluß entbehrt jedoch nicht nur weitgehend jeglicher Rechtsgrundlage, sondern geht auch - soweit Eingriffsrechte bestehen - weit über das nach dem Strafgesetzbuch zulässige Maß hinaus.

Nur - die Staatsanwaltschaft scheint sich in dieses Kriminalitätsfeld nicht einzumischen. Zu ein wenig Hoffnung berechtigen allenfalls neuere Entscheidungen der Sozial- und Verwaltungsgerichtsbarkeit (vgl. z.B. BSozG MDR 79, 347; OVG Lüneburg NJW 75 2263).

<u>Nachtrag</u>

Der Dialog mit den Vertretern der medizinischen Forschung und den
Krankenkassen hat den Trend in der jüngeren Datenschutzdiskussion
bestätigt, daß der Ansatz beim Persönlichkeitsrecht und der hieraus
resulitierende Primat der Einwilligung als primärer Rechtfertigungsgrund zur Lösung des Wertkonfliktes nicht geeignet ist. Das
gesellschaftspolitische, rechtliche und rechtspolitische Problem ist nicht die etwaige Verletzung des individuellen Geheim-
haltungsinteresses des einzelnen Patienten, sondern die massen-
hafte Datenagglomeration bei den Sozialversicherungsträgern oder
in Forschungsdatenbanken (z.B. Krebsregister). Die entscheidenden
Fragen sind, welche Daten sollen, dürfen, müssen dort zu welchem
Zweck und zur Weitergabe an wen zu welchem Zweck gespeichert werden. Auf diese Fragen ist mit der vom Patienten eingeholten Einwilligung noch keine einzige Antwort gegeben. Es bedarf vielmehr
objektiv-rechtlicher,d.h. allgemeinverbindlicher, von ängstlicher
oder naiver Patientenwillkür unabhängiger Regelungen über den ge-
sellschaftlichen Umgang mit medizinischen Informationen. Bereichsspezifische Regelungen im Sinne eines objektiven Informationsrechts
sind unabweisbar.

Anschrift des Verfassers:

Prof. Dr. Diethart Zielinski
Lehrgebiet B für Strafrecht
Fachbereich Rechtswissenschaften der
Universität Hannover
Hanomagstraße 8

3000 Hannover 91

Prof. Dr. Wolfgang Kilian

Universität Hannover

<u>Typen medizinischer Informationen und juristische Regelungen</u>

1. Nach § 203 StGB darf ein Arzt das ihm anvertraute Geheimnis nicht
   unbefugt offenbaren. Was unter "unbefugter Offenbarung" zu verstehen ist, wird im Strafgesetzbuch nicht definiert. Die Kommentare
   zum Strafgesetzbuch verweisen hierfür auf gesetzliche Offenbarungspflichten und auf ärztliches Berufsrecht. Auf diese Weise
   steht aber nur für einen geringen Bruchteil von medizinischen
   Informationen eindeutig fest, ob und unter welchen Bedingungen
   sie an wen offenbart werden dürfen (z.B. Bundesseuchengesetz;
   Geschlechtskrankheitengesetz).

2. Datenbanken, die medizinische Informationen enthalten, bestehen
   heute in allen Bereichen der medizinischen Versorgung, Forschung,
   Verwaltung oder Planung. Datenbanken haben nicht nur zu einer
   Auffächerung vorhandener medizinischer Informationen über Patienten beigetragen (quantitativer Aspekt), sondern auch die Formen
   der Dokumentation, die Möglichkeiten der Auswertung und die Verfahren der Weitergabe nachhaltig verändert (qualitativer Aspekt).

3. "Offenbarung" im Sinne des Strafgesetzbuchs darf nicht länger nur
   mit "Weitergabe" medizinischer Informationen gleichgesetzt werden;
   das ergibt sich insbesondere aus dem Bundesdatenschutzgesetz, das
   verschiedene Phasen der Datenverarbeitung unterscheidet. Eine
   "Offenbarung" medizinischer Geheimnisse kann demnach auch in der
   maschinellen Speicherung, Verknüpfung, Auswertung oder Veränderung
   medizinischer Informationen liegen, wenn dadurch Personen außerhalb des konkreten Arzt-Patienten-Verhältnisses einschließlich
   ihrer Hilfspersonen Kenntnis von medizinischen Informationen erlangen. Eine Offenbarung an andere Personen ist immer dann "unbefugt", wenn keine besondere rechtliche Legitimation dafür besteht.

4. Wegen des Eingriffscharakters jeder Informationsverarbeitung
   müssen sich die Erlaubnistatbestände grundsätzlich aus dem

Gesetz ergeben oder auf ein Gesetz zurückführbar sein. Als Rechtsvorschriften kommen Normen im Bürgerlichen Recht, Straf-, Verwal-
tungs- oder Sozialrecht in Betracht. Verordnungen, Rahmenverträge,
Satzungen, Richtlinien oder Verwaltungsvorschriften reichen aus,
soweit dafür eine konkrete gesetzliche Ermächtigung besteht.

5. Eine nähere Analyse dieser Vorschriften ergibt, daß sich die
   juristische Legitimation für die Offenbarung medizinischer Informationen eng nach ihrem jeweiligen Verwendungszweck typisieren
   läßt.

6. Folgende Typen und Zwecke medizinischer Informationen sind zu
   unterscheiden:

   a) der Versorgungszweck im primären Verwendungszusammenhang zwi-
      schen Arzt und Patient (Versorgungsdaten)

   b) der Leistungszweck im sekundären Verwendungszusammenhang zwi-
      schen Arzt und Leistungsträger (Leistungsdaten)

   c) der Planungszweck im tertiären Verwendungszusammenhang der
      Gesundheitssystemplanung (Planungsdaten)

   Darüber hinaus werden innerhalb dieser drei Verwendungszusammenhänge und zwischen ihnen Sekundärauswertungen zu Forschungszwecken
   vorgenommen (Forschungsdaten).

7. Als Versorgungsdaten sind alle medizinischen Informationen zu betrachten, die im Arzt-Patienten-Verhältnis entstanden sind und die
   der Behandlung eines Patienten dienen. Als patientenbezogene Versorgungsdaten lassen sich beispielsweise ansehen:

   - Labordaten
   - Anamnesedaten
   - Diagnosedaten
   - Therapiedaten
   - Abrechnungsdaten.

   Diagnose-, Therapie-, Medikamentierungs- und Abrechnungsdaten sind
   jedoch auch arztbezogen, weil sich darin sein Können und Wissen
   ausdrückt. Man muß insoweit diese Daten als doppelt personenbezogen

ansehen mit der Konsequenz, daß jeder Betroffene der Verarbeitung
zustimmen muß.

Darüber hinaus sind Versorgungsdaten denkbar, die sich auf Personen außerhalb des konkreten Arzt-Patienten-Verhältnis beziehen
(beispielsweise auf Familienmitglieder im Rahmen der Sozialanamnese). Dies hat Auswirkungen auf die Frage, wer bei Fehlen ausdrücklicher Rechtsvorschriften die Verfügungsbefugnis besitzt.

8. Rechtliche Grundlage für die Offenbarung von <u>Versorgungsdaten</u>
   bildet der Arztvertrag. Nur soweit der Patient einwilligt, können
   Versorgungsdaten EDV-mäßig gespeichert, verarbeitet oder übermittelt werden. Dies ergibt sich aus drei Gesichtspunkten:

   - dem Behandlungsvertrag
   - dem Zweck der ärztlichen Dokumentation
   - dem Bundesdatenschutzgesetz.

   a) Ein Behandlungsvertrag entsteht nach Ansicht des Bundesgerichts-
      hofs und der herrschenden Meinung sowohl für Privatpatienten
      als auch für Kassenpatienten (Dienstvertrag nach § 611 BGB,
      vgl. BGHZ 76, S. 259 (261). Soweit eine Mindermeinung das Ver-
      hältnis zwischen dem Kassenarzt und dem Kassenpatienten als
      ein öffentlich-rechtliches Verhältnis ansieht, weil lediglich
      Leistungen der Kasse über den Kassenarzt zur Verfügung gestellt
      werden, greifen dennoch nach § 368 d Abs. 4 RVO die Sorgfalts-
      anforderungen des bürgerlichen Vertragsrechts ein. Dazu gehört
      auch, daß alle Handlungen des Arztes vom Willen des Patienten
      mitgetragen sein müssen. Eine Steuerungsmöglichkeit des Betrof-
      fenen hinsichtlich der Versorgungsdaten ist selbst in den Fäl-
      len anzunehmen, wo eine gesetzliche Ermächtigung für den Arzt
      zur Weitergabe bestimmter medizinischer Informationen besteht
      (z.B. bei der Weitergabe von medizinischen Eignungsaussagen
      des Betriebsarztes an den Arbeitgeber nach § 3 Abs. 2 ASiG).
      Im übrigen ergibt sich auch aus § 60 SGB I eine Steuerungsmög-
      lichkeit des Kassenpatienten hinsichtlich der Versorgungsdaten.

   b) Die ärztliche Dokumentation wird heute als eine Pflicht be-
      trachtet, die ein Arzt gegenüber dem Patienten zu erfüllen hat.

Die frühere Meinung, die Dokumentation diene als Gedächtnisstütze des Arztes, hat der Bundesgerichtshof im Jahre 1978 ausdrücklich aufgegeben (BGHZ 72, S. 132 (137)). Demnach kann der
Patient eine vollständige Dokumentation erwarten, auf Wunsch
aber auch die Dokumentation ganz oder teilweise ausschließen,
soweit keine zwingenden Rechtsvorschriften entgegenstehen (z.B.
Röntgenverordnung; § 3 Abs. 1 Nr. 2 ASiG). Ein Ausschluß der
Dokumentation durch den Patienten führt freilich zur eigenen
Leistungspflicht des Patienten aus dem Behandlungsverhältnis
oder zu einer Risikoverlagerung.

c) Nach dem Bundesdatenschutzgesetz (§ 3) schließlich ist eine
   Verarbeitung (Speicherung, Übermittlung, Veränderung, Löschung)
   personenbezogener Daten - also auch medizinischer Informationen - nur dann zulässig, wenn ein Gesetz oder eine Rechtsvorschrift sie erlaubt oder der Betroffene einwilligt. Für die
   Verarbeitung von Versorgungsdaten bestehen nur ausnahmsweise
   Rechtsvorschriften. Selbst das ärztliche Berufsrecht schließt
   es offenbar bis heute nicht ausdrücklich aus, daß Versorgungsdaten ohne besondere Rechtsvorschriften und ohne Einwilligung
   des Patienten an Dritte (Ärzte, Praxisnachfolger, Forscher)
   weitergegeben, also "offenbart" werden. Eine Weitergabe von
   Versorgungsdaten aus einer Datei ist jedoch heute nur noch unter
   Beachtung von § 3 BDSG möglich.

9. Unter _Leistungsdaten_ sind solche personenbezogenen oder anonymisierten medizinischen Informationen zu verstehen, die vom behandelnden Arzt an Leistungserbringer (z.B. Kassen, Gutachter, Vertrauensärzte, Spezialärzte, Versicherungen) gelangen. Gerade im
   Bereich der Verarbeitung von Leistungsdaten in der gesetzlichen
   Krankenversicherung zeigen sich die Grenzen der Datenflußsteuerung
   kraft Einwilligung aus dem Behandlungsvertrag: Insoweit handelt
   es sich nämlich bei dem Gesundheitswesen um einen "Nichtmarkt" (so
   Holler, Datascope 31 (1979), S. 5). Das Verhältnis Kassenarzt zur
   Kassenärztlichen Vereinigung ist ein "öffentlichrechtliches Verhältnis eigener Art" (BGH NJW 1981, S. 2000). Das Vertragskonzept
   geht in einen Versorgungsmechanismus über. Entsprechend bestehen
   detaillierte Vorschriften auch für das Verfahren der Sammlung

und Weitergabe medizinischer Informationen als Leistungsdaten
(z.B. Benutzungspflicht von Vordrucken nach § 60 Abs. 2 SGB I;
Zuteilung von Versicherungsnummern nach § 319 RVO; Berichts-
pflicht der Kassenärzte nach § 368 Abs. 2 RVO; Inanspruchnahme
von Untersuchungen zur Früherkennung von Krankheiten nur mittels
Berechtigungsschein, § 181 b RVO). Daß ein Arzt dennoch eine Auskunft an die Kassen(zahn)ärztliche Vereinigung unter Hinweis auf
die fehlende Einwilligung des Patienten verweigern kann, wird bisher nur in einer Gerichtsentscheidung bejaht (LSG Celle, NJW 1980,
S. 1352). Eine detaillierte Regelung der Arztauskunft an die Versicherungsträger steht bevor (§§ 102, 106 SGB X; BT-Drucks. 9/95).

10. Medizinische Informationen als _Planungsdaten_ für das Gesundheitssystem werden in der Bundesrepublik Deutschland zunehmend wichtiger. Solche Planungsdaten sollen insbesondere dem Zweck dienen,
die Kosten der Gesundheitsversorgung zu dämpfen oder gesundheits-
prophylaktische Maßnahmen einzuleiten. So haben die Kassen und die
Kassenärztlichen Vereinigungen "die bei Durchführung von Maßnahmen
zur Früherkennung von Krankheiten anfallenden Ergebnisse zu sammeln
und auszuwerten" (§ 369 Abs. 2 RVO). Innerhalb dieses tertiären
Verwendungszusammenhangs entfalten weder das Arztgeheimnis noch
der Behandlungsvertrag, sondern lediglich öffentlichrechtliche
Regelungen eine Steuerungswirkung.

11. Verlassen _Leistungs-_ oder _Planungsdaten_ den primären oder tertiären Verwendungszusammenhang oder fehlt eine rechtliche Grundlage
für die Datenverarbeitung, dann greift die Steuerungswirkung des
Behandlungsvertrags (der Einwilligung des Betroffenen) wieder ein.
Als Beispiel dafür kann die Entscheidung des Bundessozialgerichts
(BDSG E 47, S. 122) gelten, in der es um die Weitergabe geheim-
zuhaltender Angaben einer deutschen Sozialversicherung an eine
brasilianische Versicherung ging.

12. Für medizinische Informationen, die als _Forschungsdaten_ Verwendung
finden, bestehen zum Teil sehr komplexe Rechtsgrundlagen.

Innerhalb des primären Verwendungszusammenhangs Arzt-Patient wird
die Verwendung medizinischer Informationen (Versorgungsdaten) für
Forschungszwecke vom Behandlungsvertrag (der Einwilligung des

Betroffenen) gesteuert. Ob Ausnahmen von diesem Grundsatz dann
anzuerkennen sind, wenn Forschungsprojekte (z.B. epidemiologische
Studien) sonst nicht durchführbar wären, ist streitig. Hier muß
grundsätzlich eine Güterabwägung zwischen dem Individualinteresse
an Geheimhaltung und dem Allgemeininteresse an der Forschung sowie
dem Grundsatz der Forschungsfreiheit (Art. 5 Abs. 3 S. 1 GG) durchgeführt werden. Das Bundesverfassungsgericht hat verschiedene Beispiele genannt, unter denen das Geheimhaltungsinteresse des einzelnen zurücktreten muß oder in denen die Volksgesundheit als
"wichtiges Gemeinschaftsgut" anzusehen ist (vgl. BVerfGE 7, S.414;
32, S. 380).

Innerhalb des sekundären und tertiären Verwendungszusammenhangs
setzt die Forschung mit medizinischen Daten stets eine gesetzliche
Ermächtigung voraus. Diese liegt in allgemeiner Form grundsätzlich
durch den neuen § 75 SGB X vor. Diese Vorschrift ist jedoch durch
die Kombination materieller und prozessualer Voraussetzungen in
ihrer Tragweite sehr umstritten.

Der Schutz der ärztlichen Schweigepflicht in
Sozialversicherung und Sozialverwaltung [*]

von

W. Steinmüller

Durch die jüngste Diskussion um die Krebsregister ist die ärztliche
Schweigepflicht - korrekter: der Schutz des Patientengeheimnisses als
Konkretisierung des Persönlichkeitsrechts der Patienten aus Art. 2; I
GG im ärztlichen Behandlungsverhältnis - wieder stark in den Vorder-
grund des publizistischen Interesses gerückt. Die wissenschaftliche
Erörterung des Themas ist jedoch seit langem im Gange, namentlich im
Gefolge des Datenschutzrechts, insbesondere bei Planung und Forschung
mit "medizinischen" Daten.

Jedoch ist durch die Neugestaltung des Datenschutzes in der Sozialver-
versicherung (und darüber hinaus der Sozialverwaltung) [1] durch das X.
Buch des Sozialgesetzbuches [2] eine neue und verwirrende Situation
eingetreten, die dringend einer ersten Klärung bedarf.

Üblicherweise (und irreführend) spricht man dabei meist vom Schutz
"medizinischer" Daten.

"Medizinische" Daten - um diesen unklaren Begriff [3] wenigstens ein-
leitend zu gebrauchen - spielen eine besonders wichtige Rolle in der
Sozialverwaltung; zur Bewältigung verschiedenster Aufgaben der sozialen Sicherung sind sie gleichsam unentbehrliches Rohmaterial. Ein

----

[*] Vorabdruck (leicht verändert) aus: <u>Steinmüller</u> (1982).

[1] Der Begriff Sozialverwaltung geht viel weiter als der bekanntere
der Sozialversicherung; er umfaßt nicht nur, wie dieser, die gesetzliche Kranken-, Unfall- und Rentenversicherung (vgl. die Aufzählung im ersten Buch des SGB § 4 i.V.m. IV. SGB § 1), sondern
auch die Arbeitsverwaltung (einschl. Arbeitslosenversicherung),
Kriegsopferversorgung, Sozialhilfe, Ausbildungsförderung, Wohngeld ...

[2] Im folgenden abgekürzt X. §(§) ...

[3] Er wird gleichwohl allgemein verwendet; z.B. BdO u.a.   (1981.16);
<u>Deneke</u> (Kilian/Porth 1 ff.); <u>Meydam</u> (Kilian/Porth 50 ff.);   <u>ders.</u>
<u>(1980a.</u> 126 f.); kritisch <u>Steinmüller</u> (1979a).

breites Spektrum der Interessen sucht sich ihrer   zu   bemächtigen [1],
wäre heute aber noch erheblich zu ergänzen; hier soll der Hinweis auf
die zentrale Bedeutung der Information über das gesundheitliche Wohl
und Weh der Versicherten genügen.

Nun könnte es sein, daß das neue Sozialdatengesetz im X. SGB mit seinen zahlreichen Datenschutzregeln Erschwernisse oder Erleichterungen
im Umgang mit "medizinischen" Daten gebracht hat, die sich nicht nur
strukturverändernd auf die herkömmliche ärztliche Schweigepflicht,
sondern auch auf die Aufgabenerfüllung der Träger der Sozialverwaltung
auswirken könnten.

Vor allem ein Gesichtspunkt spielt hier eine Rolle: Es sind - unter
der Geltung des alten Rechts - zahlreiche mehrjährige Untersuchungen
auf den Weg gebracht worden, die auf "medizinischen" Daten beruhen,
deren Schicksal auf dem rechtlichen Spiel steht - eine nicht ganz un-
begründete Furcht, wenn man die (jedenfalls auf den ersten Blick) ri-
gorosen Sonderregelungen des X. SGB für "medizinische" Daten zur
Kenntnis nimmt.

Darum soll hier eine Untersuchung der Tragweite der Neuregelung vorgelegt werden, wobei aber zunächst terminologische Klarheit geschaffen
werden muß: Um "medizinische" Daten geht es jedenfalls nicht oder
nicht in erster Linie. Ein Oberblick über die jetzige Rechtslage zeigt
deutlich, daß die gesetzliche Regelung schwere Probleme aufwirft.
Welche Lösungsmöglichkeiten bestehen? [2]

1. "Medizinische" Daten?

Der Begriff der "medizinischen" Daten bringt sehr verschiedene Dinge
unter eine Bezeichnung, und dies in mehrfacher Hinsicht:

(1) Auf "medizinische" Daten richten sich ganz verschiedenartige, ja
    gegensätzliche Interessen, selbst unter den beteiligten Ärzten
    (z.B. behandelnde gegen forschende Ärzte), und dementsprechend
    sind sie auch durch sehr unterschiedliche Rechtsnormen geschützt.

----

[1] (1979b.12 ff.). Veröffentlichungen des Verfassers sind im folgenden
    ohne Namen aufgeführt.

[2] Dies hat weittragende Folgen für die Möglichkeit "medizinischer"
    Erfolgskontrolle, siehe unten (3).

(2) Im Rahmen des Arztgeheimnisses (StGB § 203 I) sind nicht nur Daten aus dem medizinischen (Behandlungs-)Verhältnis geschützt, sondern auch Daten über Dritte und sogar beliebige andere Informationen, die der Arzt im Rahmen dieser seiner Berufstätigkeit erfahren hat; es sind also nicht nur i.e.S. "medizinische" Sachverhalte umfaßt. [1]

(3) Andererseits unterfallen Daten über den Arzt zwar dem Sozial-, aber gerade nicht dem Arztgeheimnis, obwohl sie aus dem Behandlungsverhältnis stammen (können). [2]

(4) Im Rahmen des Sozialgeheimnisses sind neben personenbezogenen Daten auch Betriebs- bzw. Geschäftsgeheimnisse (sogar von juristischen Personen!) geschützt (I. SGB § 35 Abs. 1 und 4; X. § 67 S. 1), die durchaus auch von einem Behandlungsverhältnis herrühren können. - Konsequenz: Der eine Begriff "medizinische" Daten hätte also für StGB (§ 203) und für SGB (1. § 35; X. § 76 Abs. 1) je verschiedenen Umfang.

(5) Es verbleibt eine beschränkte Brauchbarkeit der "medizinischen" Daten als Sammelbezeichnung für das Interesse der gesetzlichen Krankenversicherungsstellen (auch auf der Seite der Ärzte) an der Auswertung von Versichertendaten aus ärztlichen Behandlungen.

Natürlich ist es immer möglich, definitorisch eine Begrifflichkeit für einen bestimmten Zweck festzulegen; dies ist eine Frage purer Zweckmäßigkeit. Hier würde jedoch die Wortwahl "medizinische" Daten wegen des verschiedenen Begriffsumfangs in den genannten Bestimmungen zu Irrtümern Anlaß geben.

Es liegt deshalb nahe, diese Terminologie zu vermeiden, da sie juristisch und rechtspolitisch unbrauchbar ist; sie schert gleichsam ganz verschiedene Interessenlagen und folglich auch Rechtsfolgen über einen einzigen terminologischen Kamm - ganz abgesehen davon, daß sie Herrschaftsverhältnisse an Daten vorspiegelt, die - wenn überhaupt - allenfalls den betroffenen Abgebildeten (Patienten) zustehen. [3]

---

[1] (1978.40 f. mit Anm. 7) und die nächste Abbildung 1.

[2] Vgl. unter diesem Aspekt ebenfalls Abbildung 1.

[3] (1979a).

Eine informationswissenschaftlich korrekte Terminologiebildung wird versuchen, den zu diskutierenden Objektbereich möglichst adäquat abzubilden. Adäquat ist die Abbildung, wenn sie die in Frage stehenden Problemlösungen erleichtert, also die gegeneinanderstehenden Interessen auch begrifflich unterscheidet. Denn Begriffe sind so wenig wie andere Informationen "neutral", vielmehr zweckabhängige abstrakte sprachliche Modelle für Zwecke der Kommunikationspartner, [1] hier: der Datenschutzantagonisten. [2]

Darum ist es sinnvoll, Datenarten nach den (Haupt-)Abgebildeten [3] und ihren sozialen Rollen [4] (bzw. besser: Interessen) [5] zu benennen, in denen sie auftreten:

- "Versichertendaten", "Arztdaten", (hier nicht auftretende) "Krankenhaus-" und "Apothekerdaten": Sie unterfallen dem Sozialgeheimnis; wo sinnvoll, fasse ich sie als "Sozialdaten" zusammen;
- "Patientendaten" (i.e.S.) sind - im wesentlichen - die Daten, die dem Arztgeheimnis des StGB § 203 unterliegen; [6] entsprechendes gilt für die (hier ebenfalls nicht explizit auftretenden) Daten aus dem Psychologen-, Rechtsanwalts-, Berater- usw. -geheimnis des StGB § 203 I; wo sinnvoll, seien diese als "Klientendaten" bezeichnet.

Sofern notwendig, sind die in diesen Beratungs- und Behandlungsverhältnissen mit auftretenden Angehörigen- und Dritten-Daten ausdrücklich als solche bezeichnet; ihre allgemeine Bezeichnung als "Patienten-" bzw. "Klientendaten" muß sich sprachlich damit rechtfertigen, daß sie von Patienten usw. stammen und zur Abbildung ihrer Sozialumwelt beitragen, ist aber bedenklich, da sie gesonderte Rechtsfolgen bedingen. [7]

---

[1] (1981a. 72 ff.).

[2] D.h. die beim Rechtsproblem des Datenschutzes einander gegenüberstehenden konfligierenden Interessen.

[3] (1979a. 135 f.); informationswissenschaftliche Begründung: (1981 c. 47).

[4] Diese (modifiziert) rollensoziologische Betrachtungsweise wurde in die Datenschutzdiskussion eingeführt von Müller (1974).

[5] Podlech (1978, z.B. 51); dazu (1979b. 12 ff., mit Abbildung 1).

[6] Hier bezeichnen sie die Untermenge der Versichertendaten, die ursprünglich aus dem Arzt- bzw. richtiger Patientengeheimnis stammen (auch wenn nun die Regelungen aus SGB und StGB einander überlagern).

[7] Z.B. das Erfordernis ihrer zusätzlichen Einwilligung bei der Datenverarbeitung ihrer (vom Patienten offenbarten) Daten.

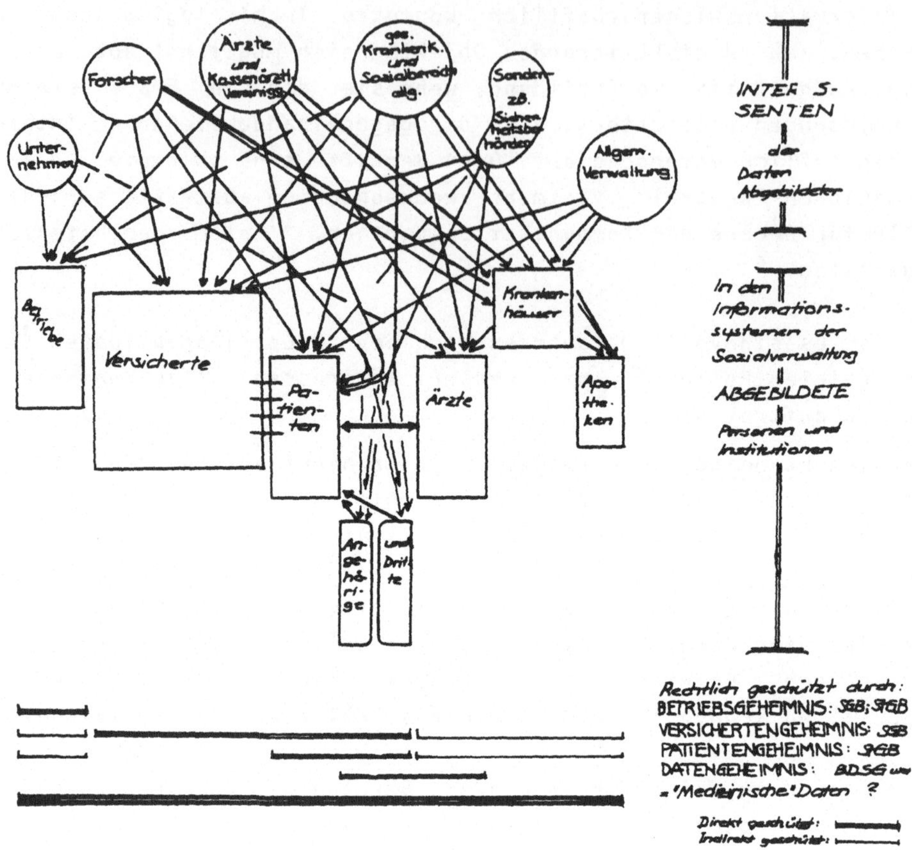

Abb. 1: Gibt es "Medizinische Daten"?

2. Die Rechtslage

Es ist sinnvoll, die Untersuchung über die Rechtslage der Patientendaten nicht auf die gesetzliche Krankenversicherung zu beschränken, sondern angesichts der Tragweite des X. SGB § 76 auf die gesamte Sozialverwaltung zu erweitern.

Denn es hat den Anschein (so die zu falsifizierende Hypothese),daß Patientendaten durch diese Datenschutzbestimmung für die Aufgaben der
sozialen Sicherung überhaupt nicht mehr verfügbar sind (2.1), also eine "over-protecting"-Situation eingetreten sei.

Bei der Überprüfung dieser Hypothese geben die einschlägigen Bestimmungen des SGB zahlreiche Rätsel auf, wie anhand von sieben Fällen zu erörtern sein wird (2.2).

Das Ergebnis scheint die Hypothese zu bestätigen. Gibt es Auswege (3.)?

2.1 Die Hypothese

Sieht man einmal vom Sonderfall der Begutachtung von Patienten im vertrauensärztlichen Dienst ab (X. SGB §§ 76 Abs. 2 i.V.m. 69 Abs. 1 Ziff. 1), so scheint § 76 Abs. 1 nicht weniger zu besagen, als daß dem Arztgeheimnis (usw.) unterliegende Daten (also der Patienten, ihrer Angehörigen, Dritter) [1] im wesentlichen nur zur Abrechnung usw. (einschließlich Begleitforschung) [2] verwendet werden dürfen; also nicht in den Fällen:
- der Amtshilfe (X. SGB § 68)
- der Erfüllung sozialer Aufgaben (§ 69)
- der Durchführung des Arbeitsschutzes (§ 70)
- der Erfüllung besonders wichtiger gesetzlicher Mitteilungspflichten (§ 71)
- des Schutzes der inneren und äußeren Sicherheit (§§ 72; 73)
- der Unterhaltspflichtverletzung und des Versorgungsausgleichs (§ 74)
- insbesondere nicht zu sonstiger wissenschaftlicher Forschung und Planung für Sozialleistungen (§ 75),
außer der Arzt wäre selbst ausnahmsweise - und nur im Einzelfall und zu dieser Zeit - offenbarungsbefugt (was nur in seltenen Einzelfällen zuträfe).

Die offensichtlich unüberlegte, [3] nach Aussagen Beteiligter aber gleichwohl intendierte und mit der bis dahin geltenden Rechtslage (vgl. BDSG § 10 Abs. 1 S. 2) unabgestimmte Einfügung dieser Bestimmung hätte zur Folge, daß im Ergebnis alle gesetzlichen Offenbarungsbefugnisse der §§ 68 - 75 für Patientendaten (i.w.S.) praktisch in ihr Gegenteil verkehrt würden, wenn sie durch Ärzte in das System der gesetzlichen

----

[1] Zur Sozialanamnese als Datenschutzproblem vgl. (1978. 110).

[2] Weil der Arzt nur zu diesen Zwecken die Daten an die KVen, und diese an die AOKen, weitergibt; vgl. besonders RVO § 223.

[3] "Übersoll an Datenschutz": Meydam (1980a. 125).

Krankenversicherung gelangt sind - was meist der Fall sein dürfte; insbesondere wäre die gerade hier so notwendige wissenschaftliche Forschung zur Kostendämpfung von vornherein unmöglich gemacht. [1]

2.2 Auslegung der SGB X. §§ 76 und 78

Die Prüfung dieser juristischen Hypothese verlangt einigen Aufwand. Der Inhalt der neuen Regelung für Versichertendaten, die zugleich Patientendaten sind, ist nicht leicht zu verstehen. Vor allem muß man den Hintergrund des bisherigen Rechts zum Verständnis heranziehen.

2.2.1 Bisherige Rechtslage [2]

(I) Ausgangsfall (Abb. 2):
Gab ein Arzt A Daten seiner Patienten P an eine Stelle B weiter, so durfte er dies, wenn die ärztliche Schweigepflicht dies zuließ, d.h. wenn ihm ein Rechtfertigungsgrund (Zr) zur Seite stand - etwa aufgrund der Einwilligung des Paatienten -. Der Zweck (Z 1), den der Empfänger B mit den Patientendaten verfolgte (und der legitim oder illegitim sein konnte), spielte für die Zulässigkeit der ärztlichen Offenbarung keine Rolle, [3] wohl aber für die Zulässigkeit der Datenverarbeitung beim öffentlichen Empfänger. Wollte die Stelle B an eine weitere öffentliche (Cö) oder private Person oder Stelle (Cp) weitergeben, dann waren die Patientendaten beim Sender und erst recht beim Empfänger nicht mehr durch das Arztgeheimnis geschützt. Für diese zweite Obermittlung griff das BDSG (mit den §§ 10 Abs. 1 S. 2; 11 S. 2 bzw. 24 Abs. 1 S. 2, je mit Länderparallelen) ein: Fall II bis IV.

----

[1] Ins andere Extrem fällt Pappai (Gliss/Hentschel) 26, der ausgehend vom "Prinzip der Einheit der Sozialleistungsträger" mit unerwarteter Direktheit zum Gesetzesbruch auffordert: "Das Berufsgeheimnis ... findet seine natürliche Grenze (!) an dem Leistungsverbund innerhalb der Sozialleistungsträger".

[2] Im folgenden ist zunächst der Fall des X. § 76 Abs. 2 als scheinbar unproblematisch unberücksichtigt gelassen; er wird unter 3.3 erörtert.

[3] Ebenso Ordemann/Schomerus § 10 Anm. 1/2; enger Auernhammer § 10 Rn. 15, Gallwas § 10 Rn. 33; aber diese Auffassungen sind nicht durch den Wortlaut gedeckt.

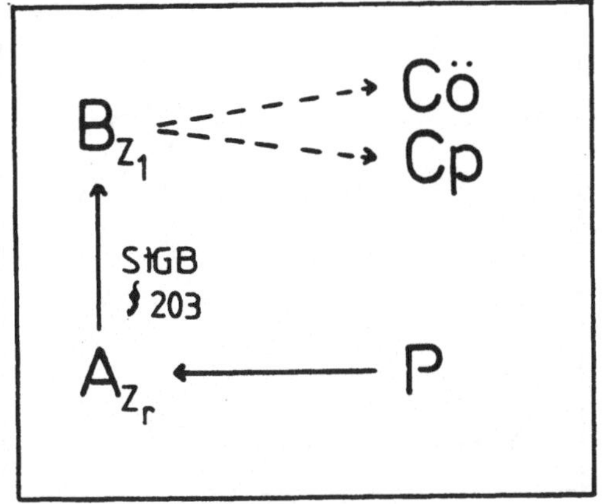
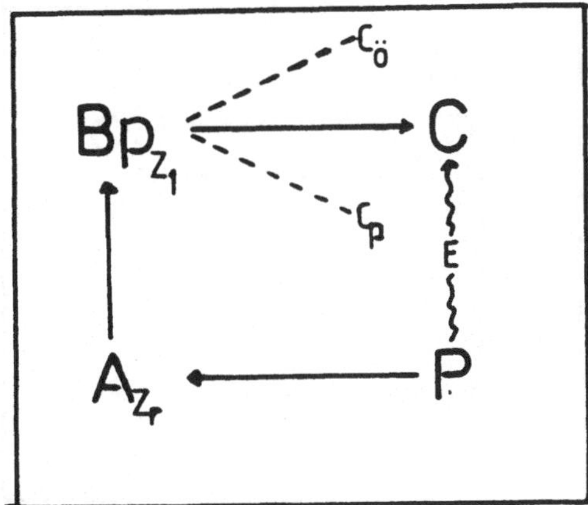

Abb. 2: Ausgangsfall   Abb. 3: Weitergabestop

<u>(II) Fall des Weitergabestops (Abb. 3):</u>
War Bp eine <u>private</u> Person oder Stelle, so durfte sie überhaupt nicht
mehr weitergeben (BDSG § 24 Abs. 1. S. 2), außer die Einwilligung (E)
des Patienten lag auch hierzu vor. [1]

<u>(III) Fall der Zweckerstreckung (Abb. 4):</u>
War Bö eine <u>öffentliche</u> Stelle, und wollte sie die Patientendaten an
eine andere <u>öffentliche</u> Stelle (Cö) weitergeben, so durfte sie dies
nach BDSG § 10 Abs. 1 S. 2 nur, wenn B und C den gleichen Zweck (Z 1 =
Z 2) verfolgten (z.B. Planungsabsichten). [2] Daneben mußten selbstverständlich die üblichen Weitergabevoraussetzungen des S. 1 vorliegen.

----

[1] Ordemann/Schomerus § 24 Anm. 3. Beim Datenhandel (IV. Abschnitt des
BDSG) wurde diese Einschränkung vergessen; sie fehlt darum in BDSG
§ 32 Abs. 2. Gleichwohl bleibt der Patient nicht schutzlos. Der Empfänger kann kein <u>berechtigtes</u> Interesse geltend machen, wo die
Übermittlung das <u>Persönlichkeitsrecht</u> des Patienten verletzen würde
(Mallmann (Simitis) § 32 Rn. 26 ff.), dessen rollenspezifische Kon-
kretion das Patientengeheimnis, also die ärztliche Schweigepflicht
ist, Schimmel, in (1978.34). Gleichwohl bleibt eine Lücke, so daß
<u>ausnahmsweise</u> die Übermittlung dennoch zulässig bleibt (Mallmann
a.a.O. 27), auch wenn der Betroffene nicht einwilligt.

[2] Aufgabenidentität zwischen B/C: <u>Schweinoch</u> (Gallwas u.a.) § 11 Rn.
36.

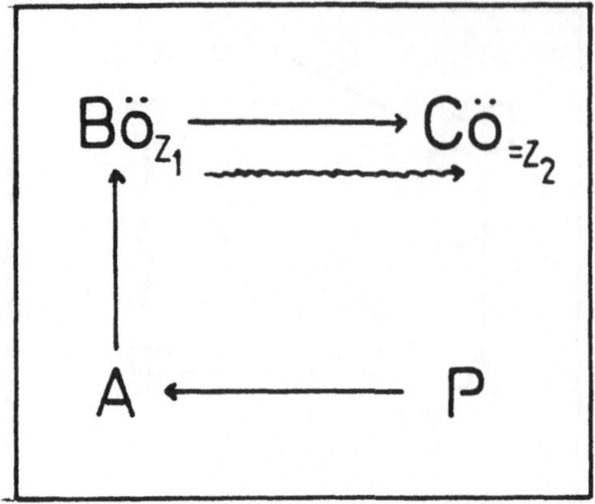
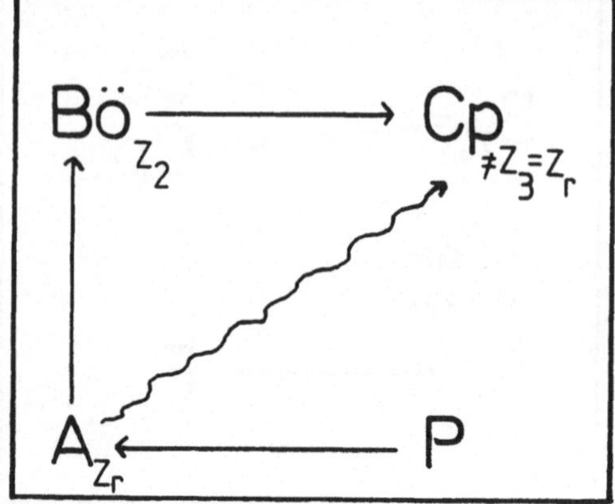

Abb. 4: Zweckerstreckung   Abb. 5: Geheimniserstreckung

Natürlich mußte dieser Zweck nun legitim sein, weil sonst schon die vorgelagerte Speicherung rechtswidrig geworden wäre, und das wäre dann auch bei der Übermittlung eine rechtswidrige Aufgabenerfüllung geworden (BDSG § 10 Abs. 1 S. 1). [1] Ob der Rechtfertigungsgrund (Zr) für die Durchbrechung der ärztlichen Schweigepflicht noch vorlag, war demgegenüber bedeutungslos.

(IV) Fall der Geheimniserstreckung (Abb. 5):
War B wiederum eine öffentliche Stelle, und wollte sie die Patientendaten an eine dritte _private_ Person oder Stelle weitergeben, so spielte der "gleiche Zweck" keine Rolle mehr: Wenn nur die gleichen Voraussetzungen (der gleiche Rechtfertigungsgrund) für die Durchbrechung der ärztlichen Schweigepflicht beim Arzt immer noch vorlag (wenn also der Arzt dem Dritten hätte unmittelbar offenbaren dürfen), dann war auch diese Weitergabe zulässig, auch wenn dem öffentlichen Sender dieser Information jener Rechtfertigungsgrund nicht zur Seite stand und der private Empfänger die Information für ganz andere Zwecke (Z 3) verwandte als der Sender (Z 2):

Der Unterschied zwischen den Fällen III und IV bestand also darin: Bei III durfte B an C übermitteln, wenn B und C gleiche Aufgaben hatten,

----

[1] _Auernhammer_ §§ 9 Rn. 4; 10 Rn. 7.

bei IV durfte B an C übermitteln, wenn auch A an C übermitteln durfte;
oder anders: bei III entschied der gleiche Rechtfertigungsgrund des
Empfängers, bei IV der gleiche Rechtfertigungsgrund des Senders.

Der Grund für diese Abweichung soll darin [1] bestehen, daß Private
normalerweise andere Zwecke verfolgen als öffentliche Stellen.

Die Folge war daher, daß eine derartige Weitergabe an Private (Fall IV)
eine (u.U. aufwendige) Einzelfallprüfung notwendig machte, während
Zwecke (Fall III) programmierbar sind! [2]

(V) War der Patient zugleich sozialversichert, so verschärfte sich der
Schutz: Seine Daten unterlagen zugleich dem strengeren Sozialgeheimnis
(SGB alte Fassung I. § 35); sie durften nur noch in drei Fällen weitergegeben werden:
- bei Einwilligung (wie bisher)
- bei einer der drei gesetzlichen Offenbarungspflichten (Bundesseuchengesetz usw.)
- bei Amtshilfe, aber nur an bestimmte Sozialversicherungsträger;
also nicht
  -- an Private (Fall IV)
  -- an öffentliche Stellen außerhalb der Sozialverwaltung (Fall III),
     außer bei den drei genannten gesetzlichen Ausnahmen.

Natürlich gab es Um- und Auswege, [3] aber sie fanden nur geteilte Zustimmung. [4] Vor allem verlangte das fast unüberschaubare Heer der In-
teressenten die Beseitigung dieses rochet de bronce, nicht nur um
zahlreiche Usancen zu legitimieren, die sich mittlerweile unter dem
Deckmantel der EDV praeter oder contra legem etabliert hatten, sondern
auch im vermeintlichen Interesse der erhöhten Regierbarkeit des aus-
ufernden Sozialsektors. [5] Als auch die Justiz dazu überging, in Un-

----

[1] Ordemann/Schomerus § 11 Anm. 2.

[2] Zudem verletzte die Übermittlung solcher Fall-IV-Daten an Dritte
    obendrein meist schutzwürdige Belange des Betroffenen, so daß dieser
    Fall selten praktisch wurde (Schweinoch a.a.O. 39) oder werden sollte.

[3] Vgl. (1979a); (1979b.64 ff.); dazu unten 3.2.

[4] BfD (II.) 24 ff..

[5] "Natürlich woll(t)en wir das Sozialgeheimnis auflockern!"   (Abge-
    ordneter Dr. G.,MdB, Hearing S. 57/40.

kenntnis der rechtlichen und tatsächlichen Verhältnisse [1] Sozialdaten zu beschlagnahmen, um angeblich höherrangige, jedoch nicht durch Art. 1 und 2 GG legitimierte Rechtsgüter zu schützen, war die Zeit zur Schleifung dieser Bastion des Versicherten(daten)schutzes reif.

2.2.2 Die neue Rechtslage nach X. SGB

An die Stelle der bisher strengsten deutschen Datenschutzvorschrift trat ein aufgeweichter Paragraph mit einem weiteren Dutzend generalverklausulierter Ausnahmetatbestände; zugleich entstand das komplizierteste juristische Verwirrspiel, das je zum Schutz von Betroffenen vorzulegen gewagt wurde. Immerhin wurde durch weitestgehende Lockerung der Datenbewirtschaftung Planung und Forschung im Sozialleistungsbereich fast unbeschränkt zulässig (was sie freilich auch vorher schon gewesen war); [2] aber um den hohen Preis der Verkehrung des Sozialgeheimnisses fast ins Gegenteil. Dergestalt das Kind mit dem Bade ausgeschüttet zu haben, nützte nicht viel: man hatte vorher schon den Wasseranschluß gesperrt - oder weniger bildhaft: man hatte den wichtigsten Teil derjenigen Daten, mit denen man forschen und planen wollte, vorweg dem Zugriff der Forschung usw. entzogen. Dem Bundestagsausschuß für Gesundheit usw. blieb es nämlich vorbehalten, in letzter Minute noch eine fast absolute Privilegierung derjenigen Daten durchzusetzen, um deretwillen ein großer Teil des Gesetzgebungswerks unternommen worden war, nämlich der der ärztlichen Schweigepflicht unterliegenden Daten, mit deren Hilfe man hoffte, den großen Deich gegen die große Kostenflut zu errichten: Man unterwarf alle Patientendaten (i.w.S.) dem Prinzip der Geheimniserstreckung (oben Fall IV; SGB X. § 76 Abs. 1).

Wie ist die nun entstandene Rechtslage zu beurteilen? Sind Planung, Forschung und überhaupt rationelle Erledigung der Aufgaben der Sozialverwaltung noch möglich, wenn ein wichtiger Teil der dazu benötigten Daten nicht mehr zur Verfügung steht?

Man verstehe wohl: Selbstverständlich steht der Schutz der Patientendaten als Ausfluß des Grundrechts des Patienten auf informationelle Selbstbestimmung auch im rechtsstaatlichen Sozialstaat (GG 1; 2; 20) an erster Stelle. Hat man aber hier nicht zuviel des Guten getan? Sehen wir zu; wie ist die neue Rechtslage?

----

[1] Jedenfalls nach der hier vertretenen Auffassung.

[2] Vgl. (1979a.); (1979b.64 ff.); dazu unten 3.2; ebenso Hümmerich/Gola (1981. 1489).

<u>(VI) Weitergabe durch Sozialverwaltungsstellen (Abb. 6):</u>
Nun sei Bö/p eine <u>öffentliche oder private</u> Stelle, aber in SGB I. § 35
aufgeführt, stehe also im engeren oder weiteren Zusammenhang mit der
Sozialverwaltung. Will sie jetzt Versichertendaten weitergeben, die
sie von einem Arzt erhalten hat, so ist dies zulässig, gleich ob der
Empfänger eine öffentliche oder private Stelle ist (Cö/p), wenn wenigstens einer der zahlreichen Rechtfertigungsgründe aus X. §§ 68-75 vorliegt; [1] zusätzlich müssen die gleichen Voraussetzungen (Rechtfertigungsgründe), die beim Arzt vorlagen, auch jetzt zur Zeit der neuen
Weitergabe bei diesem noch gegeben sein [2] - außer es handelt sich um
eine Bescheinigung oder Begutachtung nach X. §§ 76 Abs. 2, [3] welcher
Fall im folgenden wieder zunächst außer Acht gelassen werden darf.

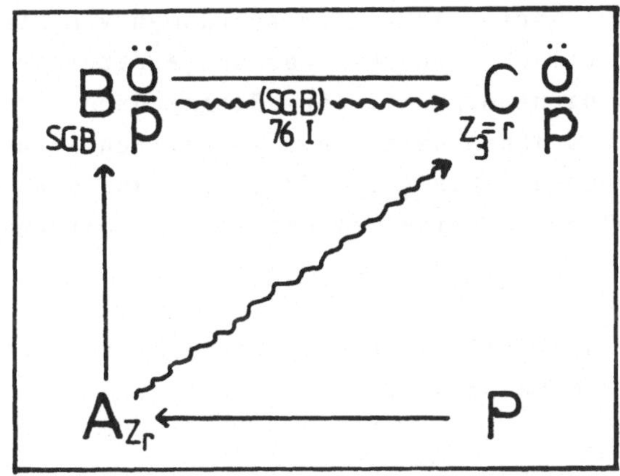

Abb. 6: Rechtslage nach SGB

Die Regelung entspricht also derjenigen des BDSG bei Datenübermittlung
von Patientendaten an Private (Geheimniserstreckung, oben Fall IV),
nur daß es jetzt bei dem Sender und Empfänger nicht mehr darauf ankommt, ob sie öffentliche oder private Stellen sind, sondern darauf,
ob sie dem weit gespannten Senderkreis der Sozialverwaltungsstellen
des I. § 35 bzw. dem Empfängerkreis der X. §§ 68-75-Berechtigten ange-
hören.

---

[1] Dazu die Tabellen I/II in (1982a).

[2] Der etwas von BDSG § 11 S. 2 abweichende Wortlaut von SGB X. § 76
Abs. 1 hat keine inhaltlichen Folgen.

[3] Dann bleibt es bei X. § 69 Abs. 1 Ziff. 1.

Aber gilt nicht in diesem Fall (VI) zusätzlich eine noch viel strenge-
re Zweckerstreckungsregel; nämlich nicht mehr BDSG § 10 Abs. 1 S. 2,
sondern die schärfere des X. § 78 S. 1, wonach jeder Datenempfänger
die Daten, kurz gesagt, nur noch im Sinne des Senders verwenden darf?
Das würde hier bedeuten, daß in der Kette P - A - B - C schon die So-
zialverwaltungsstelle B an den Zweck gebunden wäre, zu dem der Arzt
die Daten an B gegeben hat, und sie nur für den gleichen Zweck an C
weitergeben dürfte, und so fort.

Die Auslegung dieser Bestimmung vermittelt in der Tat einige Zusatz-
probleme.

Was bei ihrer Formulierung ursprünglich gemeint war, ist einigermaßen
klar: Als Gegengewicht gegen die vielen Ausnahmen vom Sozialgeheimnis
mit den zahlreichen möglichen Zwecken der Sozialdatenempfänger sollten
jedenfalls diese nun nicht mehr mit den Daten der Versicherten tun
oder lassen können, was ihnen beliebte; sie sollten an den jeweiligen
Offenbarungszweck gebunden sein (X. § 78 S. 1), und dies auch für den
Fall, daß sie noch einmal an eine weitere Stelle weitergäben (X. § 78
S. 2).

Aber der mehrfach verunglückte Wortlaut dieser Bestimmung kann diesen
Gedanken nur noch mit Mühe ausdrücken; es kann ebenso gut etwas ganz
anderes gemeint sein.

<u>(VII) Der Fall des Viertempfängers diene zur Illustration (Abb. 7)</u>:
Der Kassenarzt gebe Daten seiner sozialversicherten Patienten berech-
tigtermaßen an eine SGB-Stelle (z.B. Kasse) B, diese ebenso an die
Forschungsstelle C (etwa aufgrund Einwilligung des Patienten). C soll
entweder sein
- eine der zahlreichen SGB-Stellen (C/SGB), oder
- eine (öffentliche oder private) Stelle außerhalb dieses Kreises (C/
  sonst.).
Ihre interessanten Forschungsergebnisse sollen auf richterliche Anord-
nung gemäß X. § 73 Ziff. 1 an D offenbart werden. Zulässig nach X.
§ 78?

Gilt die Zweckerstreckungsregel des X. § 78 S. 1 (dann zulässig), oder
das allgemeine Sozialoffenbarungsrecht des S. 2 i.V.m. I. § 35 (dann
zulässig nach X. § 73)?

Eine ganze Kette von Auslegungsfragen steht einer Antwort im Wege.

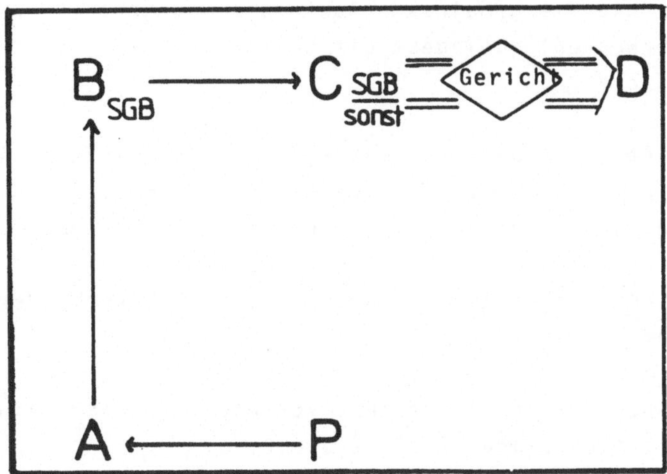

Abb. 7: Fall des Viertempfängers

(1) "Personen oder Stellen, denen ... Daten ... offenbart worden sind"
(S. 1): Sind es schon die Zweit- oder erst die Drittempfänger, für die
die Zweckbindung eintritt?

Der Wortlaut läßt beides zu. Obendrein ist auch nicht gesagt, aufgrund
welcher Bestimmung offenbart wurde; sind es alle Datenweitergaberege-
lungen des deutschen Rechts (z.B. StGB § 203 Abs. 1) oder sind nur
diejenigen des Sozialgesetzbuches gemeint? - Erst die systematische
Stellung dieser Vorschrift präzisiert, was der Wortlaut vergessen
hat:

§ 78 bezieht sich "natürlich" auf die Offenbarungsvorschriften vorher,
d.h. auf §§ 67-77; zu lesen ist also "Personen oder Stellen, denen ...
Daten ... nach diesem X. Buch offenbart worden sind ...", meint also
nur den Drittempfänger (C) aus der Hand einer offenbarenden SGB-Stelle
(B).

(2) Was geschieht aber dann? "Sie dürfen nur zu dem Zweck verwendet
werden, zu dem sie befugt offenbart worden sind". Was aber heißt verwenden? "Einem Zweck zuführen" - in der Tat; aber auch durch das Mittel der Weitergabe an andere?

Holt man von sachnahen Parallelstellen nähere Auskunft, ergibt sich:
"Verwenden" kommt im Datenrecht nicht selten vor; so in der RVO, im
MRRG (Melderechtsrahmengesetz) und im BDSG (sowie Länderparallelen),
schließlich im zweiten Kapitel des X. SGB ("Sozialdatenrecht").

(a) RVO § 319: Wie die gemeinsame Auslegung von Abs. 1 und 2 zeigt, umfaßt 'verwenden' zumindest die Weitergabe zwischen Kranken- und Rentenversicherung.

(b) MRRG § 21 Abs. 4 (Zweckerstreckungsregel) spricht singulär von 'Verwenden, sonst einmal von Verwerten'(§ 24 S. 2, in allen übrigen Fällen von Erheben, Verarbeiten (=incl. übermitteln) und 'Sonst nutzen' (§§ 1; 3; 5; 6 usf.) - 'Verwenden' kann auch dort 'Weiter übermitteln' einschließen - je nach Zweck der Melderegisterauskunft.

(c) BDSG § 2 Abs. 2 Ziff. 1 'weitere Verwendung' umfaßt eindeutig das Weiterübermitteln, arg. Ziff. 2 a.a.O.

(d) X. § 75 Abs. 2 Ziff. 3: Forschungs- und Planungsdaten'verwendungen' sind genehmigungspflichtig - wozu wohl auch gehört, daß die forschenden Stellen sich dabei Dritter (hier: Vierter) bedienen, wo nötig, jedoch nur genehmigterweise, und nur im Rahmen des X. SGB; also praktisch nur bei Obermittlung an Auftragsdatenverarbeiter (X. §§ 69 Abs. 1 Ziff. 2; 80) oder "Unterforscher" (X. § 78 S. 1 - darüber sogleich).

(e) X. § 80 Abs. 4 'anderweitig verwenden': wie bei (b) können die vom Auftraggeber bestimmten Zwecke der Auftragsdatenverarbeitung ebenfalls eine Weitergabe einschließen - wie sich zudem klar aus BDSG § 8 Abs. 2 S. 2 ergibt ("in jeder ... Phase"), der durch X. § 80 Abs. 4 auf die in BDSG § 1 nicht genannten Phasen der 'Erhebung', 'Nutzung' und 'Archivierung' erstreckt wird.

Schwierig wird es nur im Falle des

(f) X. § 78 S. 1 und 2:
Zunächst könnte man aus dem Gegensatz von X. § 78 S. 1 "verwenden" und S. 2 "im übrigen 'geheimhalten'" (d.h. 'nicht offenbaren') entnehmen, daß das 'Weitergeben' nur in S. 2 geregelt ist; mit der Folge, daß der Viertempfänger die Zweckbindung aus S. 1 nicht mehr zu beachten braucht, mithin also alle ursprünglich zweckgebundenen Versichertendaten nunmehr wieder für alle Zwecke der X. §§ 68 ff. verfügbar werden - eine fabelhafte Möglichkeit also, die Datenschutzfesseln abzustreifen.

Dies würde etwa für die Forschung bedeuten, daß das verfassungsrechtliche "Postulat der wissenschaftlichen Datenverarbeitung als Einbahnstraße" (<u>Podlech</u>) [1] nicht mehr eingehalten zu werden bräuchte. Die Forschungsdaten würden also - mitsamt ihren u.U. höchst brisanten und personenbezogenen Ergebnissen - nicht nur für Zwecke der Sozialverwaltung, sondern auch für Sicherheitsbehörden, Gerichte usw. [2] (im Rahmen des X. §§ 68 ff.) zur Verfügung stehen. Lediglich Patientendaten wären besonders geschützt (X. §§ 78 S. 2 i.V.m. 76 Abs. 1). [3]

Dieses Ergebnis ist nicht zwingend. [4] Zum einen darf wiederholt werden, daß "Verwenden" in allen anderen genannten Fundstellen das 'Weitergeben' umfaßt; sodann entspricht es einem inzwischen anerkannten [5] Grundgedanken des Datenschutzes, daß weitere Empfänger von besonders geschützten Daten den gleichen Restriktionen unterliegen wie die Zweit- und Drittempfänger. Vor allem aber läßt der Vergleich von S. 1 und 2 des X. § 78 auch eine ganz andere Deutung zu; in Paraphrase:

> "(S. 1): Dritt- (und analog: weitere) Empfänger von Sozialdaten dürfen diese nur zu dem Zweck verwenden (= nutzen oder weitergeben), zu welchem sie ihnen offenbart wurden. Auch das Weitergeben muß Zweck der Offenbarung gewesen sein.

----

[1] <u>Podlech</u> (1978.60; 99; 110); ebenso (1979b. 46).

[2] Also würde ungeplante Forschung für forschungsfremde Zwecke betrieben - auch methodisch eine Schreckvorstellung.

[3] Meydam (1980a. 126). - Das gleiche Ergebnis erreichen <u>Graßl/Weigert</u> (II. 142 f.) auf dem - methodisch bedenklichen - Weg, <u>entgegen dem</u> Wortlaut des X. § 75 und der Absicht des Gesetzgebers (<u>Meydam</u> a.a.O.) die <u>Eigenforschung der Sozialleistungsträger</u> (wenn dabei <u>Versichertendaten zu offenbaren wären</u>) nicht den strengeren Sondervorschriften des § 75, sondern den fast uferlosen § 69 Abs. 1 Ziff. 1 zu unterstellen; erklärlicherweise ebenso und pro domo BdO u.a. (1981.14); <u>Neumann-Duesberg</u> (z.B. 1980a. 465; 503; 1981a. 29); <u>Rische</u> (1980.387); <u>Sendler (1980)</u>, um auf diese Weise der Prüfung des § 75 Abs. 2 zu <u>entgehen</u>; ein durchsichtiges Manöver, das die Vorteile wissenschaftlicher Forschung genießen möchte, ohne den angemessenen Preis zusätzlicher Kontrolle zu zahlen. Man ist versucht, nach einer Lobby der Versicherten zu fragen ...

[4] Vorsichtig deutet wenigstens <u>Neumann-Duesberg</u> (1981a. 29) Zweifel an: "Auf den ersten Blick ist kein <u>Gegenargument</u> ersichtlich".

[5] Dies wird mit einer Analogie zu BDSG § 10 Abs. 1 S. 2 begründet: <u>Auernhammer</u> (BDSG) § 9 Rn. 4; (1979b.) 26 ff.; 34 ff..

(S. 2): Im übrigen, d.h. auch wenn die Empfänger keine SGB-Stellen sind, unterliegen sie dennoch dem Sozialgeheimnis; also keine Auskunfts-[1] Zeugnis- usw. berechtigungen Dritter (§ 35 Abs. 3)".

M.a.W.: Der forschende bzw. planende Datenempfänger C darf ebenfalls nur für Forschungs- bzw. Planungszwecke weitergeben unter den zusätzlichen Voraussetzungen des X. § 75.[2]

Es darf also grundsätzlich weitergegeben werden - wenn auch in den engen Grenzen der ursprünglichen Zweckbestimmung des Drittempfängers (vgl. Abb. 8).

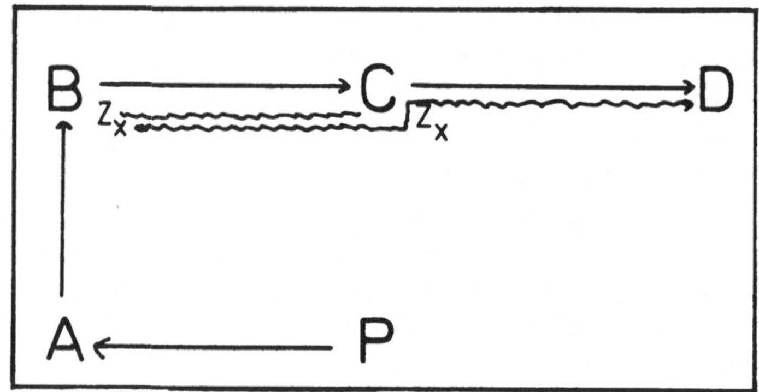

Abb. 8: Ergebnis

(3) Eine Überlegung widerspricht:[3]
X. § 78 S. 2 handle nur von Nicht-SGB-Stellen: "Im übrigen haben sie ...". Ihr grammatischer Bezug auf S. 1 sei klar. Also spreche auch S. 1 nur von Ihnen. Mithin bedeute § 78:

"Dritt- (usw.) Empfänger, die nicht SGB-Stellen sind, dürfen Sozialdaten nur für den Zweck verwenden, zu dem sie ihnen übermittelt wurden ...".

----

[1] Redaktionsversehen wegen gleicher Verwendung des Inhalts verschiedenen Wortes "Auskunft" im Verwaltungsverfahrens- und im Datenschutzrecht; vgl. die Datenschutzauskunft an den Betroffenen in X. §§ 83; 25; BDSG § 13; im Sozialverwaltungsverfahren: X. § 25

[2] Die u.U. kaum passen: Wer z.B. ist die "zuständige oberste ... Behörde" einer privaten Forschergruppe?

[3] Diesen Hinweis danke ich Frau Eul (Schreiben vom 26.1.1981; jetzt auch 1981. 453); ebenso nun Graßl/Weigert (II. 143).

Was aber gälte für SGB-Stellen? Die üblichen Vorschriften der X. §§ 67 ff.. Also: gleich zu welchem Zweck die SGB-Stelle die Sozialdaten erhält, sie dürfte sie gleichwohl auch zu allen anderen in X. §§ 68 ff. aufgezählten Zwecken weitergeben.

Diese Auslegung ist plausibel, nützt der Verwaltung, und sie verrät Scharfsinn. Nur: das kann der Gesetzgeber doch wohl nicht gemeint haben. Denn es ergäben sich höchst systemwidrige und widersprüchliche Folgen. [1]

Diese Auffassung sei illustriert anhand unseres Beispiels VII (Abb. 7):

(a) Wenn nur C einer der zahlreichen Sozialgeheimnisträger nach I. § 35 ist, so darf er mit den ihm offenbarten Patientendaten tun und lassen, was das SGB sonst nur für weniger sensible Daten gestattet (und das ist viel); denn X. § 78 S. 1 trifft ja nach Annahme nicht zu. C könnte sie also z.B. nach § 69 Abs. 1 Ziff. 1 für beliebige Sozialaufgaben an beliebige Sozialgeheimnisträger D übermitteln, zur Ermittlung eines säumigen Unterhaltsschuldners beitragen und sofort - alles Dinge, die schon beim Arzt strafbar wären (StGB § 203 Abs. 1), also auch im klaren Widerspruch zum Gedanken des § 76 Abs. 1 stehen, außer man wendet letztere Bestimmung nun dem Wortlaut zuwider analog an. -

(b) Ist dagegen C eine andere Stelle, die nicht zur Sozialverwaltung zählt, so darf sie nur tun, wozu die Daten ihr gegeben wurden (§ 76 S. 1), und muß sie im übrigen geheimhalten wie ein Träger des Sozialgeheimnisses nach I. § 35 Abs. 3.

Sinnvoller scheint mir die andere Auslegung, die sich stärker am Wortlaut, dem Willen des Gesetzgebers [2] und dem Versichertenschutz orientiert; denn Versichertenschutz ist konkretisierter Grundrechtsschutz.

Danach gilt die Zweckbindung konsequent für alle Drittempfänger, mögen sie zu den Geheimnisträgern nach I. § 35 zählen oder nicht: Sie dürfen, wenn sie aufgrund der Ausnahmetatbestände des X. §§ 68 ff. Sozialdaten

---

1) Ganz abgesehen von den praktischen Folgen: Der Trend zu abhängiger behördeninterner Forschung kann für unabhängige wissenschaftliche Forschung prohibitiv werden: Bis heute ist noch kein einziges Genehmigungsverfahren gem. X. § 75 Abs. 2 in Gang gesetzt worden (Mitteilung Paul J. Müller vom 17.7.1981).

2) BT-Drs. 8/4022 zu X. § 75 (S. 87): Es sollte BDSG § 10 S. 2 verstärkt werden.

erhalten haben, diese nur zu dem Zweck verwenden, zu dem sie sie erhalten haben, welcher der höchst unterschiedlichen möglichen Zwecke
dies auch gewesen sein mag [1] ("Erstreckung des Versichertengeheimnisses").

Das bedeutet für den Fall VII: Die Patientendaten kann die Kasse B an
C geben, gleich ob sie eine SGB-Stelle ist oder nicht, wenn nur auch
der Arzt immer noch dazu berechtigt ist (X. § 76 S. 1: "Patientendaten
bleiben Patientendaten"). C darf sie aber nur für das verwenden, wofür
B sie ihm gab. Das kann auch bedeuten, daß er sie weitergeben darf;
dann aber nur unter der zusätzlichen Voraussetzung der Zweckerstreckung (§ 78 S. 1): auch der Vierte darf nur das tun, was der Dritte durfte.

(4) Eine letzte Komplikation ist auszuräumen:
Geht man mit dem X. § 76 davon aus, daß die Geheimnisträger des I. § 35
nur diejenigen Patientendaten offenbaren dürfen, die auch der Arzt
offenbaren darf, dann liegt die Frage nahe, ob denn so klar sei, was
eigentlich der Arzt offenbaren darf.

StGB § 203 I, auf den X. SGB § 76 I verweist, verbietet lediglich "unbefugte" Offenbarungen von Patientendaten. Was ist also "befugt"?

Die strafrechtliche Literatur [2] billigte dem Arzt in vier Fällen eine
Offenbarungsbefugnis zu:

(a) Wenn er durch den Betroffenen vom Geheimnisschutz "entbunden" ist.
    Aber: Die Anforderungen des SGB gehen allerdings doppelt über die
    strafrechtliche "Einwilligung" [3] hinaus [4]
    - Verlangt ist im allgemeinen Datenschutzrecht vorherige schrift-
      liche Zustimmung (BDSG § 3 S. 1 Ziff. 2; X. SGB § 67 S. 2) [5]
    - im Sozialdatenrecht obendrein Zustimmung "im Einzelfall" (X. SGB
      § 67 S. 1 Ziff. 1);

(b) bei Rechtspflicht zur Offenbarung (vgl. die abschließende Aufzäh-
    lung gesetzlicher Mitteilungspflichten in X. § 71); sie dürfte für
    die Auslegung des Arztgeheimnisses präjudizielle Bedeutung haben;

(c) bei Wahrnehmung berechtigter ärztlicher Eigeninteressen;

(d) oder eines (sonstigen?) höherrangigen Rechtsguts.

1) Vgl. die Tabellen I/II. - Ebenso im Ergebnis Meydam (1980a. 128).

2) Statt aller vgl. Schönke/Schröder § 203 Rn. 21 ff.; Dreher/Tröndle § 203 Rn. 21 ff.; Lackner § 203 Anm. 6. - Zum allgemeinen Datenschutzrecht: (1978. 45 Anm. 1).

3) Zur Einwilligung im Strafrecht Schönke/Schröder a.a.O. Rn. 27 ff.; Dreher/Tröndle Rn. 27 ff.; Lackner Anm. 6a aa.

4) Anderer Ansicht sind die Autoren aus dem Bereich der Sozialversicherung; z.B. Meydam (1980a. 125): Nur die strafrechtlichen Voraussetzungen der Einwilligung sind erforderlich. - Zur Lösung dieses Problems: X. § 76 Abs. 1 verweist auf die StGB § 203-Voraussetzzungen; diese sind laxer als diejenigen des Sozialdatenrechts (X. §§ 67 S. 1 Ziff. 1; 79 Abs. 1 i.V.m. BDSG § 3 S. 2); ist also X. § 76 vorgängige lex specialis zur allgemeinen Einwilligung? Die Literatur schweigt zur Erörterung dieses Problems im wesentlichen; nur Graßl/Weigert (II. 143) wollen die höchstpersönlichen Rechtfertigungsgründe des Arztes gegen den straflichen Strafanspruch (z.B. "mutmaßliche Einwilligung" Schönke/Schröder § 203 Rn. 27 ff.) auch der staatlichen Sozialbehörde gegen den Versicherten (!) zubilligen, Meydam (1980a. 125); obendrein sogar bei Pflichtenkollision (zu dieser Dreher/Tröndle § 203 Rn. 27 ff.)! - Die Antwort dürfte angesichts des nicht eindeutigen Wortlauts aus der übergeordneten Rechtsregel der "Rechtsmaterie-spezifischen Auslegung" zu entnehmen sein: Straf- und Sozialrecht folgen je ihren eigenen Zielen; das Gegenteil von dem, was im Strafrecht sinnvoll ist (schwache Anforderungen an die Einwilligung), kann im Sozial-(Daten)-Recht angemessen sein (starke Anforderungen). Der Widerspruch ist nur scheinbar: Schwache Anforderungen (des StGB) bzw. starke Anforderungen (angenommen: des SGB) schützen beide Male den Betroffenen (den Angeklagten bzw. Versicherten) gegen staatliche (Straf- bzw. Daten-) Ansprüche - wie hier. Ergebnis: An die Einwilligung des Versicherten zu seinen Lasten sind die strengeren Maßstäbe des Datenrechts anzulegen, und zwar auch im Falle der Offenbarung von Patientendaten durch SGB-Stellen. Es besteht kein Anlaß, diesen weitere Rechtfertigungsgründe, die obendrein keine "gesetzlichen" sind, zuzubilligen, die sich lediglich aus der Berücksichtigung der besonderen Stellung des Arztes im medizinischen Behandlungsverhältnis ergeben.

5) Vgl. z.B. Ordemann/Schomerus (BDSG) § 3 a. 4. - Die Bestimmung des BDSG § 3 S. 1 Ziff. 2 (Erfordernis schriftlicher Zustimmung) ist wörtlich auch im Sozialdatenrecht enthalten (X. § 67 S. 2). Dies ist überflüssig (wegen X. § 79 Abs. 1) - jedoch nur insoweit, als es sich um personenbezogene Daten in oder aus Dateien handelt; nicht also, was häufig übersehen wird, bei Geschäftsgeheimnissen und bei personenbezogenen Daten außerhalb von "Dateien" im Sinne des BDSG. - Im übrigen aber gilt nicht nur der identische Wortlaut, sondern auch Identität der Anforderungen an die schriftliche Einwilligung: Der Gemeinsame Versuch interessierter Ärzte und Kassen, gegen den eindeutigen Wortlaut auch eine "mutmaßliche Einwilligung" genügen zu lassen, begegnet dem lapidaren Einwand von Simitis (BDSG § 3 Rn. 66): "Mit 'stillschweigenden Erklärungen'" ist .. im Rahmen des § 3 nichts anzufangen ... Sie sind ein Fiktion, die nichts anderes bewirkt, als genau das Verfahren auszuschalten, auf das der Gesetzgeber besonderen Wert legt".

Es ist also schon heute zweifelhaft, ob die Rechtfertigungsgründe (c) und (d) auch im Sozialdatenrecht Bestand haben; eine zusätzliche schwierige und hier nicht abschließend zu beantwortende Frage ist, ob die Offenbarungsbefugnisse der Sozialbehörden (I. § 35 i.V.m. X. §§ 67 ff.) die ärztliche Offenbarungsbefugnis sogar noch erweitert haben:
- Sicher nicht unmittelbar, da diese Normen sich primär an die in I. 35 I genannten "SGB-Stellen" wenden;
- wohl aber möglicherweise mittelbar, insofern die Offenbarungstatbestände des X. SGB §§ 68 ff. "höherrangige Rechtsgüter" i.S. von oben (d) definieren könnten.

Dies würde bedeuten, daß insoweit auch die (alle!) in I. § 35 Abs. 1 genannten Stellen nach § 76 I im Umfang der §§ 68-75 befugt wären, Patientendaten weiter zu offenbaren - ein extrem weitgehendes Ergebnis, das stracks der ratio der §§ I. 35; X. 67; 76 (und erst recht des § 78) widerspräche: "Damit kommt man zu dem überraschenden Ergebnis, daß eine Regelung, die die Offenbarungsbefugnis hinsichtlich besonders sensibler Daten einschränken soll, zu einer Erweiterung der Offenbarungsbefugnis führt. Diese Regelung widerspricht dem in § 67 SGB X. und § 35 SGB I enthaltenen Grundsatz, daß die Aufzählung der Offenbarungstatbestände eine abschließende ist." [1]

Doch kann gerade aus X. § 76 Abs. 1 die Kollisionsnorm entnommen werden: Im Zweifel ist der Patientenschutz das "höherrangige Rechtsgut" des Sozialbereichs und ärztliche Eigeninteressen sind höchstpersönlich, können also nicht von Behörden geltend gemacht werden - so wenig wie ein "übergesetzlicher Notstand". [2] Vor allem: Obige Rechtfertigungsgründe c/d sind keine "gesetzlichen" Offenbarungsbefugnisse, X. § 67 S. 1 Ziff. 2.

----

[1] Zutreffend Rische (1980. 389); a.M. Eul (1981. 451): Die strafrechtlichen Offenbarungsbefugnisse des Arztes gälten alle auch für alle SGB-Stellen.

[2] Obendrein taucht entgegen dem ausdrücklichen Wortlaut des I. § 35 Abs. 2 und der ausdrücklichen Absicht des Gesetzgebers (BT-Drs. 8/4022 S. 96) wieder die - offenbar unausrottbare - Berufung auf "Staatsnotstand" aus StGB §§ 34 f. auf (also auf Notstandsausübung des Staates gegen den Bürger) (z.B. Graßl/Weigert I. 114). - Gegen diese vordemokratische Einstellung staatsfrommer Bürokraten ist offensichtlich jede gesetzgeberische Anstrengung umsonst. Zutreffend dagegen Bull (IVSS.54); 2. Tätigkeitsbericht des Bundesbeauftragten für den Datenschutz (II.28); Meydam (1980 a. 118); Neumann-Duesberg (1981 a. 28); Wiese (1981.12): "Der Gesetzgeber hat es sich allein vorbehalten, den Katalog ... zu erweitern" (Neumann-Duesberg a.a.O.).

Auch für den praktischen Bedarf sind diese Überlegungen wenig behilf-
lich; aus zwei Gründen:

- Diese Rechtsgüter müssen im konkreten Fall "Vorrangig" vor den Interessen der betroffenen Patienten sein
- und diese Güterabwägung darf nicht für abstrakte Fallklassen, sondern nur im Einzelfall erfolgen.

Wegen diesem Erfordernis konkreter Einzelfallprüfung entfällt praktisch die Möglichkeit der automationsunterstützten Übermittlung (nicht:
der weiteren Verarbeitung) solcher Daten, und damit häufig auch zugleich das Interesse an der (manuell meist nicht durchführbaren) Auswertung überhaupt.

Das Resultat ist also: Nach X. § 76 darf die SGB-Stelle Patientendaten
nur bei Einwilligung oder bei gesetzlicher Offenbarungspflicht weitergeben.

Es bleibt also bei der oben 2.1 aufgestellten Hypothese:
Die Sonderregelung des Arzt (usw.) -geheimnisses in X. § 76 verhindert
- zumindest in der gesetzlichen Krankenversicherung - im praktischen
Normalfall jegliche Offenbarung von Patientendaten (und wegen der häu-
figen Gemengelage von Sozial- mit Patientendaten auch deren Offenbarung), sofern nicht (wie etwa im vertrauensärztlichen Dienst) Gutach-
tens- und Bescheinigungsdaten (nach X. § 76 Abs. 2) ausreichen; mithin
also vor allem Amtshilfe, Forschung und Planung.

3. Auswege

Möglicherweise können die zur Bewältigung des Kostenproblems erforderlichen Auswertungen von Sozialdaten in der Praxis dennoch vorgenommen
werden, ohne die ärztliche Schweigepflicht zu verletzen.

3.1 Sackgassen und Holzwege

Es wurden in der Literatur bereits verschiedene Möglichkeiten vorgeschlagen, die nun anhand der neuen Rechtslage überprüft werden müssen.

(1) <u>Das Podlech'sche Forschungsprivileg:</u> [1] Es ist weggefallen, da es
gerade durch X. §§ 75 f.; 78 ersetzt werden sollte; ob befriedi-
genderweise, mag mit Fug und Recht bezweifelt werden.

(2) <u>Einwilligung des betroffenen Patienten:</u> Dieser an sich rechtlich
zulässige und in manchen Fällen auch gangbare Weg hat seine Tücken:
Alle Betroffenen müssen vorher schriftlich zustimmen, also auch
die Angehörigen und Dritten, die der Patient etwa in der Sozialanamnese mit geschildert hat, sofern diese Kategorien personenbezogener Daten zur Weitergabe anstehen; und dies alles "im Einzelfall" (I. § 35 Abs. 2; X. § 67 S. 2 Ziff. 1).

(3) <u>Die Nutzbarmachung der Auftragsdatenverarbeitung:</u> Man könnte daran
denken, daß dort, wo Stellen der gesetzlichen Krankenversicherung
nicht selbst Auswertungen vornehmen dürfen, weil sie gegen X. § 76
verstoßen würden, dies "im Auftrag" von Stellen tun lassen, die
dazu rechtlich in der Lage sind, also im Wege der Auftragsdatenverarbeitung. [2] Dieser Weg ist jedoch nach der Neufassung der
Auftragsdatenverarbeitung im X. Sozialgesetzbuch weithin nicht
mehr gangbar. Bisher konnte man - auch bei Daten, die dem Arztgeheimnis unterlagen - (technische) Auftragsdatenverarbeitung noch
als interne Tätigkeit der speichernden Stelle nach § 8 BDSG ansehen. [3] Diese Auffassung mag außerhalb des Geltungsbereichs des
SGB noch ihr Recht behalten: innerhalb ist sie durch eine unüberlegte Besonderheit des SGB ausgeschlossen. Man hat die (bisher interne) Weitergabe von Daten durch die "speichernde Stelle" an den
"Datenverarbeiter außer Haus" als "Offenbarung" qualifiziert (wohl
um die Sensivität der Daten hervorzuheben, arg. X. §§ 67 Abs. 1
Ziff. 2; 69 Abs. 1 Ziff. 2; 80), mit der Folge, daß diese Offenbarung nun den Restriktionen aus X. § 76 unterliegt. D.h.: Auftragsdatenverarbeitung bei Patientendaten ist jetzt verboten, wenn
nicht zufällig die sehr speziellen Umstände gegeben sind, unter
denen auch der Arzt diesem Auftragnehmer hätte offenbaren können; [4]
d.h. wenn ihm hypothetisch einer der üblichen Rechtfertigungsgrün-

----

[1] <u>Podlech</u> (1978); rezipiert in (1979b).

[2] Für näheres zu diesem Vorschlag vgl. (1979b. 65-68); (1980b. 116 f.)
gegen (1978. 126).

[3] <u>Schweinoch</u> (Gallwas u.a.) § 8 Rn. 11; vgl. <u>Borchert</u> (1977).

[4] Nicht notwendig ist, daß er dies auch tun würde, wenn er sich in
der Situation befände.

de zur Seite steht (X. § 76 Abs. 1), sofern es sich nicht um Gutach-
tensdaten (usw.) handelt (a.a.O. Abs. 2). Nur in diesem engen Rahmen
ist sie zulässig. [1]

3.2 Feldwege

(1) **Der organisatorische Weg der juristischen Einbeziehung von Mitarbeitern** der rechtlich ausgeschlossenen, aber (wegen ihrer Zusatz-
kenntnisse) für den Arbeitsablauf notwendigen empfangenden Stelle
in den Verarbeitungsprozeß der sendenden Stelle, [2] um dort für
letztere zugelassene, für erstere verbotene Maßnahmen auszuführen
(z.B. Anstellung von sachkundigen Mitarbeitern des Landesverbands
der Ortskrankenkassen bei einer AOK zur Stichprobenziehung für eine Forschungsaufgabe der AOK), könnte (noch) vertretbar sein, wenn
dadurch keine Umgehung des Arzt- und Sozialgeheimnisses verbunden
ist und dies auch durch die Umstände (Vergütung der Beigezogenen)
deutlich wird.

(2) **Der technische Weg der Differenzierung von Arzt- und Patientendaten:**
Eine letzte Methode scheint in ihren Möglichkeiten noch keineswegs
ausgeschöpft: die technische Differenzierung von Arzt- und Patientendaten. Sie geht von der eingangs angestellten Überlegung aus,
daß der Datenbedarf der gesetzlichen Krankenversicherung verschieden sei hinsichtlich der Patientendaten einerseits und der Arztdaten andererseits, und daß das "Arzt"geheimnis nur die Patientendaten schützt (als Ausfluß des Persönlichkeitsrechts des Patienten
in der besonders exponierten Behandlungssituation), nicht dagegen
die Daten des Arztes. Sie unterliegen darum auch nicht der privi-
legierten Sonderbehandlung des X. § 76.

----

[1] Ob die so eingeschränkte "Auftragsdatenverarbeitung" auch bei So-
zialleistungsforschung und -planung zulässig ist, könnte zweifelhaft sein, da X. § 75 eine eng auszulegende Ausnahme vom Versicher-
tengeheimnis zugunsten der Forschung usw. darstellt, die der Auftragsdatenverarbeitung vorgeht. Andererseits gelten die X. §§ 79
ff.-Verarbeitungsvorschriften für alle SGB-Stellen ohne Beschränkung, also auch für forschende bzw. planende SGB-Stellen; mithin
ist für sie Auftragsdatenverarbeitung im Rahmen von X. § 80 i.V.m.
BDSG § 8 zulässig; ist die forschende Stelle eine private Person
oder Stelle außerhalb des in I. § 35 und X. § 69 Abs. 2 genannten
Kreises (Planung kommt nur für SGB-Stellen in Frage), gilt BDSG § 8
direkt (wahrscheinlich, was zu begründen wäre, unter analoger Bei-
ziehung der strengeren Anforderungen aus X. § 80, was über die "Erforderlichkeit" der auferlegten Sicherheitsmaßnahme zu erreichen
wäre, BDSG §§ 8 Abs. 1 S. 2 i.V.m. 6 Abs. 1 S. 2.

) (1979b. 66 ff.).

<u>Damit wird die Möglichkeit eröffnet, die für die gesetzliche Krankenversicherung so wichtigen arztbezogenen Auswertungen vorzunehmen, ohne die Interessen der Patienten zu verletzen.</u>

Hierfür gibt es verschiedene Ansätze, die alle darauf beruhen, daß die Patientendaten (wozu nach herrschender Meinung - und zu Recht - natürlich auch die Tatsache der Behandlung dieses Patienten durch diesen Arzt gehört) vollständig anonymisiert werden, während dies bei den Arztdaten nicht geschieht.

Dabei ist zu beachten, daß der rechtliche Begriff der Anonymisierung strenger ist als der der Sozialwissenschaften (der sich häufig mit bloßer Entfernung bestimmter Identifikatoren begnügt), dagegen weniger streng als der mathematische (der je e denkbare Repersonalisierung mit noch so hohem mathematischen Aufwand ausschließt).

Hierzu sind in der neueren Literatur zwei unterschiedliche Verfahrensgruppen ausgearbeitet worden:
- der mathematisch-statistische [1]
- der informationsrechtlich-organisatorische Weg. [2]

Der erstere will die Daten durch geeignete mathematische Manipulationen so verändern, daß sie nicht mehr auf individuelle Personen zurückgeführt werden können; der andere will das verarbeitende System so umorganisieren, daß mit vergleichsweise geringerem mathematischen Aufwand doch die Repersonalisierung juristisch hinreichend sicher ausgeschlossen wird. Beide sind auch hier gangbar.

Da die Anonymisierung je nach Fragestellung der jeweiligen Untersuchung, je nach Systembedingungen bis hin zur Datenträgerorganisation sehr verschieden aussehen wird und letztlich eine individuelle Optimierung eines Maßnahmebündels bedeutet, sollen hier nur einige der möglichen Vorkehrungen erwähnt werden, die - allein oder in Kombination - die gewünschte Auswertung ohne Gefährdung der Betroffenen gestatten:
- neben den erwähnten mathematisch-statistischen Verfahren
- die Ersetzung der Patientendaten durch ein speziell vergebenes Patientenkennzeichen (ggf. kombiniert mit einem Arztkennzeichen)

----

[1] <u>Brenneke</u>; <u>Schlörer</u> - beide in (Kaase u.a.).
[2] (1980b).

- mit Auslagerung der Verknüpfungsdatei(en) an einen externen Daten-
treuhänder [1] (wobei die rechtliche Zulässigkeit dieser Offenbarung
geprüft werden muß!)
- was eine entsprechende Dateiorganisation voraussetzt, die zwischen
Arzt- und Patientendaten säuberlich zu unterscheiden gestattet.

Natürlich bedingt ein solches Vorgehen ggf. einen etwas höheren technischen, organisatorischen, u.U. auch rechtlichen Aufwand - besonders
wenn es mit einem der anderen der hier angegebenen Verfahren kombiniert werden muß. Doch sollte man ihn nicht scheuen, wenn es darum
geht, glaubwürdig die Interessen der Versicherten mit dem Bedürfnis
nach einer effektiven und rationellen Aufgabenerfüllung in Einklang zu
bringen.

3.3 Der SGB § 76 II - Weg:

Schließlich wird die Auffassung vertreten, man könne angesichts des
massenhaften Anfalls an Patientendaten "im Zusammenhang" mit einer Begutachtung oder Ausstellung einer Bescheinigung irgend einer der SGB-
Stellen die vom SGB aus dem "verlängerten Arztgeheimnis" herausgenom-
men (X. §§ 76 Abs. 2 S. 1 i.V.m. 69 Abs. 1 Ziff. 1) und dem allgemeinen Sozialdatenrecht (X. § 69 Abs. 1 Ziff. 1) unterstellt, d.h. für
alle Sozialaufgaben verwertbar gemacht wurden, getrost auf sonstige
Patientendaten verzichten; entsprechend verfährt extensiv und durch-
gängig die Praxis.

Hier darf noch auf die juristische Selbstverständlichkeit hingewiesen
werden, daß der § 76 Abs. 2 als Ausnahme vom Persönlichkeitsschutz des
Patienten (StGB § 203) selbstverständlich eng auszulegen ist. [2] Einmal mehr klaffen Rechtslage (Schutz der ärztlichen Schweigepflicht,
d.h. der Persönlichkeitsrechte des Patienten) und Verwaltungsübung
weit auseinander.

Dies ist umso verwunderlicher, als dem begutachtenden Arzt objektiv
Unmögliches zugemutet wird:

----

[1] Dazu (1979b. 69).

[2] "Eng begrenzte Ausnahmen": Kraegeloh (1980. 411). - Sehr weitgehend
BdO u.a. (1981. § 76 Anm. 3).

Er müßte wegen seiner rechtlichen Sorgfaltspflicht gegenüber dem Patienten (ihn vor rechtlichen Schaden zu bewahren) - derart   gutachten,
daß die Information für alle künftigen Verwertungszwecke aller Stellen
der Sozialverwaltung geeignet ist.

Nun gibt es aber, zum einen, derzeit eine nicht bekannte (jedenfalls
unabsehbare) Zahl von potentiellen Datenempfängern, zum anderen sind
deren Verwertungszwecke (auf die die Angaben des Arztes ja abgestellt
sein müßten) unbekannt, schließlich und vor allem ist die Arztdiagnose
gerade das Paradebeispiel für eine streng kontextanhängige Information. [1)]

[1)] "Magenbeschwerden" reicht für Abrechnungszwecke (und zum evtl.
Schutz des krebskranken Patienten) u.U. vollkommen aus; die wissenschaftliche Auswertung freilich ginge in die Irre ...

54

Literaturverzeichnis

Auernhammer, Herbert (BDSG): Bundesdatenschutzgesetz. Kommentar, Köln
u.a. 1977, [2]1981.

Aye, u.a.:(RVO) - Gesamtkommentar, Wiesbaden 1960 ff.

Borchert, Günter (1977): Personenbezogene Daten aus der gesetzlichen
Krankenversicherung als empirische Basis für wissenschaftliche Untersuchungen. Ein Beitrag zu Datenschutz-Diskussion: DVR 6. 1977.
3./4. 345 ff.

Borchert, Günter (1981): Datenzugang für die Forschung: ÖVD 1981, 7/8.
18 ff.

Brackmann, Kurt (1981): Handbuch der Sozialversicherung einschließlich
des Sozialgesetzbuches, St. Augustin [9]1981.

Bull, Hans Peter (IVSS): Datenschutz und Datensicherheit in der Bundesrepublik Deutschland: (IVSS) 48 ff.

Büllesbach, Alfred (1981): Datenschutz versus Wissenschaftsfreiheit?:
ÖVD 1981, 3. 9 ff.

Bundesbeauftragter für den Datenschutz (I; II; III): Erster/Zweiter
Dritter Tätigkeitsbericht des Bundesbeauftragten für den Datenschutz ...: BT-Drs. 8/2460 vom 10.01.1979; 8/3570 vom 18.01.1980; 9/
93 vom 09.01.1981.

Bundesverband der Ortskrankenkassen (BdO): (IDVS) Stufe II (Grobkon-
zept). Stand 31.5.1974.

Bundesverband der Ortskrankenkassen (BdO) (Hg) (1979): Datenschutzhand-
buch, Bonn 1979 ff.

Bundesverband der Ortskrankenkassen (BdO) u.a. (1981): Betrifft Sozialgesetzbuch (SGB) - Schutz der Sozialdaten - (SGB X.). Erläuterungen
vom 16. Januar 1981.

Burdenski/von Maydell/Schellhorn (SGB): Gemeinschaftskommentar zum Sozialgesetzbuch I, [2]1981.

Burhenne/Perband: EDV-Recht, 3 Bände, Berlin 1970 ff.

Burkert, Herbert: Das Problem des Zusatzwissens: (Kaase u.a.) 143 ff.

Deneke, J.F.V.: Entstehung medizinischer Daten: (Kilian/Porth) 1 ff.

Dreher/Tröndle (StGB): StGB-Kommentar München [40] 1981.

Eul, Lotte (1981): Verwaltungsverfahren. Die Neuregelung des Zweiten
    Kapitels des SGB X: Datenschutz im Sozialbereich: DOK 63. 1981, 11.
    449 ff..

Florian, Lothar (1980): Die Einwilligung des Betroffenen nach § 3 Bun-
    desdatenschutzgesetz und § 35 Sozialgesetzbuch I / § 67 Sozialgesetz-
    buch X.: Deutsche Rentenversicherung 1980, 5. 281 ff..

Gallwas, Hans-Ulrich u.a. (BDSG): Datenschutzrecht. Kommentar und Vor-
    schriftensammlung, Stuttgart u.a. 1979 ff..

Gliss, Hans/Hentschel, Bernd: Bereichsspezifischer Datenschutz, techni-
    scher Datenschutz: (4. DAFTA) Köln 1981.

Gola, Peter u.a. (I ff.): Datenschutzrecht, Berlin I: 1977; II: 1978;
    III: 1979; IV: 1981.

Graßl, Michael/Weigert, Klaus (I-III): Die Neuregelung des Sozialdaten-
    schutzes: DSWR 10. 1981; I: Heft 5. 113 ff.; II: 6. 140 ff.; III: 8.
    186 ff..

Grüner, Hans u.a. (1981a): Sozialgesetzbuch (SGB) Kommentar, Percha/
    Kempfenhausen 1981.

Grüner, Hans (1981b): Verwaltungsverfahren (SGB X.) Kommentar, Percha/
    Kempfenhausen 1981.

Hauck, Karl/Haines, Hartmut (SGB) (Hrsg.): Sozialgesetzbuch. Kommentar,
    Berlin 1976 ff..

Heußner, Hermann (1977): Bundesdatenschutzgesetz und Sozialversicherung,
    in: FS Kurt Brackmann: Grundlagen der Sozialversicherung, St. Augu-
    stin 1977.

Hümmerich, Klaus/Gola, Peter (1981): Die Entwicklung des Datenschutz-
    rechts in den Jahren 1979 und 1980: NJW 1981, 28. 1480 ff..

Kaase, Max u.a.: Datenzugang und Datenschutz. Konsequenzen für For-
    schung, Königstein/Taunus 1980.

Kamlah, R./Schimmel, W./Schwan, E.: Kommentar zum Bundesdatenschutzge-
    setz: (Burhenne/Perband) Band 3.

Kilian, Wolfgang/Porth, A.J.: Juristische Probleme der Datenverarbei-
    tung in der Medizin. GMDS/GRVI Datenschutz-Workshop 1979 (Medizini-
    sche Informatik und Statistik 12), Berlin u.a. 1979.

Kraegeloh, Wolfgang (1980): Zur Neuregelung des Sozialgeheimnisses:
    Verwaltungsrundschau 1980, 12. 407 ff..

Krause, u.a. (SGB IV): Gemeinschaftskommentar zum Sozialgesetzbuch IV.
    Gemeinsame Vorschriften für die Sozialversicherung. (SGB X.): Gemein-
    schaftskommentar zum Sozialgesetzbuch X., Sozialverfahren/Datenschutz.

Küppers, Rudolf (1980): Zu den neuen Geheimhaltungs- und Datenschutzvor-
    schriften im Sozialgesetzbuch: Datenschutz und Datensicherung 1980,
    4. 185 ff..

Lackner, Karl (StGB): Strafgesetzbuch mit Erläuterungen, München [13] 1980.

Meydam, Jan: Verwendung und Schutz medizinischer Daten in der Kranken-
    versicherung: (Kilian/Porth) 50 ff..

Meydam, Jan (1978): Sozialrechtliche Geheimhaltungspflicht und Daten-
    schutz: Die Betriebskrankenkasse 66. 1978, 2. 49 ff.

Meydam, Jan (1980a): Die Neuregelung des Sozialdatenschutzes im Sozial-
    gesetzbuch - Verwaltungsverfahren (SGB 10): DVR 9. 1980, 2. 111 ff..

Meydam, Jan (1980b): Die Regelung des Sozialdatenschutzes im Sozialge-
    setzbuch-Verwaltungsverfahren (SGB X.): Blätter für Steuerrecht,
    Sozialversicherung und Arbeitsrecht 35. 1980, 18. 278 ff. (wort-
    gleich mit 1980 a, außer im Titel an den unterstrichenen Buchstaben).

Müller, Paul J. (1974): Datenschutz und Sicherung der Individualdaten
    der empirischen Sozialforschung: DSWR 3. 1974, 1. 2 ff..

Neumann-Duesberg, Rüdiger (1977): Geheimhaltung nach I § 35 SGB in der Praxis: Die Betriebskrankenkasse 1977. 62 ff..

Neumann-Duesberg, Rüdiger (1980a): The point of no return. Der dritte Schritt zur Verwirklichung des SGB. Vorschriften über das Verwaltungsverfahren und den Schutz der Sozialdaten verkündet: Soziale Sicherheit in der Landwirtschaft 1980, 5. 465 ff..

Neumann-Duesberg, Rüdiger (1980b): Sozialrechtliches Verwaltungsverfahren und Schutz der Sozialdaten verkündet. Sozialgesetzbuch mit grossem Sprung nach vorn: Die Ersatzkasse 1980, 11. 478 ff.; 1980, 12. 512 ff..

Neumann-Duesberg, Rüdiger (1981a): Sozialrechtliches Verwaltungsverfahren und Schutz der Sozialdaten neu geregelt: Die Betriebskrankenkasse 69. 1981, 1/2. 6 ff..

Neumann-Duesberg, Rüdiger (1981b): Weiterer Entwurf zum Sozialgesetzbuch: Bundesarbeitsblatt 1981, 1. 11 ff..

Ordemann, Hans-Joachim/Schomerus, Rudolf (BDSG): Bundesdatenschutzgesetz mit Erläuterungen, München ^{2} 1978.

Pappai, Friedrich: Das Sozialgeheimnis und die künftige Praxis: (Gliss/ Hentschel) 20 ff..

Pappai, Friedrich (1980a): Schutz der Sozialdaten nach dem X. Buch des Sozialgesetzbuches: Die Krankenversicherung 1980. 10.

Pappai, Friedrich (1980b): Sozialgesetzbuch: Verwaltungsverfahren: Neue Wirtschaftsbriefe 1980, 48. 3059 = Fach 27 S. 883-886.

Pappai, Friedrich (1980c): Verwaltungsverfahren nach dem X. Buch des SGB.: Die Krankenversicherung 1980, 8./9. 181 ff..

Pappai, Friedrich (1981): Eckpfeiler der Rechte: Bundesarbeitsblatt 1981, 1. 16 ff..

Podlech, Adalbert (1975): Verfassung und Datenschutz, in: Krauch, Helmut (Hg.): Erfassungsschutz, Stuttgart 1975. 72 ff..

Podlech, Adalbert (1978): Datenschutzprobleme einer Dokumentation im vertrauensärztlichen Dienst und der gemeinsamen Forschung im Bereich der gesetzlichen Sozialversicherung (BPT-Bericht 4/78), Gutachten, München 1978.

Podlech, Adalbert (1981): Anmerkungen zur Konzeption des Sozialdatenschutzes im Bereich der Sozial- und Jugendhilfe, in: Mörsberger, Thomas (Hg.): Datenschutz im Sozialbereich. Beiträge und Materialien, Frankfurt a.M. 1981 (im Erscheinen).

Rische, Herbert (1980): Die Neuregelung des Sozialgeheimnisses in § 35 SGB I und der Schutz der Sozialdaten in SGB X: Deutsche Rentenversicherung 1980, 6. 379 ff..

Sachverständigenkommission zur Weiterentwicklung der sozialen Krankenversicherung: (Empfehlungen) zum Datenschutz in der sozialen Krankenversicherung: Sozialpolitische Informationen 10. 1976, 1. vom 16. Januar 1976.

Sendler, Hans (1978): Der Einsatz der ADV als Gegenstand des Sozialversicherungsrechts: DOK 1978, 21. 768 ff..

Sendler, Hans (1979): Zu Subsidiarität des BDSG. Zugleich ein Beitrag zum Datenschutz in der Sozialversicherung: Datenschutz und Datensicherung 1979, 2. 81 ff..

Sendler, Hans (1980): Datenschutz in der gesetzlichen Krankenversicherung (Vortrags-Ms. Juni 1980).

Simitis, Spiros u.a. (BDSG): Kommentar zum Bundesdatenschutzgesetz (3 Bände), Baden-Baden[3] 1981.

Simitis, Spiros (1980a): Datenschutz und Wissenschaftsfreiheit: (Kaase u.a.) 83 ff..

Sokoll, Günter (1979): Kann Datenschutz dem Bürger schaden? Aktuelle Probleme des Datenschutzes, insbesondere in der gesetzlichen Unfallversicherung: Die Berufsgenossenschaft 1979, 12. 4. ff..

Sokoll, Günter (1980): Datenschutz in der Unfallversicherung: DRV 1980, 5. 293 ff..

Schieke, Heinz/Tillmann, Georg (1979): Daten- und Sozialgeheimnis aus
    verfassungsrechtlicher und sozialversicherungsrechtlicher Sicht. In-
    teressenkollision zwischen Datenschutz und einer funktionierenden
    bürgernahen Sozialverwaltung?: Die Berufsgenossenschaft 1979, 12.
    13 ff..

Schmidt, Herbert (1977): Das Sozialinformationssystem der Bundesrepublik
    Deutschland. Sozialinnovation durch Informationstechnologie, Eutin
    1977 (^{2}1981).

Schönke/Schröder (StGB): Strafgesetzbuch. Kommentar, München ^{20} 1980.

Steinmüller, Wilhelm/Ermer, Leonhard/Schimmel, Wolfgang (1978): Daten-
    schutz bei riskanten Systemen (Informatik-Fachbericht 13), Berlin u.
    a. 1978.

Steinmüller, Wilhelm (1979a): Der Schutz "medizinischer" Daten: Termi-
    nologische, rechtliche und organisatorische Aspekte, sowie ein Vor-
    schlag zurgesetzlichen Regelung des Datenschutzes bei Forschung und
    Planung: (Kilian/Porth) 135 ff..

Steinmüller, Wilhelm (1979b): Erfordernisse des Datenschutzes bei der
    wissenschaftlichen Auswertung von Informationen der gesetzlichen
    Krankenversicherung, hg. Wissenschaftliches Institut der Ortskran-
    kenkassen (WIAO-Materialien 6), Bonn 1979.

Steinmüller, Wilhelm (1980b): Ein organisationsunterstütztes Verfahren
    zur Anonymisierung von Forschungsdaten: (Kaase u.a.) 111 ff..

Steinmüller, Wilhelm (1981a): Eine sozialwissenschaftliche Konzeption
    der Informationswissenschaft. Informationstechnologie und Informa-
    tionsrecht I: NfD 32. 1981, 2. 69 ff..

Steinmüller, Wilhelm (1982): Datenschutz im Sozialbereich. Personenkenn-
    zeichen und Versichertenausweis, "medizinische" Daten und ärztliche
    Schweigepflicht (in Vorb.).

Wiese, W. (1979): Der Schutz des Sozialgeheimnisses: DRV 1979, 3. 167 ff..

Wiese, W. (1980): Der Schutz der Sozialdaten: DRV 1980, 6. 353 ff..

Wiese, W. (1981): Zur Neuordnung des Schutzes der Sozialdaten: ÖVD 1981,
    4. 11 ff..

Ziegler-Jung, Bärbel (1979): Datenschutz bei der Forschung mit Gesund-
    heitsdaten - Probleme und Lösungswege: DVR 8. 1979. 193 ff..

ARZTGEHEIMNIS/PATIENTENGEHEIMNIS (+)

Zusammenfassung der Referate und Diskussionen
vom 24. Februar 1982, 9.00 - 11.30 Uhr

I. Schwanecke und O. Rienhoff

Der von der Gesellschaft für Rechts- und Verwaltungsinformatik und der Deutschen Gesellschaft für Medizinische Dokumentation, Informatik und Statistik veranstaltete Workshop 'Arztgeheimnis-Datenbanken-Datenschutz' beginnt mit einer ausführlichen Erörterung des Verhältnisses von Anspruch und Realität der im Paragraphen 203 StGB festgelegten Regelungen über das Patientengeheimnis. Im Hinblick auf das neue Sozialgesetzbuch wird das Thema nicht referiert, da Prof. Steinmüller, Regensburg, nicht erschien. Anstelle des Geschäftsführers der Bundesärztekammer, Prof. Deneke, erläutert Prof. Wagner, Heidelberg, die Stellungnahme des Wissenschaftlichen Beirates der Bundesärztekammer zur ärztlichen Schweigepflicht und zum Datenschutz.

Die lange Vortragsfolge des Workshops eröffnet als 'Vertreter der Patienten' Dipl.-Math. Dr. jur. Borchert von der Arbeitsgemeinschaft der Verbraucher in Bonn. Er formuliert 'Anforderungen an Inhalt und Grenzen des Arztgeheimnisses orientiert an den Bedürfnissen von Patienten' und aus diesem Blickwinkel Erwartungen an den Datenschutz. Borchert, der darauf hinweist, daß bei der Diskussion über das Thema des Workshops der Patient selbst gewöhnlich nicht vertreten sei, der es aber als sinnvoll empfand, die Patienten indirekt durch einen Mitarbeiter der Arbeitsgemeinschaft der Verbraucher zu Wort kommen zu lassen, gliedert seine Beurteilung in Überlegungen zum ambulanten und zum stationären Versorgungsbereich. Im ambulanten Bereich, insbesondere dem der niedergelassenen Ärzte, sieht er noch eher eine Atmosphäre der Vertrautheit als im stationären Bereich. In jedem Fall sei es ein Patientenbedürfnis, Informationen, die in einer vertrauten Atmosphäre - im ambulanten wie im stationären Bereich - entständen,

----

(+) Im folgenden werden diese beiden Begriffe synonym verwandt.

auch in der Weiterverarbeitung, vertraulich zu behandeln. Mehr noch
als der im stationären Bereich tätige Arzt habe der Gutachter eine
erheblich größere Distanz zum Patienten als dies zwischen Arzt und
Patient in der klassischen ambulanten Beziehung der Fall sei.

Borchert fordert Transparenz der Dokumentation und bezüglich der Wei-
terverwendung der gespeicherten Daten. Problematisch sei z.B. die
Sicherstellung des Datenschutzes für den Patienten dort, wo Forschung
und ärztliche Betreuung in Interessenkonflikt gerieten.

In der dem Referat folgenden ausführlichen Diskussion wird noch einmal
grundsätzlich die Legitimation sogenannter 'Patientenvertreter' diskutiert. Allgemein wird von den Teilnehmern anerkannt, daß es gut wäre,
über eine 'Patientenvertretung', so hier durch die Arbeitsgemeinschaft
der Verbraucher, an Krankenkassen und Arztverbänden vorbei die Stimme
der Patienten zu vernehmen. Dies sei positiver zu bewerten als etwa
feststellbare Schwächen im methodischen Vorgehen bei der Analyse der
Patientenmeinung.

Die Diskutanten betonen in unterschiedlich formulierten, aber inhaltlich gleichen Feststellungen, daß das Thema Datenschutz wie jeder Teil
der medizinischen Versorgung auf die Ziele Vorsorge, Wiederherstellung
und Wiedereingliederung des einzelnen Patienten bezogen werden muß.
Diesbezüglich werden die von Borchert ausgewiesenen Problembereiche
für den Datenschutz (stationäre Versorgung, gutachterliche und
betriebsärztliche Tätigkeit, Forschung) von den meisten Teilnehmern,
insbesondere jedoch auch von Prof. Schaefer, Mitglied des Vorstandes
der Bundesärztekammer, unterstrichen. Nach etwa dreiviertelstündiger
Diskussion der Patientenaspekte erläutert im Anschluß Prof. Wagner,
Krebsforschungszentrum Heidelberg, die Empfehlungen des Wissenschaftlichen Beirates der Bundesärztekammer zum Thema Datenschutz. Dazu
wird von Prof. Schäfer festgestellt, daß die in den Empfehlungen
zusammengestellten und im Deutschen Ärzteblatt veröffentlichten Thesen
im Vorstand der Bundesärztekammer umstritten gewesen sind. Der nächste
Ärztetag, im Mai 1982 in Münster, soll dieses Thema erneut aufgreifen.
Die Bundesärztekammer tendiere zu einer engen Auslegung des Begriffes
'klinische Forschung', um das Arztgeheimnis nicht durch Forschungs-
aspekte, insbesondere durch die Einrichtung von Registern, zu relati-
vieren. Die von Wagner vorgestellte Empfehlung wird dahingehend kri-
tisiert, daß deren Nomenklatur juristisch nicht eindeutig gefaßt sei
(Prof. Kilian, Hannover), daß der Begriff 'Forschung' zu

undifferenziert gebraucht werde (Prof. Zielinski, Hannover) und daß ein Teil der Empfehlungen geltendem Recht widerspreche (Dr. Wiese, Bonn). Auch die Möglichkeit, die Thesen als Wertmaßstab zu verwenden, wird als bedenklich angesehen.

Zum strafrechtlichen Schutz des Patientengeheimnisses, zur Zulässigkeit der Datenweitergabe und der (straf-)tatbestandsmäßigen Verletzung fremder Privatgeheimnisse wird anschließend von Prof. Zielinski, Hannover, eine engagierte Stellungnahme vorgetragen. Zielinski betrachtet die Strafandrohung im Bundesdatenschutzgesetz prinzipiell als grundgesetzwidrig. Gerade in dem von ihm untersuchten Thema sei der Verweis auf das Strafgesetzbuch genauer, da die Kommunikationsbeziehung Arzt-Patient besser definiert sei. Im Gegensatz zu einem Begriff wie 'berechtigtes Interesse' sei der Begriff 'unbefugter Gebrauch' besser operabel, eine Feststellung, die in der folgenden Diskussion umstritten bleibt.

Die sektoriale Begrenzung des strafrechtlichen Schutzes von Privatgeheimnissen ist nach Zielinski seitens des Gesetzgebers gewollt gewesen. Dementsprechend müsse eine Trennung von Arztgeheimnis und Bundesdatenschutzgesetz konsequenter angestrebt werden. Grundsätzlich werde das Verhältnis zwischen Patient und Arzt von einer Spannung bestimmt: auf der einen Seite bestehe eine gegenseitige Informationsverpflichtung, auf der anderen Seite eine informationelle Selbstbewahrung, die aus den Persönlichkeitsrechten abgeleitet werden könne.

Zielinski trägt weiter vor, daß jede Weitergabe von patientenbezogenen Daten durch den Arzt strafbares Unrecht sei, ohne daß Teilnehmer einwenden, daß die Einwilligung des Verfügungsberechtigten bereits den Tatbestand des Paragraphen 203 StGB ausschliessen könnte.

Widerspruch erhebt sich allerdings da, wo als nahezu einzige Möglichkeit für den Ausschluß der Strafbarkeit der Verletzung des Patientengeheimnisses der rechtfertigende Notstand gemäß Paragraph 34 StGB von Zielinski angeführt wird. Zielinski vertritt die Meinung, daß eine Güterabwägung immer stattzufinden habe, wenn die Zustimmung des Verfügungsberechtigten nicht einholbar sei. Insbesondere sei die Güterabwägung nicht nur zulässig, sondern geboten, wenn die Zustimmung verweigert werde. Die Teilnehmer erkennen, daß damit eine Modifikation von 'Notstand (auch des rechtfertigenden) als Ausnahme' zu 'Notstand als Normalzustand' vorgenommen wird und kritisieren diese

Auslegung des Rechtfertigungsgrundes im Sinne des Paragraphen 34 StGB.

In diesem Zusammenhang wird darauf hingewiesen, daß z. B. in der Epidemiologie Forschungsmethoden, die ohne personenbezogene Daten auskommen, kaum zu verwirklichen seien. Das Interesse zu forschen, sei dennoch nicht _notwendig_ ein höherrangiger Rechtswert als der Wille des Patienten, seine Datenintegrität zu wahren. Dies gelte unabhängig davon, ob im Vorhinein der 'Wert' oder 'Unwert' der neuen Methode bestimmt werden kann.

Die prononcierte Feststellung von Zielinski, daß Paragraph 203 StGB als Kriminalitätsfeld bisher noch gar nicht erschlossen sei, nehmen die Teilnehmer angeregt, aber nicht ablehnend auf, verkennen dabei aber möglicherweise, daß Paragraph 203 StGB ein Antragsdelikt ist, so daß die Staatsanwaltschaft nur dort tätig werden kann, wo die Patienten selbst durch Stellung eines Strafantrags bemüht sind, ihre Interessen zu wahren.

Die Session schließt mit einer ausführlichen Darstellung von Prof. Kilian, Hannover, über Typen medizinischer Information und juristische Regelungen. Kilian gliedert medizinische Dokumentation dreifach: 1. bestehe eine primärärztliche Dokumentation, 2. gebe es ein Abrechnungswesen und 3. bestehe Bedarf an Dokumentation für die Gesundheitssystemplanung. Über diese drei Kategorien lagere sich quer die Forschung in der Medizin. Kilian anerkennt, daß medizinische Daten oft nicht nur dem Patienten zuzurechnen seien, sondern durch ihre Entstehungsgeschichte auch individuelle Elemente der ärztlichen Tätigkeit enthalten.

Kilian diskutiert, inwieweit in dem sogenannten Behandlungsvertrag tatsächlich ein Vertrag vorliege, da der Patient im Sinne des Marktes nicht frei sei und somit eine Einwilligung auch de facto nicht erfolgen könne. Dies betreffe insbesondere die Frage des Einverständnisses mit vorgeschlagenen Formen des Umgangs mit seinen Daten unter datenschutzrechtlichen Gesichtspunkten. Diesbezüglich wird in der nachfolgenden Diskussion bemerkt, ob, wenn auch der Patient nicht die volle Bedeutung und Tragweite seiner Einwilligung bezüglich der Weitergabe von Daten erkennen könne, so dennoch diese Einwilligung im Verhältnis Patient-Arzt von der Gesellschaft als sozial-adäquat anerkannt werde.

In der allgemeinen Abschlußdiskussion wird noch einmal ausführlich
erörtert, inwieweit epidemiologische Forschung ohne individuellen
Bezug möglich sei. Wie in vielen anderen Veranstaltungen konnten die
Diskutanten keine einheitliche Meinung formulieren.

Anschrift der Autoren:

Dr. jur. Inge Schwanecke
c/o Staatsanwaltschaft Hannover
Volgersweg 65
3000 Hannover 1

Ergänzung der Autoren (26.5.1982):
Die im Text erwähnte Stellungnahme des Wissenschaftlichen Beirates
der Bundesärztekammer wurde durch den Deutschen Ärztetag am 13.5.1982
in Münster in eine Erklärung zu Schweigepflicht und Datenschutz aufgenommen und damit anerkannt.

<u>STEUERUNGSWIRKUNGEN DES PATIENTENGEHEIMNISSES</u>
<u>IM SYSTEM DER</u>
<u>GESETZLICHEN KRANKENVERSICHERUNG</u>

Hans Sendler
Arbeitsgemeinschaft für Gemeinschaftsaufgaben
der Krankenversicherung, Essen

<u>Zusammenfassung</u>

Das Patientengeheimnis und denkbare Novellierungen werden seit Jahren
mit großem Engagement erörtert. Eine allgemeine Kodifizierung der Arztauskunft gegenüber Sozialleistungsträgern im Rahmen des SGB X ist bereits Gegenstand des Gesetzgebungsverfahrens. Deshalb ist auch eine Berücksichtigung der möglichen Fehlentwicklungen einer restriktiven Novellierung erforderlich. Im folgenden wird die Beibehaltung und Festi-
gung der gesetzlichen Mitteilungspflichten gegenüber den Krankenkassen vorgeschlagen. Zur Begründung wird auf die Steuerungswirkungen des
Patientengeheimnisses im System der gesetzlichen Krankenversicherung
hingewiesen.

1. <u>EINLEITUNG</u>

Die bisherige Erörterung des Patientengeheimnisses im Zusammenhang mit
der Datenschutzdiskussion gibt Anlaß zu ernster Sorge. Fehlentwicklungen sind zu befürchten. Gegen diese wendet sich der folgende Beitrag,
der indessen einführender Erläuterungen bedarf. Die Angelegenheit ist
angesichts der bereits eingeleiteten Bestrebungen zur Kodifizierung
einer allgemeinen Arztauskunft gegenüber Sozialleistungsträgern im Rahmen des SGB X von aktueller Bedeutung.

Auswirkungen sind für die Zusammenarbeit zwischen den Versicherungsträgern und ihren Vertragspartnern insgesamt, auch in anderen Zweigen der
Sozialversicherung, nicht auszuschließen. Sie würden nicht nur bei der
Frage des Patientengeheimnisses unmittelbar stehen bleiben, sondern
darüber hinaus die Arbeitsweise und Funktionsfähigkeit der einzelnen
an den Systemen der sozialen Sicherung Beteiligten beeinflussen. Nach
reiflicher Überlegung mag dies möglicherweise im politischen Raum für
gut gehalten werden, ohne Blick auf die Folgen jedoch mit verhängnis-
vollen Ergebnissen.

1.1 Zur Steuerung im Gesundheitswesen

Unser Gesundheitswesen trägt in weiten Bereichen trotz hoher Aufwendungen deutliche Zeichen mangelnder Effizienz. Die politisch Verantwortlichen bemühen sich zum Teil mit dem Mut der Verzweiflung, die Qualität zu heben und unter Vermeidung unnützer Kosten die finanzielle Belastung zu senken.

Hauptübel sind Intransparenz und Steuerungsdefizite auf den Gebieten, die qualitativ und kostenmäßig mit einem Löwenanteil an der medizinischen Betreuung beteiligt sind (ambulante und stätionäre Therapie und Arzneimittel). Transparenz ist zugleich Voraussetzung für die Entwicklung und den gezielten Einsatz griffiger Steuerungsinstrumente. Ohne solche Steuerungsinstrumente und ihren wirkungsvollen Einsatz müßte der Leistungssektor des Gesundheitswesens von seiner gesetzlichen Zielrichtung weiter abdriften. Denn ein quasi naturwüchsiger Prozeß wäre nicht in der Lage, mit dem angestrebten Erfolg die auf die Leistungsfähigkeit und -notwendigkeit einwirkenden Kräftefelder in ihren Auswirkungen so zu beeinflussen, daß das Ziel qualitativ richtiger und guter Gesundheitsleistungen bei erträglichen Kosten erreicht wird.

Die Ursachen und die Einflußgrößen dieses Steuerungsbedarfs können hier nur in Stichworten gestreift werden.

Mitwirkung einer Vielzahl von Beteiligten, der Ärzte, Krankenhäuser und sonstigen Vertragspartner ebenso wie bestimmter industrieller Bereiche, etwa der Arzneimittel-, der Hilfsmittel oder der medizinisch-technischen Industrie, die sämtlich zunächst nach optimaler Nutzung ihrer Ressourcen (Ausbildung, Ausstattung, Vertriebssystem, Bettenzahl usw.) streben, und oftmals mehrerer Leistungsträger. Wirtschaftsrechtliche, berufspolitische, ordnungspolitische und nicht zuletzt die vorfindlichen organisatorischen Ausgangsbedingungen sind in Rechnung zu stellen, wenn die für den Patienten bestmögliche Wirkung erzielt werden soll. Dem korrespondiert eine Unschärfe der Begrifflichkeit der Definition von Krankheit, eine starke faktische Position des Kassenarztes bei Behandlung und Verordnung, die weitgehende Ausschaltung im Wirtschaftsleben sonst propagierter Regulationsmechanismen (Wettbewerb und Markt) auf der Anbieterseite, keine unmittelbare Kostenwirksamkeit von Entscheidungen auf der Anbieter- und Nachfragerseite, oftmals geringe Wirksamkeit der Leistungen, weil keine genügende Effizienzkontrolle

vorhanden ist und kurative Mittel in einer Welt chronischer Krankheiten beherrschend sind. Diese und weitere kurz-, mittel- oder
langfristig wirksame Bedingungen gilt es zu berücksichtigen, wenn
das Gesundheitswesen und hier insbesondere das System der gesetzlichen Krankenversicherung einschließlich aller Leistungserbringer
funktionsfähig gemacht bzw. erhalten werden soll. Nur gezielte
Steuerung und Gestaltung ermöglichen noch den gewünschten Erfolg.
Dem Informationsfluß kommt dabei eine Schlüsselrolle zu - für die
Steuerung selbst wie auch für die Entwicklung entsprechender In-
strumente.

1.2 Zur Ambivalenz und Instrumentalisierung des Patientengeheimnisses

Begrenzungen des Informationsflusses werden im Gesundheitswesen herkömmlich bevorzugt unter Hinweis auf das Patientengeheimnis befürwortet. Damit gewinnt das Patientengeheimnis, wie noch darzustellen sein
wird, selbst den Charakter eines Steuerungsinstruments. Der Patient
müßte deshalb, würde er von den forschen ärztlichen Anwälten des Patientengeheimnisses nach gehöriger Aufklärung gefragt, das Geschehen
mit gemischten Gefühlen betrachten.

Denn mehrere Seelen wohnen in seiner Brust. Er möchte nicht nur die
sensiblen Teile seiner Privatsphäre geschützt sehen, sondern auch
und vor allem erst einmal gesund bleiben oder werden. Das ist aber
nur mit und durch die Einrichtungen des Gesundheitswesens möglich,
die auf bestimmte Weise zusammenwirken. Insbesondere der Funktionszusammenhang der Krankenversicherung ist durch die skizzierten Rand-
bedingungen geprägt, deren Berücksichtigung nicht vernachlässigt werden darf, wenn der Patient nicht durch Gefährdung, Schmälerung oder
gar Verhinderung der Leistungswirksamkeit den Schaden davontragen
soll.

Schwarz-Weiß-Malerei ("Gesundheitsschutz statt Datenschutz", "höchste Priorität dem Individualschutz", "Wehret dem Versorgungsstaat"
u.ä.) kennzeichnet die Problematik, kann jedoch nicht das letzte
Wort sein. Zunächst einmal müssen alle Argumente zusammengetragen
werden. Leider hat bisher die Datenschutzdiskussion des Patientengeheimnisses ausschließlich den Schutzaspekt der Privatsphäre betont - zum Teil unter falscher Darstellung der Rechtslage etwa zur
Mitteilungspflicht der Kassenärzte gegenüber den Krankenkassen.

Diese Verzeichnung ist von interessierter Seite gezielt angestrebt worden und auf fruchtbaren Boden gefallen. Denn wer will schon das Patientengeheimnis verletzen? Wer will sich medizinisch und menschlich dem Vorwurf aussetzen, gegen den Patienten zu sein? Doch schauen wir näher hin! Das Patientengeheimnis hat mehrere Seiten. In diesem Sinne ist es notwendig, die bisherige Diskussion um die <u>These</u> zu ergänzen, <u>daß sich eine absolute Wahrung des Patientengeheimnisses über die heutige Rechtslage hinaus ohne Berücksichtigung der damit verbundenen mittelbaren Wirkungen nur schädlich für den Patient auswirken kann</u>. Diese These ist näher zu belegen. Dabei sei es, dem Charakter dieser Veranstaltung entsprechend, gestattet, manches etwas pointierter als sonst üblich beim Namen zu nennen.

Um Mißverständnissen vorzubeugen: Es geht nicht darum, in diesem Beitrag sämtliche Aspekte des Patientengeheimnisses abzuhandeln. Die Argumente für den Schutz des Patientengeheimnisses in seiner gesetzlichen Ausgestaltung sind weitgehend bekannt und überzeugend. Hier geht es wegen des Versuches, das Patientengeheimnis umzufunktionieren, zunächst einmal um eine Vervollständigung der Betrachtungsweise um jene Aspekte, die herkömmlich weniger berücksichtigt werden. Es soll erörtert werden, welche Wirkungen das Patientengeheimnis bei Wahrung im gesetzlichen Umfang auf die Steuerbarkeit des Gesundheitswesens hat und zu welchen Folgen sein Mißbrauch gegen die Interessen des Patienten führen müßte. Das Patientengeheimnis wird also durch die weiteren Überlegungen nicht zum Gegenstand von Kritik oder Zweifeln an seiner Berechtigung. Es soll keineswegs ausgehöhlt oder zugunsten einer anonymen Bürokratie aufgegeben werden. Überlegungen, das Selbstbestimmungsrecht des Patienten, dort wo weitere Mitwirkung oder Transparenz erwünscht erscheint, zu verstärken, sollen keinesfalls verhindert werden.

Das Patientengeheimnis hat jedoch Auswirkungen im gesamten Funktionszusammenhang des Gesundheitswesens, insbesondere soweit die gesetzliche Krankenversicherung beteiligt ist. Informationsschranken führen zu Erkenntnis- und Handlungsgrenzen, die wiederum den Erfolg des Gesamtsystems, betrachtet man ihn am Maßstab des gesundheitlichen Nutzens für die Bevölkerung und ihrer finanziellen Belastung, in Frage stellen. Während diese Konsequenz für Sozialwissenschaftler ohne weiteres einleuchtend sein dürfte, tun sich Mediziner einerseits und Juristen andererseits oftmals schwer, diese Zusammenhänge daraufhin zu durchdringen, zu welchen Ergebnissen letztlich einzelne Rechtsauffassungen zu Datenschutzfragen oder bestimmte vermeintlich im Interesse des Patienten liegende restriktive Informationshandhabungen führen müssen. Hier erscheint eine Gesamtbetrachtung notwendig, an der es bisher aus naheliegenden Gründen fehlt.

Denn die Beteiligten argumentieren, zum Teil durchaus mit Anspruch auf fachliche Autorität, jeweils aus ihrer Sicht. So wird etwa die Auffassung ärztlicher Standes- und Interessenvertreter von dem verständlichen Wunsch nach wirtschaftlicher Sicherung der "Ärzteschaft" geprägt sein, der Forscher dagegen die Notwendigkeit personenbezogener Datenhaltung für Längsschnittuntersuchungen betonen. Sozialhilfeträger mit eigenen stationären Einrichtungen und die übrigen Krankenhausträger, auch die Anbieter von Arznei-, Heil- und Hilfsmitteln, werden wiederum um eine sehr weitgehende Kostentragung durch die Krankenversicherung ohne letzte Sachtransparenz bemüht sein. Die Krankenkassen ihrerseits dürften bestrebt sein, die ihnen gesetzlich übertragenen Aufgaben im Interesse des Einzelnen wie der Versichertengemeinschaft bestmöglich zu erfüllen, durch Herbeiführung des größten immateriellen Nutzens, insbesondere im Leistungsbereich, und durch Minimierung der Kosten. Im Vorfeld ist das erforderliche Handlungsinstrumentarium sicherzustellen.

Eine Gesamtbetrachtung des Patientengeheimnisses und seiner Steuerungswirkungen im Funktionszusammenhang des Gesundheitswesens ist deshalb bisher nicht vorgenommen worden. Manche wohlmeinende Stimme im Konzert um den Schutz und die beste Betreuung des Patienten klänge sicher anders, wenn die unmittelbaren und mittelbaren Folgewirkungen dieser oder jener Auffassung gegenwärtig wären.

Ziel der Darstellung ist es, einen Einstieg in diese Gesamtbetrachtung zu wagen, um die Beziehungen zwischen verschiedenen Funktionsmechanismen zu verdeutlichen, etwa zwischen den Informationsflüssen und der Betreuungsqualität, zwischen Kosten- und Zuständigkeitsfragen und der Funktionalisierung des Patientengeheimnisses. Das führt zu der Frage, warum jeweils die Vorschriften zum Schutz des Patientengeheimnisses eng oder weit ausgelegt werden und welche Folgerungen aus der Sicht des Patienten insgesamt damit verbunden sind.

Es wird deutlich werden, daß das Patientengeheimnis strukturell auch gegen den Patienten gerichtet werden kann. Die Bemerkung des Bundesbeauftragten für den Datenschutz in seinem 2. Tätigkeitsbericht, es

sei gegenwärtig noch schwer zu vermitteln, daß zur Erreichung eines
an sich guten Zweckes nicht jedes Mittel gerechtfertigt ist, kann unterstrichen werden. Doch erscheint sie bei einer Gesamtbetrachtung
möglicherweise in einem anderen Licht. Der Bundesbeauftragte bezieht
sich auf die forcierte Datenverarbeitung und möchte mit Datenschutz
gegensteuern. Auch das Patientengeheimnis ist aber möglicherweise in
die Reihe riskanter Phänomene einzuordnen, an die Seite der Kommuni-
kationstechnik. In jenem Bericht ist bereits die Tendenz angedeutet,
die es zu verfolgen gilt. Der Datenschutz muß in die Zielsetzung der
Gesundheits- und Sozialpolitik von vornherein einbezogen werden,
freilich unter gebührender Berücksichtigung auch der übrigen Auswirkungen.

1.3 Begriffsklärung

Unter _Steuerung_ soll im folgenden die zielgerichtete, bewußte Gestal-
tung des Gesundheitswesens durch Einwirkung auf die Art und Weise der
Leistungen und ihrer Erbringung verstanden werden. Ebenso wird als
Steuerung das Lenken, Fördern oder Bremsen von Erkenntnisprozessen
im Vorfeld von gestaltenden Leistungsmaßnahmen zu verstehen sein.
Dies gilt sowohl für inhaltliche als auch für organisationsgerichtete
Führungsentscheidungen.

Steuerungs_wirkungen_, also die Ergebnisse solcher Art von Steuerung,
auch mit informationellen Mitteln, treten immer dann ein, wenn -
rechtmäßig oder rechtswidrig, allgemein befürwortet oder nicht - Inhalt und Verfahren des Informationsflusses zu Ergebnissen bei der Erkenntnisgewinnung oder der Gestaltung des Leistungs- und sonstigen
Verwaltungsgeschehens geführt haben, die ohne solchen Informationsfluß nicht oder anders verlaufen wären. Eine Wertung ist damit also
zunächst nicht verbunden, wird jedoch durch die Steuerungswirkungen
selbst in den meisten Fällen ohne weiteres herausgefordert.

Steuerung ist nicht etwa als globaler Technokratie-Ansatz und Büro-
kratisierungsversuch zur Entpersonalisierung und Überantwortung an
den Computer zu verstehen. Es bleiben gleichwohl beträchtliche Steue-
rungsbereiche auf allen genannten Gebieten.

Eine umfassende Aufarbeitung der damit aufgeworfenen Fragen ist im
gegebenen Rahmen nicht möglich. Die Fülle der sozialmedizinischen,

sozialrechtlichen, allgemein datenschutzrechtlichen und ordnungspolitischen Fragen entzieht sich einer knappen Erörterung. Es dürfte
jedoch ausreichen, die Zusammenhänge zu skizzieren und mit Beispielen zu belegen. Im folgenden wird deshalb zunächst ein notwendigerweise vereinfachter Überblick über das Zusammenwirken der Einrichtungen des Gesundheitswesens und ihre Aufgaben am Beispiel des Funk-
tionszusammenhangs der gesetzlichen Krankenversicherung gegeben. Dem
schließt sich eine Darstellung von Beispielen für Steuerungswirkungen des Patientengeheimnisses in diesem Funktionszusammenhang an.

2. FUNKTIONSZUSAMMENHANG DER GESETZLICHEN KRANKENVERSICHERUNG

Im Gesundheitswesen der Bundesrepublik Deutschland bildet die gesetzliche Krankenversicherung ein Teilsystem, welches jedoch für
über 90 % der Bevölkerung die laufende gesundheitliche Betreuung
sicherzustellen hat. Eine Schlüsselfunktion kommt dabei den gesetzlichen Krankenkassen zu. Sie sind Leistungsträger nach Maßgabe des
Gesetzes, nicht jedoch lediglich, wie bisweilen von interessierter
Warte aus zu vernehmen ist, "Kostenträger". Die gesetzlichen Krankenkassen haben einen umfassenden Auftrag zur gesundheitlichen Betreuung der Leistungsberechtigten. Dies betrifft, von einigen Ausnahmen abgesehen, sämtliche Stadien von Gesundheit und Krankheit,
also die Erhaltung der Gesundheit und Verhinderung von Krankheit
(Primärprävention), die Früherkennung von Krankheiten, die Betreuung zur Gesundung bei Krankheit und schließlich die medizinische
Rehabilitation. Eine Ausnahme gilt etwa für die medizinische Rehabilitation, soweit ein Träger der Rentenversicherung zuständig ist.
Die Krankenkassen wirken dabei freilich mit anderen Beteiligten zusammen.

So obliegt den Krankenkassen nach § 368 n Abs. 1 RVO die ärztliche
Versorgung, zu deren Sicherstellung sie nach § 368 Abs. 1 Satz 1
RVO mit den Ärzten zusammenwirken. Den Kassenärztlichen Vereinigungen und den Kassenärztlichen Bundesvereinigungen ist in diesem Rahmen die Sicherstellung der ärztlichen Versorgung nach § 368 n Abs. 1
in Verbindung mit § 368 Abs. 2 RVO zugewiesen. Sie haben den Kassen
und ihren Verbänden gegenüber die Gewähr dafür zu übernehmen, daß
die kassenärztliche Versorgung den gesetzlichen und vertraglichen
Erfordernissen entspricht.

Diesem umfassenden Betreuungsauftrag der Krankenkassen entspricht es, daß sie von ihrer primären Leistungspflicht auch dann nicht entbunden sind, wenn sie Vertragspartner einschalten, die ihrerseits Sach- oder Dienstleistungen erbringen. Als Vertragspartner seien die Kassenärzte und die stationären Einrichtungen (Krankenhäuser) hervorgehoben. Diese Vertragspartner befriedigen die Leistungsansprüche der Patienten immer nur partiell und unter bestimmten Gesichtspunkten, etwa dem der ärztlichen Behandlung. Alle übrigen Aspekte, wie die Betreuung durch Geld- und Dienstleistungen, die sozialmedizinische Begutachtung zur Sicherung des Heilerfolges, die Sicherstellung des nahtlosen Ineinandergreifens mehrerer nacheinander zuständiger Leistungsträger (z.B. Entgiftung und Entwöhnung bei Suchtkrankheiten, stationäre Behandlung und Anschlußheilbehandlung) obliegen den Krankenkassen, soweit diese darauf rechtlich oder faktisch Einfluß haben. Sie haben deshalb auch im Rahmen des § 14 SGB I die Pflicht zur umfassenden Beratung über die Rechte und Pflichten nach dem Sozialgesetzbuch in ihrem Zuständigkeitsbereich, welche auch relevante Tatsacheninformationen (z.B. medizinische Daten) mit einbezieht. Die Krankenkassen bilden die Klammer und den Motor für Finanzierung und Wahrnehmung der Betreuung der versicherten Patienten in unserem Gesundheitssystem mit einer Vielzahl von für den Einzelnen kaum noch überschaubaren Beteiligten. Die Mitwirkung der Selbstverwaltungsorgane der Krankenkassen trägt ebenso wie die Präsenz der Kassen vor Ort und ihre laufende Ansprechbarkeit in allen Angelegenheiten der Betreuung zu einem geschlossenen Leistungsangebot bei. Die Kasse ist der primäre Ansprechpartner des versicherten Patienten. Praktisch schlägt sich dies in einer Vielzahl auch persönlicher Kontakte der Patienten zu den Kassen nieder. Nach einer kürzlich veröffentlichten Untersuchung aus den letzten Jahren zählen die Kassen zu den Verwaltungen mit dem intensivsten Publikumsverkehr.

Aber auch die Vertragspartner, insbesondere die genannten Kassenärzte und Krankenhäuser haben beachtliche Funktionen. Denn sie haben die Aufgabe, die Therapie wahrzunehmen und so einen Teil des Leistungsangebots der Krankenversicherung zu erbringen, die Kassenärzte darüber hinaus einen weiteren Teil der Leistungen durch Verordnung auszulösen. Das Verständnis für den Funktionszusammenhang der gesetzlichen Krankenversicherung erschließt sich deshalb nur dann, wenn die Krankenkassen und ihre Vertragspartner in ihrer Eigenschaft als Teile des Systems der gesetzlichen Krankenversicherung betrachtet werden.

Ein nahtloses Ineinandergreifen der an diesem System Beteiligten
setzt neben der Wahrnehmung der jeweiligen Teilaufgaben vor allem
Informationsflüsse voraus; ohne Informationsflüsse kein Ineinandergreifen. Die Informationsflüsse und die Informationsverarbeitung
bei den Beteiligten lassen sich unter dem Aspekt des Patientengeheimnisses schematisch am Beispiel der Kranken- und Rentenversiche-
rungsträger, der Kassenärzte, der Krankenhäuser und des Vertrauensärztlichen Dienstes wie folgt umreißen:

In einem akuten Krankheitsfall tritt der Patient regelmäßig ohne vor-
herige Kontaktaufnahme zu der ihn laufend betreuenden Krankenkasse in
Kontakt mit dem ambulant oder stationär behandelnden Arzt. Damit wird
für diesen akuten Behandlungsfall die aktuelle Betreuung durch die
Einrichtungen der Krankenversicherung eingeleitet. Zwar tritt dem Patienten insoweit nur der behandelnde Arzt oder das Krankenhaus gegenüber. Die Krankenkasse behält jedoch die Fäden nach wie vor in der
Hand. Soweit die Krankenkasse für die Erfüllung ihrer Aufgaben die
Informationen über die Behandlung "benötigt" bzw. diese für die gesetzliche Aufgabenerfüllung "erforderlich" sind, haben

- der Kassen(zahn)arzt nach § 368 Abs. 2 RVO mit den entsprechenden
  Bestimmungen der Bundesmantelverträge, das Krankenhaus aus der in
  § 372 RVO vorausgesetzten Rechtsbeziehung,

- stationäre Rehabilitationseinrichtungen und andere Leistungsträger
  (z.B. der Rentenversicherung) aus Vertrag und/oder über das Zusam-
  menarbeitsgebot nach dem SGB,

die Pflicht zur Mitteilung an die Krankenkasse und/oder deren medizinischen Beratungs- und Begutachtungsdienst. Dieser Informationsfluß
verletzt das Patientengeheimnis - ebenso wie gegebenenfalls das Sozialgeheimnis - nicht, gleichgültig welche Auffassung man über die
Rechtsqualität der Arzt-Patient- Beziehung bei der Behandlung durch
den Kassenarzt, im Krankenhaus oder in einer anderen Einrichtung vertritt.

Da Inhalt und Umfang des Informationsflusses sich nach der gesetzlichen Aufgabenstellung der Krankenkassen richten, seien zunächst deren wichtigste Aspekte zusammengefaßt, soweit Informationen aus dem
therapeutischen Bereich dazu erforderlich sind.

- Vor und während der Erbringung von medizinischen Leistungen sind
die Kassen nach § 369 b RVO vor allem verpflichtet, die Verordnung
von Versicherungsleistungen in den erforderlichen Fällen durch den
Vertrauensarzt rechtzeitig nachprüfen zu lassen, eine Begutachtung
der Arbeitsunfähigkeit durch den Vertrauensarzt zu veranlassen,
wenn es zur Sicherung des Heilerfolges, insbesondere zur Einleitung
von Maßnahmen des Sozialleistungsträgers für die Wiederherstellung
der Arbeitsfähigkeit oder zur Beseitigung von begründeten Zweifeln
an der Arbeitsunfähigkeit erforderlich erscheint, ferner im Beneh-
men mit dem behandelnden Arzt eine Begutachtung durch einen Vertrauensarzt zu veranlassen, wenn dies zur Einleitung von Maßnahmen
der Rehabilitation, insbesondere zur Aufstellung eines Gesamtplans
nach § 5 Abs. 3 RehaAnglG., erforderlich erscheint.

In Übereinstimmung mit ihrem umfassenden Betreuungsauftrag sind die
Kassen danach verpflichtet, den Vertrauensärztlichen Dienst als ihren medizinischen Begutachtungs- und Beratungsdienst ohne Ausnahme
einzuschalten, wenn dies erforderlich ist. Für die Auslegung dieses
unbestimmten Rechtsbegriffs sind Entscheidungshilfen die Krankheit,
die diese Leistung erforderlich macht und die betreffende Leistung
selbst, gegebenenfalls auch Lebensumstände des Patienten. Zu den
verordneten Versicherungsleistungen gehören Arznei-, Heil- und
Hilfsmittel, Krankenhausbehandlung, Leistungen der allgemeinen und
besonderen Krankheitsverhütung usw. Die Erforderlichkeit zur Sicherung des Heilerfolges wird ebenfalls durch ein breites Spektrum von
Erwägungen bestimmt. Aus den vielfältigen Leistungsansprüchen der
verschiedensten Versicherungszweige soll die optimale soziale Betreuung zur Verfügung gestellt werden. Entsprechende Planungen und
Entscheidungen oder weiterführende Anregungen der Kassen werden aus
medizinischer Sicht durch den Vertrauensarzt vorbereitet. Gleichzeitig soll der Gutachter dazu Stellung nehmen, ob die bisherige
Behandlung zur Heilung ausreicht oder ob es angezeigt erscheint,
zusätzliche therapeutische Maßnahmen einzuleiten.

Zur gezielten Auswahl und Hinzuziehung des Vertrauensarztes benötigen die Krankenkassen eine ganze Reihe medizinischer Informationen, die dann auch dem Vertrauensarzt im Rahmen der Einladeberatung
für die Kassen die erforderliche Grundlage zu seiner Willensbildung
gibt. Erst dann kann das Begutachtungsverfahren eingeleitet und der
Vertrauensarzt von Arzt zu Arzt durch die Arztauskunft nach § 368
Abs. 2 RVO in Verbindung mit dem Bundesmantelvertrag weitergehend
unterrichtet werden.

- Der primäre Betreuungsauftrag der Krankenkassen hilft so auch, zur Korrektur einer schwachen Patientenposition auf einem kaum vorhandenen Markt und zur Stärkung seiner Stellung im Verhältnis zum Arzt beizutragen.

- Die Krankenkassen haben weiter, dies setzt ebenfalls die Kenntnis der medizinischen Sachlage voraus, aktiv ihre Aufgaben als Träger der medizinischen Rehabilitation, zum Teil auch bei Arbeitsunfällen usw., wahrzunehmen, soweit nicht ausnahmsweise ein anderer Träger zuständig ist. Die Krankenkassen nehmen jedenfalls eine Leit- und Koordinierungsfunktion wahr, die durch die Kassenärzte im Rahmen des § 368 s Satz 2 RVO durch Mitteilungen über Behinderte unterstützt wird. Zur Sicherstellung der Nahtlosigkeit der Betreuung mit dem Ziel der Rehabilitation sind zwischen Kranken- und Rentenversicherung auf der Grundlage des § 5 RehaAnglG., des § 17 Abs. 2 SGB I und der jeweiligen speziellen Aufgabennormen Vereinbarungen geschlossen worden, deren Erfüllung zur Nahtlosigkeit der Rehabilitationsmaßnahmen im Interesse der Versicherten die Kenntnis einer Reihe von medizinischen Informationen voraussetzt. Schnelle Bearbeitung und gezielte Vermittlung von Rehabilitationsmaßnahmen erfordern oftmals eine detaillierte Kenntnis des Krankheitsbildes und der Krankheitsgeschichte. Auch hier ist der Vertrauensarzt Berater bei der Auswertung der vom therapierenden Arzt mit zuteilenden Informationen.

- Für die Krankengeldberechnung ist nach der gesetzlichen Regelung wegen der Bedeutung der Vorerkrankungszeiten die genaue Kenntnis der Diagnosen erforderlich.

- Für den gesamten Vorsorgebereich brauchen die Krankenkassen ebenfalls medizinische Informationen. Auf dem Sektor der Primärprävention gilt dies vor allem in der Phase der Erkenntnisgewinnung und zur Planung von Leistungsangeboten und sonstigen Verwaltungsmaßnahmen zur Gesundheitsvorsorge. Doch auch für gezielte Einzelmaßnahmen sind gegebenenfalls entsprechende Informationen erforderlich. Sind hier auch noch nicht sämtliche Konturen des künftigen Leistungsbildes der Krankenkassen mit letzter Schärfe erkennbar, so müssen doch die Krankenkassen die ihnen zugänglichen Daten zum Krankheits- und Leistungsgeschehen so auswerten können, daß sie gezielte Vorstellungen entwickeln können, wie Gesundheit bewahrt und Krankheit vermieden werden kann. Hier Einzelheiten zu erörtern würde den gegebenen Rahmen sprengen. Es sei jedoch darauf hingewiesen, daß gerade die Entwicklung dieses Handlungsinstrumentariums von interessierter Seite auch unter Hinweis auf das Patientengeheimnis abgelehnt wird. Dabei wird verkannt, daß die Krankenkassen einen umfangreichen Gestaltungsauftrag zur Prävention haben (für die Primärprävention z.B. auf der Grundlage der §§ 187 Satz 1 Nr. 2 und 364 RVO). Es bestehen weite Ermessensspielräume, deren Konkretisierung durch die Selbstverwaltungen der Krankenkassen ebenso zur Mitteilungspflicht der Ärzte führt wie etwa konkrete Einzelbestimmungen der Bundesmantelverträge oder ausdrückliche gesetzliche Konkretisierungen.

- Nach § 223 RVO kann die Krankenkasse in geeigneten Fällen im Zusammenwirken mit den Kassenärztlichen Vereinigungen, den Krankenhausträgern für den jeweiligen Bereich sowie den Vertrauensärzten die Krankheitsfälle vor allem im Hinblick auf die in Anspruch genommenen Leistungen überprüfen. Zwar fehlt es auch hier noch an der vollständigen und erprobten Ausgestaltung des dazu erforderlichen Instrumentariums. Kaum zu bestreiten ist jedoch, daß zur Vorbereitung und Durchführung entsprechender Maßnahmen auch medizinische Informationen an die Krankenkassen gelangen müssen.

- Unabhängig von § 223 RVO zwingt die Pflicht zur ausreichenden und zweckmäßigen Leistungserbringung, die jedoch das Maß des Notwendigen nicht überschreiten darf, dazu, die individuelle und generelle Effizienzprüfung und Erfolgskontrolle bei sämtlichen Leistungen der gesetzlichen Krankenversicherung vorzunehmen. Die Steuerungsfunktion auf dem Vertragspartnersektor kann nur wahrgenommen werden, wenn neben den verwaltungsorientierten Informationen auch die Auswirkungen im medizinischen Sektor nachvollziehbar und verständlich werden. Dabei ist es Aufgabe der Kassen unter anderem, ihr Augenmerk darauf zu richten, ob die Verordnungen und Leistungen nach dem Kassenarztrecht ausreichend, notwendig, zweckmäßig und wirtschaftlich erbracht werden oder worden sind. Es bedarf keiner Betonung, daß auch insoweit die notwendigen Informationen von den Ärzten an die Krankenkassen fließen müssen.

- Nicht nur im Rahmen der Prävention, sondern allgemein für die Aufgabenerfüllung der Krankenkassen bei der medizinischen Betreuung der Versicherten sind die praxisnahe und gegebenenfalls modellbezogene Forschung und Planung zur Entwicklung geeigneter Handlungs-

formen notwendig, die zum Teil nur auf der Grundlage individueller
Informationen aus dem medizinischen Bereich möglich sind. Abgesehen davon, daß die Kassen die ihnen bereits zur Verfügung stehenden Informationen auch dazu verwenden, können sich durchaus zusätzliche Erfordernisse ergeben, die zur Erweiterung des entsprechenden
Informationsflusses führen müssen.

- Außerhalb des unmittelbaren Leistungsbereichs haben die Krankenkassen weitere gesetzliche Aufgaben zu erfüllen, etwa den Einzug
  der Beiträge, die vollständige Erhebung sonstiger Einnahmen sowie
  die sorgfältige und wirtschaftliche Verwaltung aller Einnahmen.
  Auch in Regreß- und Ausgleichsangelegenheiten erfüllt mithin die
  Krankenkasse Aufgaben im Sinne des § 368 Abs. 2 Satz 2 RVO, die
  im Einzelfall das Zurückgreifen auf medizinische und andere vom
  Arzt übermittelte Daten erforderlich machen können.

- Die Erforderlichkeit der Verarbeitung medizinischer Informationen
  schlägt sich in der Pflicht zur Führung der notwendigen Aufzeichnungen, insbesondere des Mitgliederverzeichnisses und des Lei-
  stungsverzeichnisses künftig auf der Grundlage des § 319 a RVO,
  der Leistungskarte und der Krankenkarte nach § 369 a RVO durch
  die Krankenkasse nieder. Auch die Verpflichtung nach § 369 RVO,
  im Zusammenwirken mit den Kassenärztlichen Vereinigungen die Versicherten und ihre anspruchsberechtigten Familienangehörigen mit
  allen geeigneten Mitteln und in bestimmten Zeitabständen über
  die zur Sicherung der Gesundheit notwendige und zweckmäßige Inanspruchnahme von Untersuchungen zur Früherkennung von Krankheiten
  aufzuklären, bedarf der Führung entsprechender Unterlagen.

- Schließlich benötigen die Krankenkassen auch zur Abrechnung mit
  ihren Vertragspartnern jene Angaben, die eine Überprüfung der ver-
  tragsgemäßen Leistungserbringung und der Berechtigung der geltend
  gemachten Forderungen ermöglichen. Dieser Aspekt wird freilich zu
  Unrecht von manchen Vertragspartnern isoliert in den Vordergrund
  der Betrachtung gerückt.

- Als weiterer Aspekt kommt der Informationsfluß von anderen Versicherungsträgern, etwa den Rentenversicherungsträgern zur Krankenversicherung hinzu, der nur mittelbar das Patientengeheimnis und
  vorrangig das Sozialgeheimnis betrifft. Führt etwa ein Träger der
  Rentenversicherung in seiner Zuständigkeit Rehabilitationsmaßnah-

men durch, so tritt insoweit für den Zeitraum der Rehabilitationsmaßnahme in begrenztem Umfang eine weitere Zuständigkeit neben die
grundsätzliche Zuständigkeit der Krankenversicherung für die medizinische Betreuung. Der Einfluß der Rehabilitationsmaßnahme auf
den Gesundheitszustand ist jedoch bei mehreren der genannten Auf-
gabenaspekte der Krankenkassen von Bedeutung. Die grundsätzliche
Vollzuständigkeit der Krankenkasse für die medizinische Betreuung
setzt deshalb voraus, daß medizinische Informationen über Indika-
tion, Verlauf und Ergebnis der Rehabilitationsmaßnahme der Krankenkasse in ausreichendem Umfang zur Verfügung stehen. Sozialmedizinisch betrachtet ähnelt dieser Fall aus informationsrechtli-
cher Sicht in gewisser Weise der Zusammenarbeit der Krankenkassen
mit den Krankenhäusern.

Sollten die Krankenkassen die entsprechenden Aufgaben heute nicht
sämtlich in dem angedeuteten Umfang wahrnehmen, folgten daraus weder Zweifel an der Berechtigung dies zu tun, noch an der Notwendigkeit der dazu erforderlichen Informationen. Vollzugsdefizite sind
grundsätzlich nicht geeignet, die Unwirksamkeit des die Aufgabe de-
finierenden Rechtssatzes selbst zu begründen.

Welche Daten dazu im Einzelfall erforderlich sind, bedarf der Abwägung für die jeweilige Aufgabe (z.B. Auslegung des Begriffs der "Notwendigkeit" in § 368 Abs. 2 Satz 2 RVO). Keinesfalls ist jede Übermittlung und Speicherung ohne genügende Begründung und unter allgemeiner Verweisung auf Rechtsvorschriften ausreichend, es sei denn,
diese konkretisierten die Datenarten bereits selbst. Die Abwägung
ist aber innerhalb der geltenden Mitteilungspflichten, nicht zu ihrer
Aushöhlung oder Umgehung zu treffen.

Es liegt auf der Hand, daß die Unterbrechung des jeweils zur Aufgabenerfüllung erforderlichen Informationsflusses von den Vertragspartnern und anderen Versicherungsträgern zu den Krankenkassen sämtliche
gesetzliche Aufgaben empfindlich behindern oder ihre Erfüllung gar
unmöglich machen können. Die heutige Ausgestaltung des Patientengeheimnisses mit einem weitreichenden, gleichwohl jedoch auf das zur
Aufgabenerfüllung Erforderliche beschränkten Informationsfluß zwischen den Vertragspartnern und den Krankenkassen ist deshalb bewußt
mit entsprechenden Informationspflichten der Vertragspartner geregelt
worden. Ähnlich gilt dies auch für die Zusammenarbeit mit anderen
Leistungsträgern nach dem Sozialgesetzbuch.

Nach der Dogmatik des Datenschutzrechts, die auch im Rahmen des
Strafgesetzbuchs Geltung hat, schließen gesetzliche Mitteilungspflichten das Erfordernis der Einwilligung oder die Notwendigkeit
bzw. Möglichkeit zu einer Güterabwägung durch den Übermittelnden aus.
Der Gesetzgeber hat damit der organisatorischen Ausgangslage Rechnung
getragen, daß durch eine Vielzahl von Stellen mit sehr dezentraler
und gefächerter Zuständigkeit Leistungen oder Leistungsteile an den
Patienten herangetragen werden. Soll dieses System weiterhin überschaubar, leistungsfähig, steuerbar und finanzierbar bleiben bzw.
wieder werden, ist ein ausreichender Informationsfluß unabdingbare
Voraussetzung.

3. STEUERUNGSWIRKUNGEN DES PATIENTENGEHEIMNISSES
- Beispiele

Damit wird der Blick frei für die Steuerungswirkungen des Patientengeheimnisses. Steuernd wirkt die heutige Ausgestaltung insofern, als
sie die sämtlich nach dem Gesetz vorgeschriebenen oder zugelassenen
Aktivitäten der Krankenkassen überhaupt erst ermöglicht. Diese Aktivitäten ihrerseits haben gestaltende Wirkung auf die Art und Weise
der Leistungserbringung, auf die Organisation und Funktionsfähigkeit
des Vertragspartnerbereichs und nicht zuletzt auf die Weiterentwicklung des Gesundheitswesens, sowohl bei Verbesserungen im kurativen
Bereich als auch bei der Prävention im weitesten Sinne. Umgekehrt
würde eine Begrenzung des Informationsflusses unter Berufung auf das
Patientengeheimnis zu empfindlichen Störungen all dieser Funktionen
führen.

Nun ist zwar de lege lata die Rechtslage so klar, daß Zweifel an der
Berücksichtigung dieser Informationspflichten bei Praktizierung des
Patientengeheimnisses vernünftigerweise nicht aufkommen können.
Gleichwohl fehlt es nicht an Versuchen, immer wieder unsachmäßige
Grenzen zu ziehen. Solche restriktiven Bestrebungen sind vor allem
unter zwei Gesichtspunkten von Interesse.

De lege lata ist zunächst der Aspekt von Bedeutung, daß sowohl so-
zialversicherungs- und datenschutzrechtlich also auch strafrechtlich
dort für eine Einwilligung des Patienten oder die Güterabwägung kein
Raum ist, wo eine gesetzliche Mitteilungspflicht besteht. Die von be-

stimmter Seite vorgetragene Auffassung, der Patient müsse in sämtliche Informationsflüsse einwilligen, zumindest aber sei eine Güterabwägung auch bei gesetzlichen Mitteilungspflichten möglich oder erforderlich, entbehrt deshalb der rechtlichen Grundlage. Die Intention ist jedoch klar und läuft auf die Beschneidung der Informationsflüsse unter Verletzung geltenden Rechts hinaus.

De lege ferenda: Wenn es zutrifft, daß die gesetzlich bestimmten Aufgaben der Krankenkassen für die Funktionsfähigkeit des Gesundheitssystems im Interesse des versicherten Patienten unverzichtbar sind, müßte eine Einschränkung der Informationsflüsse äußerst negative Steuerungswirkungen haben.

- Gesundheitspolitisch müßten mangels harter Informationen über das Krankheits- oder Gesundheitsgeschehen die Diskussionen über weite Strecken im Halbdunkel interessenorientierter Vermutungen geführt werden.

- Sämtliche sachbezogenen Erkenntnisprozesse auf der Ebene der konkreten Planung und Durchführung von Maßnahmen zur Verbesserung im Leistungsbereich würden behindert oder unmöglich oder der Einflußsphäre einkommensorientierter Partikularinteressen überantwortet.

> Beispiele für diese Steuerungswirkungen sind die Gebiete der primären Prävention und der Effizienzsteigerung im kurativen Bereich. Auf präventivem Gebiet könnten Alternativen, die Krankheit möglichst gar nicht erst entstehen lassen und so ungeheueres Leid und hohe wirtschaftliche Verluste vermeiden helfen, von vornherein nicht entwickelt werden. Im kurativen Bereich, wo nach einer kürzlichen Expertenumfrage ohne Effizienzeinbußen noch hohe Prozentsätze der gesamten Leistungsaufwendungen als Rationalisierungsreserven verschüttet liegen, müßte alles beim alten bleiben. In beiden Fällen würden die Qualität steigernde und die Beitragsbelastung mindernde Veränderungen vereitelt.

- Vor allem aber würden sämtliche der genannten Steuerungsaufgaben der Krankenkassen in den einzelnen Betreuungsfällen mit negativen Folgen für Qualität und Kosten behindert. Insbesondere könnte die

Kasse im Einzelfall der Betreuung nicht mehr gezielt den Vertrauensarzt zur Sicherung des Heilerfolges oder im Rahmen der Leit- und Koordinierungsfunktion bei der Durchführung von Rehabilitationsmaßnahmen hinzuziehen. Die vom heutigen Gesundheitssystem bereitgehaltenen sozialmedizinischen Unterstützungsfunktionen, die unabhängig und nicht einkommensorientiert zur Verfügung stehen, müßten leerlaufen.

- Auf dem Vertragspartnersektor würde mit jeder Informationsminderung die Kontroll- und Steuerungsmöglichkeit bis zum totalen Versagen behindert. Da Marktmechanismen anerkanntermaßen im Gesundheitswesen unserer Prägung nicht in ausreichendem Umfang funktionieren, liefe qualitativ und kostenmäßig das gesamte System auseinander, der Patient wäre einzelnen Behandlern ohne Rückkoppelungsmöglichkeit ausgeliefert. Diese ihrerseits könnten wirtschaftlichen Gewinn ziehen, ohne eine entsprechende Leistung nachweisen zu müssen.

- Über den Einzelfall hinaus könnten die Krankenkassen auch keine gezielten Vertragsverhandlungen mehr mit ihren Vertragspartnern führen. Denn ihnen würde die erforderliche Kenntnis über Art und Menge des Leistungsgeschehens fehlen. Sie wären den Vertragspartnern weitgehend ausgeliefert. Die Zeche müßte auch insoweit mit der Patient über in ihrer Verwendung nicht mehr voll kontrollierbare Beiträge zahlen.

Die Liste der negativen Steuerungswirkungen bei weitergehender Restriktion des Patientengeheimnisses ließe sich fortsetzen. Im folgenden einige Beispiele, die zugleich noch ganz andere Facetten des Gesamtspektrums dieser Problematik beleuchten.

- In seinem 2. Tätigkeitsbericht geht der Bundesbeauftragte für den Datenschutz auf die Bestrebungen zur medizinischen Prävention ein. Er befürchtet, daß die unterschiedlichen Träger sozialer Vorsorge zu einem einheitlichen "Informationsblock" zusammenwachsen. Hauptanliegen des Datenschutzes sei es, derartigen - denkbaren - Fehlentwicklungen von vornherein entgegenzuwirken. Nun hat ein "Informationsblock", was immer man auch darunter verstehen mag, möglicherweise negative Folgen für die Patienten. Dies festzustellen ist allerdings nur bei sehr viel differenzierterer Betrachtung möglich. Auf dem Abstraktionsniveau dieses Zitates kann die Äuße-

rung des Bundesbeauftragten kaum klärend wirken. Sie müßte eine
weitergehende Sondierung sogar behindern. Der globale Ansatz zur
Hemmung von Informationsflüssen würde der gesetzlichen Aufgabenstellung nicht gerecht. Es wäre wahrscheinlich nicht möglich, besseren Aufschluß über das Krankheitsgeschehen und auf dieser Grundlage Hinweise für adäquatere Handlungsmöglichkeiten aller Beteiligten zu gewinnen. Die Folge wäre, daß die Einrichtungen des Gesundheitswesens in der gleichen Weise wie heute weiterarbeiten und auch
in gleicher Weise "effizient" bleiben müßten. Der nicht dazu ausge-
bildete niedergelassene Arzt etwa würde auf dem Gebiet der Gesundheitsvorsorge "Gesundheitsberatung" wie seit Jahrtausenden betreiben. Ansätze für die gesellschaftliche Prävention wären so wenig
transparent, daß ein hinreichender Anspruch auf Gehör im politischen Raum kaum erwartet werden könnte. Der Patient, der hier doch
vermeintlich geschützt werden soll, wäre der Leidtragende.

- Im 4. Bericht des Bundesbeauftragten für den Datenschutz wird über
den Erhebungsbogen der Krankenkassen bei Krankenhauspflege berichtet. Der Zungenschlag hat deutliche Anklänge an immer wieder erneut
forcierte Bestrebungen aus dem Bereich der Kassenärzte und der
Krankenhäuser, die Krankenkassen von den erforderlichen Informationen abzukoppeln. Der Erhebungsbogen ist zur Abgrenzung zwischen Be-
handlungs- und Pflegefällen im Rahmen stationärer Krankenversorgung
entwickelt worden. Nur für die Behandlungsfälle ist die Krankenversicherung zuständig. Davon hängt auch die Art der sozialmedizinischen Betreuung, gegebenenfalls unter Einschaltung des Vertrauensärztlichen Dienstes, ab. Trotz Vorleistungspflicht: Wer zuständig
ist, fühlt sich auch eher verantwortlich. Mithin dient der Fragebogen der Klärung, wer sich für einen bestimmten Patienten in einem bestimmten Krankheits- oder Zustandsstadium primär verantwortlich fühlt. Der Erhebungsbogen enthält dazu neben den Angaben zur
Person des Patienten und den Aufnahmedaten Fragen zur Diagnose,
zum Befund bis hin zu zum Teil detaillierteren Fragen zur Therapie
(Häufigkeit der Visiten, Dosierung von Medikamenten) und zum The-
rapiekonzept.

Gegen diesen Erhebungsbogen wurden von einer sozialpsychiatrischen
Klinik unter Datenschutzgesichtspunkten Bedenken geltend gemacht.
Die einzelnen Fragen zur Therapie erweckten den Eindruck, als ob
die Maßnahmen des Arztes überwacht würden.

Der Fragebogen ist entwickelt worden, um im Interesse der Patienten möglichst schnell Klarheit über die Gesamtlage des Betreuungsfalles herzustellen. Dies ist nicht nur aus Kostengründen, sondern auch für die Sicherstellung einer vollständigen Betreuung erforderlich. So soll es sogar Fälle geben, in denen Pflegeeinrichtungen mit der Betreuung - vornehm ausgedrückt - so lange deutliche Zurückhaltung üben, bis die Kostenfrage geklärt ist. Die Folge einer Verzögerung der Kostenklärung wäre also in diesen Fällen die Verzögerung der richtigen Betreuung. Diese wieder würde durch die Informationsabschottung ausgelöst. Denn gerade die kritisierten Fragen im Fragebogen dienen der Zuständigkeits- und Verantwortlichkeitsabgrenzung. Es ist deshalb zu befürchten, daß das Patientengeheimnis auch hier auf dem Rücken des Patienten und zu dessen Lasten reklamiert wird.

- Ein weiterer Fall war vor einiger Zeit Gegenstand der Rechtsprechung durch das LSG Celle. Innerhalb weniger Monate hatte ein Kassenzahnarzt zweimal einen Behandlungsplan über Zahnersatz aufgestellt und dann im zweiten Falle die Angaben zur Kausalität verweigert. Nach langem Schweigen begründete er seine Verweigerung mit seiner Schweigepflicht. Die Kassenzahnärztliche Vereinigung strengte gegen ihn ein Disziplinarverfahren an. Das LSG Celle bestätigte jedoch mit einer keineswegs überzeugenden Begründung die Auffassung des Zahnarztes. In diesem Fall ist offensichtlich das Patientengeheimnis zur Verhinderung von Einzelfallkontrolle des Arztes, nicht etwa zum Schutz des Patienten, eingesetzt worden. Mag auch diese krasse Form ein Einzelfall sein, so deutet doch die Instrumentalisierung dieses zum Schutze des Patienten geschaffenen Geheimnisses in die Richtung, in der das Patientengeheimnis im täglichen Massengeschäft zum totalen Verlust der notwendigen Transparenz beitragen kann. Diese Transparenz ist jedoch eines der wenigen Korrektive in einem Gesundheitssystem, in welchem nach nahezu einhelliger Auffassung aller nicht unmittelbar finanziell Beteiligten und Interessierten die Regulierungs- und Steuerungsmechanismen weitgehend fehlen.

- Beträchtliche Kosten entstehen den Kassen, die ihre Prüfauf gaben ernst nehmen, dadurch, daß die Kassenärztlichen Vereinigungen zwar alle Krankenscheine unter verschiedenen Auswertungsgesichtspunkten maschinell erfassen, den Kassen aber nur die Papiere selbst übersenden. Informationsblockade kann der einzige Grund sein. Die Kassen müssen mit hohem Erfassungsaufwand selbst erfassen. Wo dies geschieht, wird wiederum der Datenschutz "aus dem Hut gezogen" (z.B. AOK Lindau).

- Von besonderer Prägnanz ist die jüngste Kampagne der Ärzteschaft gegen die allgemeine Einführung solcher Mitglieder- und Leistungsverzeichnisse bei den Krankenkassen nach § 319 a RVO, die bei verantwortungsvoller Aufgabenwahrnehmung im Rahmen der gesetzlichen Bestimmungen schon heute bei vielen Kassen üblich sind oder aber angestrebt werden. Die Überlegungen sehen die Aufnahme vieler Daten vor, die Ansatzpunkte für Steuerungsmaßnahmen in qualitativer Hinsicht im weitesten Sinne bieten und Aufschluß auch über Behandlungsweise und -erfolg des Kassenarztes und des Krankenhauses geben können. Die sehr emotional gehaltene Gegenbewegung, die sich seit Jahren andeutet, gipfelt unter der Überschrift "Unternehmen Gläsernes Sprechzimmer" mit folgender Kurzüberschrift im Heft 5, 1982, Seite 21, des Deutschen Ärzteblattes "Eine Aktion des Bundesarbeitsministers kontra Datenschutz". Es werde "die totale Entblößung von Patient und Arzt" anvisiert. Ähnliche Argumente aus derselben Richtung waren seinerzeit gegen die Einführung des Versichertenausweises zu vernehmen. Angesichts der erörterten Steuerungswirkungen kann auf eine Erläuterung von Hintergrund und Zielrichtung solcher Bestrebungen der Ärzteschaft wohl verzichtet werden.

Zwei große Gruppen von Steuerungswirkungen sollen, so ist zu vermuten, durch die Instrumentalisierung des Patientengeheimnisses gezielt beeinflußt werden. Bei entsprechender Änderung der Rechtslage ergäben sich diese Folgen auch tatsächlich.

- Gesundheitspolitisch notwendige Entwicklungen bei der gesundheitlichen Betreuung der versicherten Bevölkerung könnten blockiert werden, soweit durch sie wirtschaftliche Nachteile für einzelne Interessengruppen auf Vertragspartnerseite eintreten oder aber Möglichkeiten der Einkommensvermehrung an diesen verbeigehen könnten. Die Entwicklung und Handhabung geeigneter Steuerungsinstrumente würde verhindert oder beeinträchtigt.

- Informationen über die Einzeltherapie machen die Behandlungsweise und ihre Wirksamkeit transparent und ermöglichen den Einsatz ergänzender, sozialmedizinisch wirksamer Maßnahmen. Schon heute ge-

lingt es nicht in dem wünschenswerten Maße, die mögliche Leistungsfähigkeit nach Qualität und finanzieller Belastung auch tatsächlich
zu erreichen. Durch den verstärkten Einsatz des Patientengeheimnisses würden diese Steuerungsdefizite erhöht.

4. SCHLUSSFOLGERUNGEN

Die Rahmenbedingungen sozialmedizinischer, sozialrechtlicher, berufs-
und wirtschaftsrechtlicher sowie ordnungspolitischer Natur für die
Funktionsfähigkeit des Gesundheitswesens konnten nur angedeutet werden. Sie haben einer Vielzahl von Beteiligten immer wieder Vorteile
gebracht. Wer diese Vorteile anstrebt, muß rechtspolitisch die Kehr-
seite, nämlich die informationelle Verzahnung, in Kauf nehmen. Dies
gilt für den Patienten ebenso wie für die Erbringer von Leistungen
zur Unterstützung des primären Betreuungsauftrages der Krankenkassen.
Wer diese Rahmenbedingungen, insbesondere die Freiheiten der wirtschaftlichen und beruflichen Betätigung nicht verlieren will, darf
sich über die geforderte Transparenz nicht beklagen. Die geschilderten erforderlichen Informationsflüsse sind deshalb auch nicht Ausdruck eines Machtstrebens der Krankenkassen, sondern unabdingbare
Voraussetzung für die Funktionsfähigkeit des Gesundheitswesens überhaupt.
Die laufende Abwägung des Erforderlichen wird durch diese Feststellung andererseits nicht etwa entbehrlich, darf sich jedoch nicht unter dem Vorzeichen einer interessenpolitisch überhöhten Interpretation des Patientengeheimnisses vollziehen.
Die bei den Krankenkassen erforderliche Art und Menge der Daten hat
deshalb keine Aussagekraft für den Grad der Gefährdung des Patientengeheimnisses. Das Vorhandensein oder der Aufbau von Datensammlungen
unter Einschluß sensibler medizinischer Informationen ist kein Indiz
für den Verstoß gegen Patienteninteressen, die Wahrnehmung der Aufgaben durch die Krankenkassen unter Einsatz von Datenbanken für sich
allein weder ein Zeichen unverantwortlicher Technokratie noch Ausdruck einer in der Tat als überholt anzusehenden undifferenzierten
Planungs- und Steuerungsemphorie der frühen 70er Jahre.

Die Funktionalisierung des Patientengeheimnisses im Zusammenhang der
gesetzlichen Krankenversicherung ist deshalb wohl ein klassisches
Beispiel für die Zweckentfremdung der Datenschutzziele zur Unterstützung sachfremder Interessen. Es ist inzwischen unbestritten und durch

Beiträge von Sozialwissenschaftlern wie Datenschützern belegt, daß
Informationsschleusen zugleich Machtmittel sind und die Gefahr besteht, Datenschutzgesichtspunkte in diesem Zusammenhang ihren Zwecken
zu entfremden. Wird die informationshemmende Wirkung des Patientengeheimnisses im Funktionszusammenhang der gesetzlichen Krankenversicherung unkritisch eingesetzt, hat dies zu Lasten des Patienten verhee-
rende Konsequenzen für die Qualität der Gesundheitsleistungen und die
wirtschaftliche Belastung des Patienten und der Arbeitgeber durch
Beiträge und Steuern.

Der Informationsfluß und damit auch das Verständnis des Patientengeheimnisses hat für die Gestaltung des Gesundheitswesens und insbesondere für seine humane Effizienz eine Schlüsselrolle. Ich bin mir
nicht sicher, ob jeder, der die Verteidigung des Patientengeheimnisses, in welcher Koalition auch immer, lauthals verkündet, sich aller
Konsequenzen eines restriktiven Informationsflusses bewußt ist und
sie auch tatsächlich will.

Nur wer aus voller Brust das Hohelied der Leistungsfähigkeit unseres
heutigen Gesundheitswesens, seiner Humanität, seiner Wirksamkeit für
die Gesundheit und gegen die Krankheit singen will, kann guten Gewis-
sens auch das Patientengeheimnis zur Informationsblockade gegen weitere ideell und materiell wirkende Verbesserungen insbesondere im
Bereich der Krankenversicherung einsetzen.

Doch schon wer sich bei Arzt und Krankenhaus heutiger Prägung in be-
sten Händen glaubt und überzeugt ist, daß alles so bleiben soll, wie
es zur Zeit ist, muß sich für den Informationsfluß zur Erfüllung der
gesetzlichen Bestimmungen einsetzen und eine Abschottung ablehnen, um
die Minderung der laufenden sozialmedizinischen Betreuung des Einzelnen zu verhindern. Erst recht muß dies jedoch zum Gebot werden, wenn
man nicht mit allen heutigen Erscheinungsformen übereinstimmt.

Nützen wird die restriktive Handhabung auf dem Rücken des Patienten
nur den Partikularinteressen jeweils einzelner Vertragspartner. Wer
also den Informationsflüssen die Sperre des Patientengeheimnisses
undifferenziert entgegensetzt, schadet den Interessen des Patienten
und nutzt den wirtschaftlichen Gruppeninteressen einzelner Vertrags-
partnergruppen – das Patientengeheimnis als Wall gegen Veränderungen
zum Besseren, der Datenschutz als Büttel von Partikularinteressen zu
Lasten des betroffenen Patienten und finanziell auch der Arbeitgeber.

Die Interessenvertretungen etwa der Ärzte und Krankenhäuser haben die Stärke dieser Argumente längst erkannt und in den Datenschützern zum Teil wohlmeinende Koalitionspartner gefunden. Letztere sind allzuleicht geneigt, den Teil für das Ganze zu halten, die Datenschutzinteressen des Patienten für dessen Interessen schlechthin zu nehmen. Ein gutes Ziel verleitet dann zum falschen Mitteleinsatz.

Sehenden Auges kann nur der die Funktionalisierung des Patientengeheimnisses in der sozialrechtlichen und sozialpolitischen Diskussion undifferenziert weiter propagieren, der dessen negative Steuerungswirkungen im Gesundheitswesen leugnet oder sogar begrüßt. Der Patient freilich wird es ihm nicht (vielleicht auch nicht mehr) danken können.

Deshalb sollte die heute informationsrechtliche Lage durch Bestätigung der gesetzlichen Informationspflichten der Vertragspartner auch bei einer Kodifizierung im Rahmen des Sozialgesetzbuches, zunächst insbesondere des SGB X, aufrechterhalten und gegebenenfalls gefestigt werden.

5. <u>T H E S E N</u>

5.1 In der Person des Patienten und damit auch in der Summe der Vielzahl aller Patienten bündeln sich eine Reihe von Interessen, die über die hochrangige Wahrung sensibler Teile der Privatssphäre weit hinausreichen. Solche Interessen sind auch bestmögliche Qualität der Einzelbetreuung bei Vorsorge und Früherkennung, im Krankheitsfall oder bei der Rehabilitation, ferner laufende Anpassung der Leistungsfähigkeit des Gesundheitswesens an die sich aus dem Krankheitsgeschehen und den Gesundheitsrisiken ergebenden Entwicklungen und nicht zuletzt möglichst geringe Belastung der wirtschaftlichen Existenz jedes versicherten Patienten durch eine auch unter Kostengesichtspunkten wirtschaftliche Gestaltung der Gesundheitsleistungen.

5.2 Die Diskussion um das Patientengeheimnis stellt den Datenschutzaspekt dominierend in den Vordergrund und findet damit wohlmeinendes Gehör. Wer will schon gegen den Schutz des Patientengeheimnisses sein? So wird der Blick für die übrigen im Patienten zusammentreffenden Interessen verstellt, die nicht immer einer absoluten ärztlichen Schweigepflicht entsprechen.

5.3 Aus vielerlei Gründen ist für die Praxis des Gesundheitswesens von den gegebenen sozialmedizinischen, wirtschaftsrechtlichen, sozialrechtlichen, berufsrechtlichen und ordnungspolitischen Rahmenbedingungen auszugehen. Sollen alle diese Interessen gewahrt bleiben, so kann das Gesundheitswesen nur bei großer Transparenz und dem Einbau bestimmter Steuerungsmechanismen funktionieren. Die Ziele der Qualität heute und in Zukunft und der wirtschaftlichen Erträglichkeit der finanziellen Belastung sind auch angesichts der sehr differenziert ausgestalteten Zuständigkeit und Organisation der Vielzahl der am Gesundheitswesen Beteiligten nur auf diese Weise erreichbar.

5.4 In erster Linie den versicherten Patienten gegenüber zur Leistung verpflichtet und damit primäre Leistungsträger sind die Krankenkassen mit einem grundsätzlich umfassenden Auftrag zur gesundheitlichen Betreuung der versicherten Bevölkerung. Zumindest für den Bereich der Krankenversicherung mit den Verwaltungen und den Vertragspartnern (z.B. Ärzten und Krankenhäusern) haben sie neben ihrer primären Leistungsfunktion auch die Leit- und Koordinierungsfunktion und eine Steuerungsfunktion. Dies gilt sowohl für die medizinische als auch für die kostenmäßige Abwicklung der Vorgänge im Einzelfall und in der Gesamtheit sowie die Weiterentwicklung der Gesundheitsleistungen in ihrer Verantwortung - wenn auch in den Grenzen der gesetzlichen Möglichkeiten und anderer Kräftefelder und im Zusammenwirken mit weiteren Beteiligten.

5.5 Entscheidend vorbereitendes Gestaltungsmittel zur Wahrnehmung dieser Funktion ist Information. Information ist Voraussetzung für

- die Sorge um die unter Nutzen- und Kostengesichtspunkten bestmögliche Betreuung der Patienten durch die Kassen und ihre Vertragspartner. Wollen die Kassen ihre gesetzlichen Aufgaben erfüllen, ist Transparenz gegebenenfalls bis in die Einzelheiten der einzelnen Betreuungsfälle hinein erforderlich,

- die gesundheitspolitisch als notwendig erkannten Veränderungen im Rahmen der Ermessensspielräume der Verwaltungen oder durch den Gesetzgeber.

5.6 Das Patientengeheimnis in seiner heutigen Ausgestaltung (Mitteilungspflicht der Vertragspartner an die Kassen) wirkt positiv steuernd auf die Gestaltung des Gesundheitswesens ein. Negative Auswirkungen hat und hätte dagegen eine restriktive Handhabung des Patientengeheimnisses auch und gerade für den Patienten. Denn wo durch Informationsfluß die Betreuung des Patienten gefördert wird, wird sie durch restriktive Handhabung dieses Informationsflusses behindert. Die Steuerungswirkung zum Nutzen des Patienten entsteht in der Tendenz umgekehrt proportional dem Grad der Informationsblockade.

5.7 Restriktive Tendenzen sind heute durch rechtswidrige Interpretation des Patientengeheimnisses und durch Bestrebungen zur einschränkenden Novellierung gekennzeichnet. Da diese Tendenzen die Transparenz, Steuerung und Weiterentwicklung des Gesundheitswesens, insbesondere der Krankenversicherung, beeinträchtigen, tragen hier den Nutzen einer solchen Argumentation - zu Lasten vor allem des Patienten - diejenigen, die zur Steigerung eigenen wirtschaftlichen Vorteils an Intransparenz, fehlender Steuerung und Beibehaltung des heutigen Standes ein Interesse haben. Der Datenschutz läuft hier nach aller Erfahrung und der bisherigen Entwicklung Gefahr, zum Büttel von Partikularinteressen bestimmter Beteiligtengruppen im Widerspruch zu den Gesamtinteressen der Patienten und Beitragszahler zu werden.

5.8 Die heute durch gesetzliche Mitteilungspflichten der Vertragspartner der Krankenkassen gekennzeichnete informationsrechtliche Lage sollte im Rahmen der Kodifizierung des Sozialgesetzbuches aufrechterhalten und gefestigt werden.

DATENSCHUTZ UND SCHWEIGEPFLICHT IN DER ÄRZTLICHEN PRAXIS BEI KONVENTIONELLER UND MASCHINELLER VERARBEITUNG VON PATIENTENDATEN UNTER BESONDERER BERÜCKSICHTIGUNG DER ÜBERMITTLUNG AN DRITTE

O. P. Schaefer

Kassel

VORWORT

Die Handhabung des Patientengeheimnisses durch den Arzt bewegte sich vor Einführung moderner Informationstechnologien in dem Rahmen, der durch die Berufsordnung der Ärzte und § 203 StGB abgesteckt war.

Mit Einführung automatischer Datenverarbeitung (ADV), zunächst in den Verwaltungen der Sozialversicherungsträger, der ärztlichen Körperschaften (Kassenärztliche Vereinigungen, privatärztliche Verrechnungsstellen), in zunehmender Zahl jetzt auch in den Arztpraxen und auch in ärztlichen Gemeinschaften, soll über die standes- und strafrechtlichen Regelungen hinaus auch die Beachtung der Datenschutzgesetze von Bund und Ländern und neuerdings das X. Buch des Sozialgesetzbuches, das die Handhabung des Sozialgeheimnisses regelt, gelten. (1)

Alle Kommentatoren des Datenschutzrechtes sind sich in der Auffassung einig, daß die Schweigepflicht des Arztes allen datenschutzrechtlichen Regelungen vorausgeht.
Auf das Recht des Patienten auf Einsichtnahme in seine Krankenunterlagen will ich hier zunächst nicht eingehen.

KONVENTIONELLE VERARBEITUNG

Es besteht kein Zweifel, daß die konventionell geführte Patientenkartei des Arztes nur den Regelungen der Schweigepflicht durch die Berufsordnung für Ärzte auf Länderebene und allgemein dem § 203 StGB unterworfen ist.
Hier wird keine Datei geführt, hier wird nicht gespeichert, verändert, gelöscht oder aus Dateien übermittelt.
Dennoch müssen wir die konventionell geführte Kranken- oder Patientenkartei in unsere Überlegungen mit einbeziehen, weil ein Teil der Dokumentation aus der Patientenkartei

<u>zu bestimmten Zwecken</u> an Dritte weitergegeben und anschließend auf vielen Ebenen maschinell verarbeitet wird.

Darin unterscheidet sich die Weitergabe inhaltlich nicht von den zur Übermittlung durch automatisierte Verfahren aus einer Datei gewonnenen Daten.

DAS INFORMATIONSBERECHTIGTE UMFELD

Das informationsberechtigte Umfeld der Arztpraxis ist wert, in diesem Zusammenhang als grobes Raster dargestellt zu werden. Wir haben dabei zu unterscheiden zwischen gelegentlichen und regelmäßigen Übermittlungen von Teilinformationen über Patienten.

Eine regelmäßige Übermittlung von personengebundenen Daten erfolgt aus der Arztpraxis zu den Kassenärztlichen Vereinigungen und zwar im Rahmen der Abrechnung der ärztlichen Leistungen im Zusammenhang mit der Quartalsabrechnung.
Es werden außer den Patientenstammdaten Diagnosen und die Leistungsziffern aus Diagnostik und Therapie übermittelt, um nach Bearbeitung von den Kassenärztlichen Vereinigungen an die Sozialversicherungen (RVO/EK/BKK u.a.) weitergegeben zu werden.

Eine regelmäßige Datenübermittlung erfolgt auch durch die Abgabe von Rezepten an die Apotheker mit den Patientenstammdaten und den, die Diagnose häufig offenbarenden Verordnungen.
Diese Teilinformation gelangt über die Apothekerverrechnungsstellen direkt an die entsprechenden Sozialleistungsträger.
Darüber hinaus findet ein regelmäßiger Datenaustausch zwischen den Ärzten, die zum D-Arzt-Verfahren zugelassen sind und den Berufsgenossenschaften statt.
Unregelmäßige, aber häufige Übermittlung von Patientendaten erfolgt auch zwischen niedergelassenen Ärzten und sogenannten Vertrauens- oder Sozialärztlichen Diensten der Landesversicherungsanstalten im Auftrag der Arbeitgeber oder der Krankenkassen oder zum Zwecke der Begutachtung bei Kur- und Heilverfahrensanträgen.
Ebenso gelegentlich, aber häufig, findet eine Übermittlung von Patientendaten zwischen niedergelassenem Arzt und Amtsarzt zur Frage der Beihilfefähigkeit beantragter Kuren, zur Überprüfung der Dienst- oder Arbeitsunfähigkeit im Auftrag privater Versicherungsträger und im Rahmen der Überprüfung meldepflichtiger Krankheiten statt.
Unregelmäßig zwar, aber mit zunehmender Häufigkeit werden Patientendaten von den behandelnden Ärzten an Versorgungsämter, mehrheitlich zur Frage der Anerkennung einer

Schwerbehinderteneigenschaft übermittelt. Ferner gibt es zahlreiche Anfragen von Sozialgerichten in Streitsachen oder im Rahmen der Rentenbegutachtung.

Ein reger Patientendatenaustausch findet zwischen niedergelassenen Ärzten und den privaten Unfall-, Lebens- und Krankenversicherungsträgern zumeist in formatierter Form statt sowie zwischen Ärzten unterschiedlicher Fachrichtungen und zwischen niedergelassenen Ärzten und Krankenhausärzten bei Krankenhauseinweisung und -entlassung.

Für den Arzt ist in der täglichen Praxis die Wahrung der Schweigepflicht an sich kein wirkliches Problem. Grenzbereiche werden im allgemeinen im Sinne der Rechtsgüterabwägung bewältigt. Es gibt kaum ernsthafte rechtliche Konflikte.

DATENSCHUTZ BEI MASCHINELLER VERARBEITUNG VON PATIENTENDATEN IN DER ARZTPRAXIS

Nachdem der Computer in den letzten zwei Jahren zunehmend auch Einzug in die Arztpraxis, primär als Verwaltungs- und Organsiationshilfsmittel gefunden hat, ist es unerläßlich, die datenschutzrechtlichen Konsequenzen solcher automatisierter Verfahren der Patientendatenverarbeitung in der Praxis zu überdenken.

Es kann kein Zweifel bestehen, daß für den Bereich der Praxis des niedergelassenen Arztes, soweit automatisierte Verfahren der Datenverarbeitung Anwendung finden, das Bundesdatenschutzgesetz (BDSG) zuständig ist. Denn der Text des BDSG besagt im ersten Abschnitt in § 1 Abs. (2): Dieses Gesetz schützt personenbezogene Daten, die

1. von Behörden oder sonstigen öffentlichen Stellen

2. von natürlichen oder juristischen Personen, Gesellschaften oder anderen Personenvereinigungen des privaten Rechts für eigene Zwecke (§22) in Dateien gespeichert, verändert, gelöscht oder aus Dateien übermittelt werden. Für personenbezogene Daten, die nicht zur Übermittlung an Dritte verarbeitet werden, gilt von den Vorschriften dieses Gesetzes nur § 6.

Damit sollte klargestellt sein, daß diejenigen handschriftlichen Aufzeichnungen des Arztes in seiner Patientenkartei, die vornehmlich als Gedächtnisstützen bei der Betreuung der Patienten dienen, die also nicht zur Übermittlung an Dritte bestimmt sind und in nichtautomatisierten Verfahren verarbeitet werden, auch nicht dem BDSG insgesamt, sondern nur dem § 6 mit Anlage unterliegen.

Ich will hier nicht auf die §§ 22 - 30 des BDSG im einzelnen eingehen und ihre Anwend-
barkeit bei der Praxisdatenverarbeitung überprüfen, sondern lediglich auf § 24, der die
Datenübermittlung regelt:

Ein Bereich der Datenverarbeitung, der für den Arzt von eminenter Bedeutung ist. Er
betrifft nicht nur die gesetzlich geregelte Übermittlung von personenbezogenen Daten an
die Vertragspartner bei der Kassenabrechnung, sondern auch die Grenzbereiche der
Auskunftspflichten des Arztes bei den so zahlreichen Auskunftsbegehren aller übrigen
Sozialleistungsträger, bis hin zu den privaten Versicherungsträgern.
Als Stichwort sei in diesem Zusammenhang nur die <u>Ermächtigungsklausel</u> privater
Personenversicherer genannt, die eine Entbindung des Arztes von seiner Schweigepflicht
ein für alle Male beinhaltet, gleichviel, ob ein Vertrag zustandekommt oder nicht.

Erlauben Sie mir aber, auf den Teil des Textes des § 24 näher einzugehen, der lautet:

> "Personenbezogene Daten, die einem Berufs- oder besonderem Amtsgeheimnis
> (§ 45 Satz 2 Nr. 1, Satz 3) unterliegen und die von der zur Verschwiegenheit
> verpflichteten Person in Ausübung ihrer Berufs- oder Amtspflicht übermittelt
> worden sind, dürfen vom Empfänger nicht mehr weitergegeben werden."

Und in <u>§ 45 weitergehende Vorschriften</u> wird in Ergänzung hierzu die Subsidiarität des
BD SG gegenüber besonderen Rechtsvorschriften des Bundes dargestellt, so z.B. auch
im letzten Satz mit der Formulierung:

> "Die Verpflichtung zur Wahrung der in § 203 Abs. 1 des Strafgesetzbuches
> genannten Berufsgeheimnisses, z.B. des ärztlichen Geheimnisses,
> bleibt unberührt."

Dies nur zur Verdeutlichung der Problematik, die sich daraus ergibt, daß sich der Arzt
bei der Datenübermittlung aufgrund der Regelungen des Bundesdatenschutzgesetzes,
wie ich meinen möchte und wie nachzuweisen sein wird, in falscher Sicherheit wiegen
muß.
Auf die besondere Problematik des § 26, der das Auskunftsrecht der Betroffenen regelt,
möchte ich nur hinweisen.
Das Auskunftsrecht kann sich m.E. nur auf den Teil der ärztlichen Dokumentation beziehen, der in maschinellen Verfahren, z.B. für die Zwecke der Kassenabrechnung gespeichert und über die Kassenärztlichen Vereinigungen an die Sozialleistungsträger

übermittelt wird.

Der Anspruch auf Auskunftserteilung soll nicht bestritten werden. Wenn es aber in § 26
BDSG heißt, "die Auskunft wird schriftlich erteilt, soweit nicht wegen besonderer Umstände eine andere Form der Auskunftserteilung angemessen ist", so muß man im Hinblick auf die medizinischen Daten wohl in jedem Fall davon ausgehen, daß besondere
Umstände vorliegen (können) und diese Auskunftserteilung   zur Vermeidung von Mißverständnissen   vom behandelnden Arzt persönlich erfolgen muß.

Auch die Berechtigung des Betroffenen auf Sperrung und Löschung von Daten zeigt die
besondere Konfliktsituation bei der Anwendung des Textes des BDSG auf die Bedürfnisse
einer ärztlichen Dokumentation auf.

WEITERGABE VON PATIENTENDATEN AN DRITTE

Während wir feststellen konnten, daß die Wahrung der ärztlichen Schweigepflicht in der
Arztpraxis bei konventioneller Verarbeitung einerseits selten wirkliche Probleme aufwirft, andererseits die Anwendung der Datenschutzgesetze bei automatisierter Verarbeitung von Patientendaten in der Arztpraxis einige ungelöste Probleme enthält, wird die
Einhaltung der Schweigepflicht und die Durchsetzung des Datenschutzes erst dann
problematisch, wenn die Patientendaten den unmittelbaren Verantwortungsbereich des
Arztes verlassen. Nämlich immer dann, wenn der Arzt aufgrund bestehender Vertrags-
verhältnisse mit den gesetzlichen Kranken-, Renten- oder Unfallversicherungsträgern
oder aufgrund von Befreiungs- oder Ermächtigungsklauseln gegenüber privater Kranken-,
Lebens- oder Unfallversicherungsträgern veranlaßt ist, Teilinformationen über seine
Patienten bis hin zu umfassenden Krankenberichten herzugeben.

Es nutzt z.B. nichts, im Sinne der Wahrung der Schweigepflicht, wenn der Arzt ein
sensibles Datum aus dem Krankenschicksal seines Patienten deshalb bei der Kassenabrechnung zurückhält (für sich behält), weil es für den Zweck der Leistungsabrechnung
oder Prüfung der Leistungspflicht unerheblich ist.
Denn der letzte oder nächste Bericht einer Kur- oder Rehabilitationseinrichtung mit aus-
führlicher Arbeits-, Sozial-, Familien- oder Eigenanamnese mag gerade diejenige
Information beinhalten, die der Arzt im Interesse seines Patienten zurückhalten wollte,
weil der begutachtende andere Arzt gerade dieses Datum für die Beurteilung der psychosozialen Situation des Probanden heranziehen muß.

Es ist dabei unerheblich, ob die betreffende Information zum Zeitpunkt der Hergabe durch den Patienten sozial oder anderweitig diskriminierend ist. Die Preisgabe erfolgt ja meist unter dem Zwang des aktuellen Leistungsbegehrens.

Die gleiche Variabilität kann einer <u>ärztlichen Feststellung</u> (die dem Patienten unbekannt sein kann) anhaften, weil sich ihre Bedeutung im Ablauf der Zeit, mit Fortschreiten der Krankheit, der Diagnsotik und Therapie, mit Lebensalter und Verhalten des Patienten fortlaufend ändern kann.

Nur einmal festgeschrieben in einem Krankenhaus-, Kur-, HV- oder Entlassungsbericht, erlangt jedoch eine solche ärztliche Feststellung ein Maß an (End-) Gültigkeit, die dann nicht vertretbar ist, wenn man an die Veränderlichkeit einerseits und an die möglichen Folgen andererseits denkt.

Aus der Dokumentation eines Arztes über seinen Patienten werden Berichte früherer stationärer Behandlungen täglich von vielen Seiten angefordert. Der die Auskunft erteilende Arzt hat es nicht in der Hand, was ein früher behandelnder Arzt in seiner Untersuchung zutreffend oder auch unzutreffend festgestellt haben mag.

Der behandelnde Arzt kann folglich mit der Weiterleitung eines solchen Berichtes seiner korrekten Auffassung von der Einhaltung der Schweigepflicht gar nicht nachkommen, besonders dann nicht, wenn er gegenwärtig zu einem abweichenden Urteil bei der Einschätzung des vorliegenden Krankheitsfalles seines Patienten kommt.

RECHTLICHER RAHMEN

Rechtlich mag man sich - und dies ist die allgemeine Argumentation - auf den Standpunkt stellen, daß alle vom Arzt weitergegebenen Patienteninformationen an die Sozialversicherungsträger durch den § 203 StGB, das BDSG, LDSG und schließlich das Sozialgesetzbuch X. Buch ebenso gesichert sind wie in der Arztpraxis selbst.

Ja, daß die jüngste Gesetzgebung im zweiten Kapitel des X. Buches des SGB das Sozialgeheimnis in einer Weise schütze, wie nie zuvor.

Ich möchte dies jedoch ausdrücklich bezweifeln, wenn ich mir nur die §§ 68-77 ansehe, die vornehmlich die Ausnahmen von der Einhaltung der Schweigepflicht, also die Offenbarungsbefugnisse der die Patientendaten verwaltenden oder speichernden Stellen regeln.

Wie also, so muß man fragen, kann der Arzt angesichts der unüberschaubaren Kanäle,
in die von ihm gelieferten Patientendaten - variable Daten, wechselnder Qualität und
Gültigkeit - entschwinden und deren fernerer Schutz zumindest fragwürdig (im Sinne
des Wortes) ist, die Schweigepflicht wirklich wahren oder garantieren?
Er kann es nicht, ist meine Feststellung, weil die Zahl der Ausnahmeregelungen weder
für ihn noch für seine Patienten überschaubar sind.

Die Situation erfährt in jüngster Zeit eine weitere Verschärfung dadurch, daß man
daran geht, die Freiheit der Forschung der Freiheit des Individuums voranzustellen.

HANDHABUNG DER PATIENTENDATEN DURCH DRITTE

Lassen Sie mich drei Beispiele dafür nennen und entscheiden Sie selbst, wohin solche
Art Gewichtung des Freiheitsbegriffes führen muß.

Beispiel 1

In Hessen wurde 1981 eine Piloteinrichtung eines Krebsregisters am Rechenzentrum des
Klinikums der Universität Gießen mit ausdrücklicher Unterstützung durch den Hessischen
Sozialminister und mit Zustimmung des Hessischen Datenschutzbeauftragten betrieben.
Diese Pilotstudie basierte auf der Meldung möglichst aller Carcinomfälle durch die
Pathologen der nord- und mittelhessischen Region aufgrund feingeweblicher Unter-
suchungen eingesandter Materialien. (2)
Der Einfachheit halber empfahl man die Übersendung der pathologischen Befundberichte
mit Namen der einsendenden Ärzte, der Patienten und der Diagnosen bzw. Befunde.
Eine File-Trennung der Namen und Patientenadressen und der nur numerisch verschlüs-
selten Diagnosen sollte für die nötige Sicherheit sorgen.
Weder der einsendende Arzt noch der betroffene Patient wurde um Einwilligung nach-
gesucht, es wurde, wie man mir mitteilte, ausdrücklich empfohlen, die einsendenden
Ärzte nicht zu unterrichten.

Daraus war, abgesehen von der eindeutigen Gesetzeswidrigkeit des Verfahrens, das
Vertrauen in zweifacher Hinsicht gebrochen. Einmal durch diejenigen Pathologen, die
dem Aufruf zur Meldung ihrer Fälle vertrauensselig Folge leisteten, obgleich selbst nur
Auftragnehmer und ohne direkte Rechtsbeziehung zum Patienten, zum anderen durch die
einsendenden Ärzte gegenüber ihren Patienten, diese jedoch völlig unwissend.
Und damit komme ich zum Kern des Problems aus Beispiel 1:
Wie kann der Arzt seiner Schweigepflicht nachkommen, wenn ein anderer Arzt - nun
lassen Sie mich angesichts der Registerdiskussion sagen - zu Unrecht oder zukünftig

zu Recht, die Freiheit der Forschung höher einschätzt als die Freiheit des Individuums,
dessen Recht auf Selbstbestimmung?

<u>Beispiel 2</u>
Einige Sozialversicherungsträger in der Bundesrepublik Deutschland sehen sich z.Zt.
mit unterschiedlicher Motivation dazu herausgefordert, das Schlagwort "vorbeugen ist
besser als heilen" in eine Kompetenz für sogenannte "Krankheitsursachenforschung"
umzusetzen, die sich vornehmlich der bei den Sozialleistungsträgern anfallenden
"Patientendaten" als Grundlage bedient. Vorerst ist zwar aufgrund der daraus resultierenden Erkenntnisse über die individuellen Lebensgewohnheiten oder Risiken der Versicherten, die aus den Krankenscheindiagnosen, Rezepten, Kur- und Heilverfahrens-
berichten, den amts- und sozialärztlichen Gutachten herauszulesen sind, noch nicht
an eine individuelle Intervention beim Patienten gedacht.
Zunächst plant man eine "sozial-kollegiale Kontrolle des Gesundheitsverhaltens"
durch eine Art "Gruppentherapie", z.B. zu den Ernährungsgewohnheiten, zur Raucher-
entwöhnung, gegen Alkoholmißbrauch etc. Man verspricht sich eine nachhaltige
Änderung des vielfach gesundheitswidrigen Verhaltens der Versicherten, eine Verbesserung der Lebensqualität, eine ökonomische Entlastung der Sozialleistungsträger,
und es soll, "soweit als möglich, überhaupt nicht mehr bis zur Heilbedürftigkeit
kommen". (3)

Unter dem Vorwand, "Primärprävention" endlich durch entsprechende Ursachenforschung
vorantreiben zu wollen, weil die individual-medizinische "Sekundärprävention" vorgeb-
lich zu wenig bewirkt hat, will man sich der aus der kurativen Medizin gewonnenen
Daten bedienen, was ehrlicherweise wiederum nur eine Variante der Skundärprävention
bedeuten kann.
Allerdings keine individual-medizinische Prävention, sondern eine kollektivistische
von der Medizin abgekoppelte Gruppenprävention.

Würde man sich auch nur im entferntesten vorstellen, daß Patientendaten zum Zwecke
der "sozial-kollegialen Kontrolle des Gesundheitsverhaltens" selektiert werden, dann
ist der Schritt zur inidviduellen Intervention, zur Verhängung von Sanktionen, zu
Leistungsausschluß oder Risikozuschlag für die Versicherten schon vorgezeichnet.

§ 192 der RVO besagt unter der Überschrift:"<u>Versagung des Krankengeldes</u>: Die Satzung
kann Mitgliedern das Krankengeld ganz oder teilweise für die Dauer einer Krankheit
versagen, die sie sich vorsetzlich zugezogen haben."
Wenngleich mit § 192 RVO sicher nicht primär an eine Intervention bei gesundheitswidrigem Verhalten gedacht ist, so läßt doch die jüngere Rechtssprechung fürchten, daß
ein Verhalten, welches geeignet ist, die Solidargemeinschaft mit vermeidbaren Kosten
zu belasten, in nicht allzu ferner Zeit allgemein mit Sanktionen belegt wird.
Die Rechtfertigung für das Vorhaben einer "sozial-kollegialen Kontrolle des Gesundheitsverhaltens der Versicherten" oder ähnlicher Vorhaben der Krankheitsursachenforschung
für die Zwecke der Bedarfsplanung der Sozialleistungsträger wird rechtlich in den
§§ 223 und 319 a RVO und in den §§ 69 und 76 des X. Buches und § 14 I. Buch, allgemeiner Teil, des SGB gesehen, moralisch in der Verpflichtung, daß derjenige, der
für die Folgen von menschlichem Fehlverhalten aufzukommen hat, auch das Recht
besitzen muß, auf das Verhalten korrigierend einzuwirken.

Werden Bedenken gegen die Zweckentfremdung der zu ganz anderen als zu "Forschungszwecken" gesammelten Daten der Patienten angemeldet, so wird u.a. auf das
"Widerspruchsrecht" der Betroffenen verwiesen, wobei man aber tunlichst verschweigt,
wie dieses Recht vom Patienten wahrgenommen werden soll oder kann, wenn er von den
vielfältigen, heute schon existierenden Vorhaben gar nichts erfährt.

Gehen die Sachargumente gegen die datenschutzrechtlichen Bedenken aus, so heißt
es:"Datenschutz kontra Gesundheitsschutz!" (4)

Mit einer ähnlichen unzulässigen und genauso unzutreffenden Verkürzung der Argumentation wird mittlerweile gegen diejenigen polemisiert, die auch Bedenken gegen <u>spezial-
gesetzliche Regelungen</u> bei der Einrichtung von Krankheitsregistern anmelden.

Um jeden Zweifel von vorneherein auszuschließen:
Krebsregister ja, aber überregionale Kresbregister nur unter Verzicht auf eine personengebundene Speicherung der Patientendaten und nur auf dem Boden der Einwilligung
der Patienten in die Speicherung ihrer Daten unter strikter Einhaltung der Schweigepflicht.

Dessen ungeachtet, muß es auf dem Boden des geltenden Rechtes möglich sein, allen medizinischen Einrichtungen, die mit der Betreuung von Krebskranken, insbesondere der Nachsorge befaßt sind, zu ermöglichen, aus Gründen konsequenter Langzeittherapie und Patientenbetreuung, die Daten dieser Patienten personengebunden zu speichern und mit Einwilligung der Patienten diese Daten auch zu Forschungszwecken aufzuarbeiten. Eine solche personengebundene Verarbeitung von Patientendaten zu Forschungszwecken muß aber strikt auf die mit der unmittelbaren Patientenbetreuung befaßten medizinischen Einrichtungen (Tumorzentren, Nachsorgekliniken, onkologische Abteilungen von Krankenhäusern und Unikliniken) beschränkt bleiben.

Es ist m.E. nur ein organisatorisches Problem, die in Nachsorgeeinrichtungen oder Tumorzentren anfallenden Daten voll anonymisiert zur weiteren statistischen Auswertung und Aufbereitung dann an regionale oder überregionale Krebsregister weiterzureichen, wenn es um Inzidenz- oder Praevalenzregister im Rahmen der epidemiologischen Forschung geht. Von diesen regionalen Registern sind Rückfragen bei den primären Erfassungsinstituten jederzeit möglich.

Mit einer entsprechenden, das Tumorzentrum und den Patienten indentifizierenden Codierung muß es nach dem Stande der Wissenschaft auch heute schon möglich sein, Doppelnennung einzelner Krebsfälle bei den regionalen Krebsregistern auszuschließen. Eine Reidentifizierung des Patienten kann auf diese Weise aber nur in der mit Diagnostik und Therapie befaßten klinischen oder auch ambulanten Einrichtung erfolgen. Jeder spezialgesetzlichen Regelung zur Einführung von Krankheitsregistern muß schon deshalb widersprochen werden, weil durch eine solche Gesetzgebung kein verbesserter Schutz der Daten, sondern nur weitere Ausnahmeregelungen im Sinne der Offenbarungsbefugnisse derjenigen resultieren, die zufällig Herrschaft über Gesundheitsdaten anderer besitzen.

Wenn argumentiert wird, daß ein Melderecht der Ärzte statt der Einwilligung der Patienten eingeführt werden müsse, um eine möglichst weitgehende Vollständigkeit der Datensammlungen zu erzielen, so muß man dieses Argument deshalb von vorneherein in Zweifel ziehen, weil das Melderecht im Gegensatz zur Meldepflicht (die wir aus den Ostblockstaaten kennen) nie eine Vollständigkeit der Datensammlung bewirken kann. Es sei denn, man bedient sich eines Tricks, wie er, wenn ich recht informiert bin, bei der Einführung eines Krebsregisters in Hessen geplant ist. Und damit komme ich zu meinem dritten Beispiel.

Beispiel 3

In dem R eferentenentwurf zur Errichtung eines Krebsregisters in Hessen soll es heißen,
daß im wesentlichen folgende D atenquellen vorgesehen sind:

1. Dokumentations- und Versorgu n gsbogen der Kassenärztlichen Vereinigung, den
   niedergelassene Ärzte und Krankenhäuser verwenden sollen. Dieser Bogen
   dient primär Versorgungsaufgaben, eine nach den Bestimmungen von § 4 vor-
   bereitete "Durchschlag"-Fassung soll die Daten für das Krebsregister erhalten.
2. Befunde der pathologisch-anatomischen Institute.
3. Daten der Leichenschauscheine.

Es ist evident, daß hier das Melderecht der Ärzte dadurch pervertiert werden soll,
daß ein Dokumentations- und Versorgungsbogen der Kassenärztlichen Vereinigung
Hessen, der vorrangig der Abrechnung von onkologischen Leistungen niedergelassener
Ärzte dient, im Durchschlagverfahren automatisch an das Krebsregister weitergereicht
werden soll. (5)

Über die rechtliche Problematik der Meldungen pathologisch-anatomischer Institute
habe ich im Rahmen meines ersten B eispiels schon berichtet. Hier kann ja von einer
Einwilligung oder Unterrichtung der betroffenen Patienten und Ärzte überhaupt ni cht
mehr die R ede sein.

In diesem Zusammenhang muß man sich auch vergegenwärtigen, daß bereits zahlreiche Ansprüche auf weitere Krankheitsregister angemeldet wurden, nach dem Motto,
was dem einen Epidemiologen recht ist, muß dem anderen billig sein.

EINE SOGENANNTE "EMPFEHLUN G ZU R HANDHABU NG DER ÄRZTLICHEN
SCH WE IGEPFL I CHT"

W enn der Wissenschaftliche Beirat der Bundesärztekam mer eine Empfehlung zur
Beachtung der ärztlichen Schweigepflicht bei der Verarbeitung personenbezogener
Daten in der medizinischen Forschung veröffentlicht hat, so zielte diese Empfehlung
in erster Linie auf diejenige medizinische Forschung, die gemeinhin als "klinische
Forschung" bezeichnet wird. (6)

Ich persönlich halte selbst die darin enthaltende außerordentlich restriktive Formulierung für bedenklich. Sie besagt in Abs. 3:

"Die Verarbeitung personenbezogener Daten in der medizinischen Forschung ist ohne ausdrückliche Einwilligung der Patienten oder Probanden nur zu rechtfertigen, wenn alle folgenden Voraussetzungen erfüllt sind:

a) Die zu bearbeitende Forschungsproblematik kann nicht durch andere Methoden als durch die Verarbeitung personenbezogener Daten geklärt werden.

b) Schutzwürdige Belange des Patienten/Probanden werden nach menschlichem Ermessen durch die Verarbeitung personenbezogener Daten nicht beeinträchtigt.

c) Das Forschungsvorhaben läßt nach Fragestellung, Forschungsmethodik und Qualität der Durchführung einen wesentlichen Nutzen für die weitere Entwicklung der Medizin in Wissenschaft und Praxis erwarten.

d) Es ist entweder nicht möglich oder nach Art und Aufwand im Verhältnis zu einem etwaigen Schaden für den Patienten/Probanden nicht zumutbar, die Einwilligung einzuholen.

e) Es ist gewährleistet, daß die Verarbeitung der personenbezogenen Daten auf die primäre wissenschaftliche Fragestellung begrenzt bleibt.

f) Die organisatorischen und technischen Maßnahmen sind ausreichend, einen unberechtigten Zugriff Dritter auf die personenbezogenen Daten zu verhindern.

g) Die Daten oder ihr Personenbezug werden nach Abschluß des medizinischen Forschungsvorhabens gelöscht.

Muß damit gerechnet werden, daß es zu einem späteren Zeitpunkt eine erneute Bearbeitung des Datenmaterials notwendig werden kann, dann darf die Löschung hinausgeschoben werden, sofern die unter (a) - (f) genannten Voraussetzungen für diesen Zeitraum zutreffen.

In Konfliktfällen muß der Arzt nach bestem Wissen und Gewissen Güterabwägung zwischen dem Forschungsziel einerseits und den Individualrechten der Patienten/ Probanden andererseits vornehmen."

Ich halte diese Empfehlung deshalb für bedenklich, weil sie erneut eine Ausnahme von der Einhaltung der Schweigepflicht postuliert und natürlich nicht nur von denjenigen als Rechtfertigung für den Verzicht auf Einwilligung des Patienten in eine Forschung mit seinen Daten benutzt wird, die ernsthafter klinischer Forschung verpflichtet sind, sondern auch all denjenigen, die aus ganz anderen Gründen, z.B. zur Erfüllung von

vielfältigen Planungsbedürfnissen im Sozialversicherungsbereich oder auch zur Intervention, z.B. bei gesundheitswidrigem Verhalten der Patienten, Forschungsbedürfnis
und Forschungskompetenz anzumelden.

Sehen wir im Kontext hierzu das neuere Vorhaben des Bundesarbeitsministers hinsichtlich der Ausgestaltung des § 319 1 Satz 2 der R VO, das den Entwurf eines umfassenden
Datenkatalogs zum Mitgliederverzeichnis mit 212 Katalognummern beinhaltet, so wäre
im Falle der Zustimmung des Parlaments zu diesem Katalog der Tisch reich gedeckt
auf allen Ebenen, auch ohne Einwilligung der Versicherten zu forschen oder zu kontrol-
lieren und zu intervenieren. (7)

Es ist, so hoffe ich, deutlich geworden, daß jede weitere gesetzliche Ausnahmeregelung
bei der Handhabung der Schweigepflicht dazu führen muß, das Selbstbestimmungsrecht
des Bürgers in unserem Lande in unerträglicher Weise weiter zu gefährden.

Die ökonomischen Zwänge, die sich gerade im Sozialleistungsbereich täglich ver-
schärfen, verführen zu immer weiterreichenden Überlegungen, besonders aber zu der
Frage, ob die Freiheit des Individuums wirklich noch höher einzuschätzen ist als dessen
soziale Pflichten.

Wir nähern uns schrittweise, aber unausweichlich der Auffassung von der Sozialpflichtigkeit des menschlichen Individuums, mit der dann schließlich jede Auflösung der Vertraulichkeit, jede regionale oder zentrale Datenerfassung der Bürger unseres Staates
in Spezialregistern gerechtfertigt werden kann.

Was die Schweigepflicht des Arztes in Praxis und Krankenhaus angeht, so wird sie zunehmend zu einer Farce degradiert, weil trotz Datenschutz mit der regelmäßigen Weitergabe der Daten an die Leistungsträger (Sozial- und private Versicherungsträger) die
Einhaltung der Schweigepflicht, die Zweckbindung der aggregierten Daten, nicht mehr
garantiert werden kann.
Denn die Datensammlungen über Patienten drohen durch immer weiter ausufernde
gesetzliche Ausnahmeregelungen und Offenbarungsbefugnisse gegenüber Dritten zum
Selbstbedienungsladen von Epidemiologen, Soziologen und Ökonomen zu werden.

Der Arzt muß angesichts einer solchen Entwicklung machtlos zum ständigen
Verräter vertraulicher Informationen seiner Patienten werden.

Dr. med. O. P. Schaefer
Internist

Karthäuserstraße 19

3500 Kassel

LITERATURVERZEICHNIS

1. Sozialgesetzbuch: X. Buch, zweites Kapitel, §§ 67-85

2. Simitis, S.: Neunter und Zehnter Bericht des Hessischen Datenschutzbeauftragten
   (1981/82)

3. Schimmel, W.: Datenschutz kontra Gesundheitsschutz, Sozialer Fortschritt,
   Heft 11 (1979), S. 244-245

4. Neuhaus, R.: Kontrolle des Gesundheitsverhaltens durch Krankenkassen?
   Sozialer Fortschritt, Heft 7-8 (1981), S. 154-157

5. Referentenentwurf eines "Gesetzes über die Errichtung eines Krebsregisters in
   Hessen". In Umlauf

6. Wissenschaftlicher Beirat der Bundesärztekammer: Empfehlung zur Beachtung der
   ärztlichen Schweigepflicht bei der Verarbeitung personenbezogener Daten in der
   medizinischen Forschung. Deutsches Ärzteblatt, Nr. 30 (1981), S. 1443

7. N.N. (Sch):Unternehmen "Gläsernes Sprechzimmer". Deutsches Ärzteblatt, Nr.5
   (1982), S. 21-23

Zum Spannungswechsel zwischen Arztgeheimnis und der Verwertung
vorgegebener Dokumentationsmittel beim Kassenarzt

F.W. Schwartz, Köln

(Referat Workshop 'Arztgeheimnis - Datenbanken - Datenschutz'
der GRVL und der GMDS, 24./25.2.1982 in Bad Homburg)

Die besondere Problematik des Schutzes von Geheimnissen in der Patien-
ten-Kassenarzt-Beziehung ist vor drei Jahren an gleicher Stelle von
Herrn Schaefer [1] bereits deutlich herausgearbeitet worden. Ich möchte
daran erinnern, um unfruchtbare Wiederholungen zu vermeiden.
Herr Heussner [2] hat damals darauf verwiesen, daß die von Herrn Schaefer geforderten zusätzlichen Einwilligungserklärungen von Patienten bei
der Weitergabe persönlicher medizinischer Daten durch den Kassenarzt an
Dritte dort nicht notwendig seien, wo diese Weitergabe auf bestehenden
Rechtsvorschriften beruht. Dieser Gesetzesvorbehalt gelte auch für
rangniedere Rechtsnormen, z.B. Satzungen von Krankenkassen oder betriebliche Vereinbarungen, wenn diese nicht einem höherrangigen Recht
nachweislich zuwiderlaufen. Dieser Gesetzesvorbehalt bezog sich damals
auf das BDSG (§3). Er findet - als Nichtjurist sage ich: möglicherweise - seine Entsprechung in dem Begriff der 'befugten' Offenbarung
nach § 203 StGB in Verbindung mit der zulässigen Offenbarung des für
den Kassenarztbereich gültigen 'Sozialgeheimnisses' (§ 35 SGB 1 und
§§ 67-77 SGB 10). Die Regelungen des 'Sozialgeheimnisses' gelten allerdings (nach meinem Verständnis) weniger für die Informationsbeziehungen
zwischen Kassenarzt und Leistungsträgern (oder diesen und anderen in
§ 35 SGB 1 genannten Stellen), sondern für die Beziehungen zu Dritten.
Maßgeblich für das Informationshandeln des Kassenarztes (als Kassenarzt) sind demgegenüber nachrangige Rechtsnormen, vereinbart im sogenannten Bundesmantelvertrag/Ärzte zwischen der Kassenärztlichen Bundes-
vereinigung und den Bundesverbänden der gesetzlichen Krankenkassen
(Fassung v. 12.2.1980). Er basiert auf einem gesetzlichen Auftrag
(§ 368 g RVO), wonach die genannten Parteien in Verträgen die 'gleich-
mäßige, ausreichende, zweckmäßige und wirtschaftliche Versorgung der
Kranken' zu gewährleisten haben. Nach diesem Mantelvertrag ist der

---

1) Kilian W,Porth AJ, Juristische Probleme der Datenverarbeitung in
   der Medizin, Springer 1979, S. 13 ff.
2) Kilian W,Porth AJ, s.a.a.O., S. 31

Kassenarzt zu ärztlichen Aufzeichnungen verpflichtet (§ 5), die er
mindestens über 10 Jahre nach Abschluß der Behandlung aufzubewahren
hat. Der Kassenarzt (§ 30) "ist verpflichtet (!), den Krankenkassen...
auf Verlangen die Auskünfte und Bescheinigungen zu erteilen, die die
Krankenkassen zur Durchführung ihrer Aufgaben benötigen". Eine Pflicht
zur Information des Patienten ist nicht formuliert, ebenso nicht eine
Grenze für Inhalt und Umfang solcher Auskünfte und Bescheinigungen.
Der Kassenarzt "soll die Krankenkasse über besondere Vorkommnisse,
welche die Versicherungsgemeinschaft schädigen", über besondere Umstände, z.B. bei der Beurteilung von Arbeitsunfähigkeit oder bei der
Nichtbefolgung von Vorschriften der Krankenordnung unterrichten (§ 30).
Für die wichtigsten laufenden Mitteilungspflichten sind Vordrucke geschaffen worden (nach § 31). Details regelt eine sogenannte 'Vordruck-
vereinbarung'. Der Mantelvertrag schreibt vor, daß der Kassenarzt Vordrucke und Bescheinigungen 'vollständig' (und 'leserlich') auszufüllen
und persönlich zu unterschreiben hat [1].

Die Vordrucke beziehen sich auf

1. Abrechnungsdaten und dazugehörige Diagnosen (Krankenscheine);
   Diagnosestempel sind nicht erlaubt, da nicht spezifisch genug,

2. Überweisungen mit Anlaß und ggfs. Befunden und Diagnosen,

3. Arbeitsunfähigkeits-Bescheinigungen mit Zeiten und Diagnosen
   sowie obligater Befundbeschreibung,

4. Verordnungen von Krankenhauspflege mit Diagnose und medizinischer
   Begründung für stationäre Pflege,

5. Verordnungen von Arznei- oder Heilmitteln,

6. Bescheinigungen über Mutterschaftsvorsorgeleistungen, serologische
   Tests in der Schwangerschaft und über Entbindungen,

7. Verordnungen häuslicher Krankenpflege mit medizinischer Begründung
   und Beschreibung der notwendigen Pflegeleistungen.

---

1) Seitenfrage: Unklar ist, ob alle Vordrucke, (formalierten) gutacht-
   lichen Auskünfte und Bescheinigungen gleichzusetzen sind, die nach
   § 76 Abs. 2 nicht dem gesteigerten Geheimnisschutz des Abs. 1 unterliegen. Sollte das Widersprechen einer Offenbarung möglich gemacht
   werden, (Abs. 2), müßte entweder jeder Vordruck eine schriftliche
   Erklärung (vgl. § 67 SGB 10) enthalten oder jede beabsichtigte Offenbarung angezeigt werden. Der Rang von § 76 neben §§ 69-71 und 75
   bleibt unklar. Ist die Zweckbindungsgarantie hier noch gegeben?

Dies ist nur eine Auswahl der wichtigsten Formulare. Vordrucke zur Krebsfrüherkennung mit Befunden und Verdachtsdiagnosen, ggfs. Diagnosesicherung unterliegen, anders als die vorgenannten, speziellen Bestimmungen der RVO (§ 181 und 181 a, § 369 Abs. 2; Richtlinien des Bundesausschusses der Ärzte und Krankenkassen, vgl. § 368 o und p RVO) und werden vom Bundesminister für Arbeit nach Überprüfung verkündet. Sicherlich ist es erwähnenswert, daß keiner dieser Vordrucke vom Patienten abgezeichnet wird, wenngleich ihnen heute die meisten vorübergehend ausgehändigt werden. (Er ist i.A. - portofreier - Überbringer der Vordrucke zu Händen weiterer Leistungserbringer oder Kostenträger). Ohne Vordrucke in der Regel keine Leistungen. Explizite Auskunftsverweigerung des Patienten kann zur Leistungsverweigerung führen (§ 66 und 67 SGB 1; zur allgemeinen Auskunftspflicht des Leistungsempfängers vgl. § 60 SGB 1). Viele Vordrucke weisen einen hohen Detaillierungs- und Formatierungsgrad der dem Kassenarzt abverlangten Information auf, die dessen informative Entscheidungen vorbestimmen. Weder Patient noch Arzt sind in diesem Informationssystem frei. Ob die abverlangten Informationen auf einer ausreichenden rechtlichen Grundlage beruhen (wenn man etwa bedenkt, daß mehr als die Hälfte der Bevölkerung pflichtversichert ist in der GKV und in der Inanspruchnahme notwendiger ärztlicher Hilfe keine Alternative zum System der gesetzlichen Krankenkasse hat), vermag ich als Nichtjurist nicht zu beurteilen, ebenso nicht, ob 'konkludentes Einverständnis' des Patienten bei Eingehen des Behandlungsvertrages die extensiven Informationspflichten der Kassenärzte deckt. Ob die abverlangten Informationen tatsächlich alle zur Aufgabenerfüllung der gesetzlichen Krankenkasse notwendig sind oder zumindest verhältnisgemäß definiert sind, soll vor dem Hintergrund der jetzigen und geplanten Informationsnützung für die Diskussion des mir als Thema gestellten 'Spannungsverhältnisses' abschließend kurz gestreift werden:
Die detaillierten Datenflüsse im Abrechnungsbereich ärztlicher Leistungen sind nur sinnvoll, solange die sogenannte kassenärztliche Gesamtvergütung auf Basis von Einzelleistungen errechnet wird. Die Übermittlung von Diagnosen wäre nur dort notwendig, wo eine Leistung der ärztlichen Gebührenordnung ('Bewertungsmaßstab' § 368 g Abs. 4) nur für bestimmte Diagnosen zulässig ist. Bei Einzelfallprüfungen auf 'Wirtschaftlichkeit' der ärztlichen Behandlungsweise müssen den Prüfungsausschüssen ohnehin die Originalaufzeichnungen der Krankenblätter vorgelegt werden. Die heute übliche Übermittlung der Krankenscheine und Überweisungen von der Kassenärztlichen Vereinigung (KV) an die Kasse ist in keinem Falle notwendig, da die KV als Körperschaft des öffentlichen Rechts die Gesamtvergütungen mit 'befreiender Wirkung' (§ 368 f Abs. 1) selbst errechnet und den Kassen in Rechnung stellt.

Diagnosen der AU-Bescheinigungen sollten eigentlich nur in die Hand des
vertrauensärztlichen Dienste gehören und nicht in die von Krankenkassen-
sachbearbeitern. Dies gilt ebenso für den diagnostischen Teil von Kran-
kenhauseinweisungsformularen oder Bescheinigungen zur häuslichen Krankenpflege. Über eine entsprechende vordrucktechnische Trennung administrativer und medizinischer Informationsinhalte hat man sich bisher
möglicherweise zu wenig Gedanken gemacht. Man hat vielleicht auch zu
selten bisher strikt gefragt, welche medizinischen Informationen zur
Steuerung des Systems tatsächlich routinemäßig gebraucht werden, wenn
man bedenkt, daß sich Fehlsteuerungen von Einzelfällen leicht an Kosten-
und Zeit-Indikatoren identifizieren lassen und im 'Prüfverfahren' einer
umfassenden Direktbetrachtung zugänglich sind (unter Verwendung valider
Datenquellen).

In eine ganz andere Richtung gehen offenbar Zielvorstellungen des
Bundesministeriums für Arbeit und Sozialordnung, wenn man dessen neuen
Rechtsverordnungs-Entwurf (Herbst 1981) zur Führung einheitlicher EDV-
'Mitgliederverzeichnisse' bei den Krankenkassen (nach § 319 a RVO v.
1.7.1977) [1] betrachtet: Neben über 40 Items administrativer Art zur
Person des Versicherten enthält dieses 'Verzeichnis' - vielleicht etwas
überraschend - Speicheranweisungen für alle ambulanten und stationären
Behandlungen mit Arzt- und Krankenhausangaben, mit Diagnosen und Kosten,
das gleich für alle Rehabilitationsmaßnahmen, häusliche Krankenpflegen,
Früherkennungs- und Schwangerschaftsmaßnahmen etc.. Die Aufnahme von
Verordnungsleistungen wird empfohlen. [2] Rund 200 Felder (Querschnitts-
information) enthält der Entwurf. Der federführende Beamte verspricht
sich durch längsschnittliche Speicherung und Auswertungen die elektronische Identifizierung medizinischer und sozialer Problemfälle, die gezielt informiert und beeinflußt werden sollen (§ 223 RVO). [2]

Die Qualität von Rechtsgrundlagen berührt es, wenn man sich hypothetisch fragt, ob die sachkundigen Abgeordneten des Parlaments dies
meinten, als sie 1977 beschlossen: "Die Krankenkasse hat ein Mitgliederverzeichnis zu führen, in das Aufzeichnungen aufzunehmen sind, die zur
rechtmäßigen Erfüllung ihrer Aufgaben erforderlich sind. Der BMAuS bestimmt durch Rechtsverordnung mit Zustimmung des Bundesrates über Inhalt und Form des Mitgliederverzeichnisses". Dieses Nachdenken soll
keineswegs eine Polemik sein, sondern eine ernste Frage. Die Informa-

---

1) Schreiben des BMA vom Herbst 1981, betr. Besprechungen mit GKV-Ver-
   bänden vom 15.7. und 14.10.1981
2) Piepersberg H (BMA), BKK 9/10 1981, 289-92

tiker unter uns werden den Nutzen eines derartig umfangreichen Mikro-
datenkörpers kritisch abzuschätzen vermögen. Die Juristen sehen sich
mit der vermutlich größten bevölkerungsweiten Datensammlung konfrontiert, der Patient ahnt von alledem so gut wie nichts. Der Kassenarzt
sieht sich zunehmend in der Rolle eines nur noch bürokratisch gelenk-
ten Erfüllungsgehilfen, die ärztliche Schweigepflicht in der GKV erscheint ihm angesichts der personengebundenen Papierflut, die täglich
pflichtgemäß über seinen Schreibtisch läuft, eher eine blasse Chimäre:
Kein 'Spannungsverhältnis' zwischen Arztgeheimnis und kassenärztlichem
Formularwesen, sondern eher ein unbehaglicher Nebel.

KREBSREGISTER UND DATENSCHUTZ
- Einige Thesen zu einem aktuellen Konflikt [1]

Von Bernd Lutterbeck, Köln

1. Das Thema,"Krebsregister und Datenschutz" scheint fürs erste
   - jedenfalls auf Bundesebene - ausdiskutiert:
   Die Bundesregierung hat am 8. Februar 1982 das"Muster eines Gesetzes
   über ein Krebsregister" an die Gesundheitsminister und -senatoren
   der Länder versandt /1/. Die Bundesregierung hofft, daß die Länder
   auf der Basis dieses Entwurfs bald eigene Gesetze erlassen werden.

   Auch die Position der Datenschutz-Kontrollinstitutionen scheint
   klar. Die Konferenz der Datenschutzbeauftragten hat sich auf einen
   gemeinsamen Beschluß geeinigt, der im 4. Tätigkeitsbericht des
   Bundesdatenschutzbeauftragten abgedruckt ist /2/.

   Glaubt man beiden Dokumenten, dann gilt es Regelungen zu finden,
   die den Erfordernissen der Forschung wie auch des Schutzes der
   "Privatsphäre" gerecht werden. Scheinbar geht es um die Lösung eines
   Konflikts von Forschungs- und Individualinteressen. Bei der Lösung dieses Konflikts besteht Dissens bei einem Grundproblem: Der
   Musterentwurf läßt Meldungen an die Krebsregister auch ohne Einwilligung der Krebskranken zu. Nach Auffassung der Datenschutzbeauftragten bedarf die Meldung von Patientendaten grundsätzlich der
   Einwilligung der Krebskranken.

   Sieht man einmal von diesem Dissens und einigen anderen, hier nicht
   genannten Streitpunkten ab, könnte das ganze also auf sich beruhen,
   ginge es nur um rechtliche Regelungen für die zu errichtenden Krebsregister.

   Tatsächlich geht es um mehr. Das belegt exemplarisch der öffent-
   lich ausgetragene Streit um die Beanstandungen der baden-württembergischen Datenschutzbeauftragten über die Tätigkeit des Zen-
   tralinstituts für seelische Gesundheit in Mannheim und die Krebsregister in diesem Bundesland /3/: Scheinbar geht es um die Lösung
   eines fundamentalen Grundrechtskonflikts, tatsächlich um die
   Selbstentmündigung von Wissenschaft.

2. In einem Artikel der Stattgarter Nachrichten v. 16.2.82 werden die
   Kritiker des o.a. Berichts unter dem Titel "Ärzte für Lockerung der
   Schweigepflicht" folgendermaßen zitiert:

---

[1] Dieser Beitrag gibt nur die persönliche Meinung des Autors wieder.

Der Rektor der Heidelberger Universität, Prof. Laufs: "Es werden
derzeit der Wissenschaft vom geltenden Recht Grenzen gezogen, die
von ihr im Hinblick auf die Volksgesundheit nicht akzeptiert werden
können".
Der Direktor des Mannheimer Instituts, Herr Häfner:
Zwar stütze sich die Kritik "zum Teil auf geltendes Recht und auf
Interpretationen", doch habe Frau Leuze nicht deutlich gemacht,
welche Konsequenzen sich aus der Rechtslage für die Froschung ergäben. Bislang hätten die Ärzte "viele Dinge getan in der Überzeu-
gung, ihr Handeln sei von den Gesetzen gedeckt; erst in der Diskussion über das neue Rechtsgut Datenschutz sind sie auf Verstöße
aufmerksam geworden". Im übrigen habe die Datenschützerin ihre
"Anklage" erhoben, ohne daß bisher ein einziger Fall von Offenbarung von Geheimnissen zum Nachteil von Patienten bekannt geworden
sei.
Diese und andere Ärzte meinen, ein Gesetz allein für ein Krebsregister sei nicht ausreichend. Es müßten auch andere Datensammlungen
für Forschungszwecke zugänglich gemacht werden. Sie plädieren für
eine "behutsame, feinnervige Lockerung der ärztlichen Schweigepflicht".

Unterstützend hierzu hat sich der Vorsitzende der Deutschen Gesellschaft für Psychiatrie und Nervenheilkunde in einem Rundschreiben
v. 16.2.1982 an einen größeren Kreis gewandt. Es gäbe einen "Konflikt zwischen teilweise unverzichtbaren Methoden der Forschung
für die Gesundheit und den Rechtsauffassungen der Landesbeauftragten für den Datenschutz". Die "für den Datenschutz Verantwortlichen" werden gebeten, "bei der Auseinandersetzung um diesen Grund-
rechtskonflikt die gebotene Besonnenheit und Rücksichtnahme gegenüber dem psychisch Kranken zu bewahren".
Diesen bemerkenswerten Äußerungen seien fünf Thesen entgegenge-
stellt. Ich formuliere pointiert:

(1) Ärzte und Forscher verstoßen jahrelang gegen geltendes Recht
    und berufen sich auf Unkenntnis.
    Ich nenne das eine Verwilderung der demokratischen und rechts-
    staatlichen Sitten.

(2) Es ist die Rede von dem neuen Rechtsgut, "Datenschutz".
    Was wirklich neu ist am Rechtsgut "Datenschutz" haben weder
    die zitierten Ärzte und Wissenschaftler verstanden, noch die
    professionellen Datenschützer ausreichend deutlich gemacht.

Sehr viel älter als unsere gesamte Rechtsordnung ist das Patientengeheimnis bzw. die ärztliche Schweigepflicht. Ihr permanenter Bruch gilt anscheinend inzwischen als Kavaliersdelikt. Es scheint auch nicht bekannt zu sein, daß ein sog. Therapeutenprivileg von der Rechtsordnung grundsätzlich nicht mehr anerkannt wird /4/

(3) Es wird versucht, die Beanstandungen der Datenschutzbeauftragten mit dem Hinweis zu entkräften, bisher seien keine Offenbarungen zum Nachteil der Patienten bekannt geworden.

Diese Argumentation ist verständlich. Überdies kann sie sich auf die bei den Datenschützern inzwischen herrschende Meinung stützen. Geschützt wird nach dieser Auffassung die "Privatsphäre", was immer das ist. Die Datenschutzgesetze sind Schutzgesetze, die der Beeinträchtigung schutzwürdiger Belange entgegen wirken sollen. Im Beispiel des Mannheimer Instituts und vielen anderen Beispielen - ich unterstelle das einmal - ist eine Beeinträchtigung schutzwürdiger Belange nicht beweisbar und nicht wahrscheinlich. Von dieser Position liegt dann der Schluß nahe, daß ein besonderer gesetzlicher Schutz nicht geboten sei. Diese - restriktive - Auffassung wird z.B. von dem bekannten BDSG-Kommentator Rudolf Schomerus vertreten /5/.

Hier offenbart sich eine konzeptionelle Unsicherheit der Datenschutzgesetze (und ihrer Interpreten), die zu einer weitgehend selbst verschuldeten Legitimationskrise des Datenschutzes im allgemeinen geführt hat.

Die Datenschutzgesetze sind nie in sich geschlossene systematische Gebilde gewesen. Fast unverbunden nebeneinander enthalten sie unterschiedliche Denkansätze. Beherrscht wird die Diskussion von der Ausprägung der Individualschutzkomponente, mit dem Ergebnis, daß Konflikte immer nur als fundamentaler Streit unterschiedlicher Grundrechtspositionen darstellbar sind.

Sehr viel wichtiger ist eine andere Funktion:
Die Datenschutzgesetze sind eine Reaktion auf bestimmte Formen der Automation und eine neue Technik. Innerer Grund dieser Gesetze ist es, den disziplinierten Umgang mit dem Instrument "Informationstechnik" zu regeln. Dabei treffen die Gesetze zwei grundlegende Bewertungen:

. Unsere Rechtsordnung bewertet die Datenverarbeitstechnik
  als <u>riskante</u> Technologie, insoweit nicht unähnlich der Ein-
  ordnung von Auto, Eisenbahn und Kernkraftwerk.

. Unsere Rechtsordnung gibt - zugegeben vage - Maßstäbe dafür,
  an wessen Interesse sich die Anwendungen dieser Technik orien-
  tieren müssen: Dem Interesse der Betroffenen, wie immer es
  zu konkretisieren ist.

Diese technologiepolitische Funktion der Gesetze ist bei der
vorwiegend juristisch geführten, deshalb vordergründigen und
oberflächlichen Diskussion weitgehend in Vergessenheit geraten.
Von diesem Ausgangspunkt aus bekommt das eingangs zitierte Argument ein besonderes Gewicht: Wenn beim Bau von Kernkraftwer-
ken Sicherheitsauflagen gemacht werden, dann nicht deshalb,
weil Unfälle nicht eingetreten sind, sondern <u>damit</u> sie nicht
eintreten. Wenn erwartet wird, daß Anwendungen der Informationstechnik in der Medizin diszipliniert ablaufen, dann nicht deshalb, weil Verletzungen eingetreten sind, sondern <u>damit</u> sie
nicht eintreten.

Die Ebene, auf der diese Probleme diskutiert werden müßten, ist
durch eine Studie des Schwedischen Verteidigungsministeriums
über die"Verletzbarkeit der Computergesellschaft" schon be-
schritten worden /6/. Sie führt aber weit über das hinaus, was
sich die bei den Datenschützern herrschende Meinung als Prob-
lemverständnis erschlossen hat. Die Frage lautet hier und in
anderen Anwendungsbereichen, ob der Einsatz der Informationstechnik für gegebene Zwecke ab bestimmten Punkten kontraproduk-
tiv wird.

Um es zu wiederholen: Innerer Grund von Datenschutz und Legitimation der entsprechenden Kontrollinstitutionen ist eine Technik,
deren Einsatz im Prinzip als riskant bewertet wird. Folgerichtig will denn auch der oben zitierte BDSG-Kommentator R. Schomerus diese Bewertung, die vor allem in § 3 BDSG enthalten ist,
bei einer Novellierung des BDSG entfallen lassen.
Und weiter: Es gibt nicht <u>die</u> Datenschützer, hinter diesem Begriff verbergen sich vielmehr unterschiedliche bis miteinander
unvereinbare Positionen: Die einen schützen und sichern die
Daten, die anderen analysieren den technisch-organisatorischen-
politischen Zusammenhang,.in denen Informationsprozesse wirksam
sind, um Anwendungen betroffenengerecht implementieren zu können.

114

(4) Will man den zitierten Stimmen glauben, so sind wir Zeugen eines
    fundamentalen Grundrechtskonflikts zwischen Individual- und For-
    schungsinteressen.
    Ich sehe den Vorgang anders:
    Mangels Ideen und Hypothesen, aus Unkenntnis von Methoden und
    damit nicht ausgewiesener Wissenschaftlichkeit hat ein Teil der
    Wissenschaft ein Ablenkungsmanöver gestartet. Es folgt einem be-
    kannten Muster: Statt die eigenen Schwierigkeiten als solche zu
    erkennen und innerwissenschaftlich auszuräumen, werden sie auf
    Dritte,hier die Datenschützer abgewälzt und die scheinbar notwen-
    dige Gegenstrategie im Bündnis mit dem Staat durchgesetzt.

    Es ist also noch nicht ausgemacht, wer hier welche wissenschaft-
    lichen Interessen vertritt.
    Für andere Wissenschaftler, die auch schon empirisch gearbeitet
    haben, ist es jedenfalls nicht ohne weiteres nachvollziehbar, daß
    Ausgangspunkt dieser Krebsforschung nicht Hypothesen über Wir-
    kungszusammenhänge, sondern Datensammlungen sind, mit deren Hilfe
    man hofft, Hypothesen überhaupt erst zu generieren. Es ist inner-
    wissenschaftlich strittig, ob diese Art empirischer Forschung
    nützlich ist. Jedenfalls handelt es sich nicht um <u>gezielte</u> For-
    schung, wie sie auch von der Bundesärztekammer für notwendig ge-
    halten wird <u>/7/</u>.

    Epidemologen sollten darüber hinaus einige Ergebnisse einer
    Methodendiskussion zur Kenntnis nehmen, die in den vergangenen
    Jahren in verschiedenen wissenschaftlichen Disziplenen, z.B. in
    Psychologie und Sozialwissenschaften, der Verwaltungsinformatik,
    ja sogar der Geschichtsforschung stattgefunden hat. Ihr Ergebnis
    kann man in folgender Einsicht zusammenfassen:
    Eine empirische Wissenschaft kann als <u>Wissenschaft</u> nur erfolg-
    reich sein, wenn die von der Wissenschaft Betroffenen vom <u>Objekt</u>
    zum <u>Subjekt</u> des Forschungsprozesses gemacht werden. Begriffsbil-
    dungen wie "Gebende Epidemiologie" deuten in die gleiche Richtung.

    Man kann es auch so formulieren: Ebensoweinig, wie es <u>die</u> "Daten-
    schützer" gibt, gibt es <u>die</u> Forschung. Die zitierten Positionen,
    insbesondere des Herrn Heidelberger Rektors, sind innerwissen-
    schaftlich strittig. Ganz nebenbei: Die Begründungen, mit denen
    die Rechtsprechung ein sog. Therapeutenprivileg ablehnt, unter-
    scheiden sich nicht wesentlich von den genannten Überlegungen
    in den empirischen Wissenschaften. Beiden geht es um eine Klar-
    stellung: Wissenschaft hat dem Menschen zu dienen. Was gut ist

oder nicht, kann nicht über den Kopf der Betroffenen hinweg von
Experten entschieden werden.

(5) Nach Auffassung der zitierten Ärzte ist ein Gesetz allein für
Krebsregister nicht hinreichend. Auch andere Datensammlungen
müßten der Forschung von Rechts wegen geöffnet werden.
Diese Forderung ist in zweifacher Hinsicht bemerkenswert:
Die immer wieder geäußerte Befürchtung, ein Krebsregistergesetz,
das als solches nicht mehr bestritten ist, sei in Wahrheit nur
ein strategisches Instrument, um ganz andere Interessen zu trans-
portieren, scheint sich zu bewahrheiten - erst Krebsregister,
dann Behindertenregister, Bevölkerungsregister, Schnupfen- und
Heiserkeitsregister.
Meine Vermutung ist zum anderen, daß "die" Forschung, indem sie
an falschen Fronten kämpft, eher an ihrer Entmündigung arbeitet
als "die" Forschung zu neuen Ufern führt. Es entpsricht nicht
allgemeiner Erfahrung, daß Verrechtlichungs- und einhergehende
Bürokratisierungsprozesse Kreativität - die Grundvoraussetzung
für Forschung - fördern. Ich kann deshalb medizinische Epidemiologen und andere interessierte Forscher nur davor warnen, dem
Ruf nach dem Staat nachzugeben.

Es erscheint mir aussichtsreich, nach Verbesserungen des ärztlichen Standesrechts zu suchen und gegebenenfalls eine Neufassung
des § 203 des Strafgesetzbuches ins Auge zu fassen. Der Ruf nach
besonderen Gesetzen oder gar generellen Freistellungsklauseln für
die Forschung mag fürs erste befriedigen. Wie auch sonst hat
aber alles seinen Preis. Wer es mit der Wissenschaft ernst nimmt,
sollte sich genau überlegen, ob er den wirklich zahlen will. Oder
er meint gar nicht Wissenschaft - das sollte dann aber klarer
gesagt werden.

FUSSNOTEN

1. Aktenzeichen 347 - 4592 - 93/5 des Bundesministers für Jugend,
   Familie und Gesundheit

2. 4. Tätigkeitsbericht des BfD, Bonn 1982, S.48 f.

3. 2. Tätigkeitsbericht der Landesbeauftragten für den Datenschutz,
   Landtagsdrucksache 8/2220 v. 31.12.1981, S. 9 ff., S. 31 ff.

4. vgl. z.B. die Entscheidungen des Kammergerichts in NJW 1981,
   S. 2521 ff. und OLG Köln v. 12.11.1981 (7 V 96/81)

5. R. Schomerus, Datenschutz oder Datenverkehrsordnung?, in:
   ZRP 1981, S. 291 ff.

6. The vulnerability of the computerised society. Considerations
   and proposals, Ministry of Defence (ed.), Stockholm 1979
   (Originalfassung nur in Schwedisch verfügbar)

7. Empfehlung der Bundesärztekammer, abgedruckt bei V. Deneke,
   Beachtung der ärztlichen Schweigepflicht in der medizinischen
   Forschung, Deutsches Ärzteblatt 1981, S. 1441 ff.

Datenschutz und Onkologie

von

G. Wagner

Die Diskussion über die Durchführung des Datenschutzes ist heutzutage
in der Bundesrepublik Deutschland vielfach - und gerade auch im Bereich
der medizinischen Forschung - von Unsicherheit und sich verstärkender
Kritik geprägt. Diese Atmosphäre der Unsicherheit betrifft die Behörden
und Institutionen, die über Daten verfügen, die für den Datenschutz zuständigen Instanzen, die bewährte Prinzipien der Praktizierung der Gesetze teilweise erst noch entwickeln müssen und die Wissenschaftler, die
auf bisher nicht gewohnte Schwierigkeiten und Behinderungen ihrer Forschungsarbeit stoßen. Es wäre sicherlich allzu optimistisch gesehen und
daher wohl nicht angebracht, zu glauben, daß es sich bei diesen Schwierigkeiten um reine Übergangsprobleme bei der Einführung eines neuen
Gesetzes handelt, die sich mit der Zeit und bei einigem guten Willen von
selbst erledigen. Vielmehr geht es dabei um zwei verschiedene, gleicher-
maßen legitime Anliegen, die bisher offenbar nicht sehr gut aufeinander
abgestimmt sind. Auf der einen Seite steht der durch die Datenschutzgesetze intendierte Schutz der Einzelperson und ihrer Rechte auf Einwilligung zur Speicherung, Verarbeitung und Übermittlung personenbezogener Daten; auf der anderen Seite steht der Anspruch der Wissenschaft
auf Freiheit der Forschung, die gerade in bestimmten Bereichen auf den
Zugang zu personenbezogenen Daten angewiesen ist.

Gerade die Krebsforschung benötigt als ausgesprochen multidisziplinäres
Forschungsgebiet einen vielfältigen Daten- und Informationsaustausch,
ohne den sie nicht auskommen kann; für viele ihrer Aufgaben sind anonymisierte Daten bzw. Datensätze nicht ausreichend [8].

Ich möchte die mir gestellte Thematik im folgenden an drei Beispielen
aus dem Bereich der Onkologie aufzeigen:

     1. Krebsregister,

     2. Tumorzentren,

     3. Krebsepidemiologie.

Bezüglich der ersten Teilthematik kann ich mich ganz kurz fassen, da
diese ja bereits von Herrn Lutterbeck aus der Sicht des Datenschützers
behandelt wurde. Ich beschränke mich dabei auf die derzeitige Situation
in Baden-Württemberg, wo zwei <u>Krebsregister</u> - das regionale Register des
Krebsverbandes Baden-Württemberg e.V. und das bundesweite, aber lediglich maligne Knochentumoren erfassende Krebsregister am Deutschen Krebsforschungszentrum - bestehen.

Die Arbeit beider Register war von der Landesbeauftragten für den Datenschutz, Frau Dr. Leuze, moniert und die Schließung der Register mit
Vernichtung des bisher gesammelten Materials gefordert worden. Für das
Knochentumor-Register hat das DKFZ dagegen argumentiert, daß die Führung
des Registers zu seinen Aufgaben im Rahmen der epidemiologischen Krebsforschung gehöre, schutzwürdige Belange der gemeldeten Patienten nicht
beeinträchtigt würden, da die Identifikationsmerkmale sofort nach Eingang
der Meldungen abgetrennt und gesondert zugriffsgesichert gespeichert
werden, d.h. also, daß nur mit anonymisierten Daten gearbeitet wird, und
schließlich die Daten auch nicht an Dritte weitergegeben werden.

Inzwischen hat die FDP/DVP-Fraktion des Baden-Württembergischen Landtags
am 14.04.1981 zum Thema "Datenschutz im Bereich der medizinischen Forschung" einen Antrag [1] gestellt, in dem es heißt:

Der Landtag wolle beschließen:
    I. Die Landesregierung zu ersuchen,
       1. baldmöglichst dem Landtag einen Entwurf zur Änderung des
         Landesdatenschutzgesetzes vorzulegen, in dem der Interessens-
         konflikt zwischen medizinischer Forschung und der Individual-
         sphäre kranker Menschen gelöst wird;
       2. bis zur Verabschiedung des Entwurfes durch den Landtag von der
         Vernichtung bisher erfaßter Daten, die für die medizinische
         Forschung notwendig sind, abzusehen.

    II. Diesen Antrag für dringlich zu erklären.

Dieser Antrag wird derzeit im Landtag in Stuttgart bearbeitet, wobei noch
offen ist, ob der geplante Gesetzentwurf sich auf Krebsregister beschränken oder den weiteren Rahmen der medizinischen Forschung mit personenbezogenen Daten umfassen wird.

Die Landesregierung von Baden-Württemberg hat sich inzwischen eindeutig
für die Weiterführung der Krebsregister bis zur absehbaren Verabschiedung
eines entsprechenden Gesetzes ausgesprochen. Beispielsweise hat der
Minister für Arbeit, Gesundheit und Sozialordnung, Dietmar Schlee, auf

der Landtagssitzung vom 14. Mai 1981 wörtlich gesagt:
"...Das Krebsregister...muß weiterhin arbeiten können, und dies trotz
aller Bedenken, die man aus datenschutzrechtlicher Sicht haben kann"[6].

Demgegenüber klagt die Landesbeauftragte für den Datenschutz in ihrem
zweiten Tätigkeitsbericht vom 31.12.1981:
"Die Haltung des Ministeriums für Wissenschaft und Kunst enttäuschte
mich. Ich forderte es auf, im Wege der Aufsicht sicherzustellen, daß
die Kliniken der Universität Heidelberg und Freiburg künftig dem Knochen-
tumorregister keine der ärztlichen Schweigepflicht zuwiderlaufenden
Mitteilungen mehr machen und die unzulässige Datenspeicherung des Krebsforschungszentrums unterbinden. Das Wissenschaftsministerium ging nicht
im geringsten auf meine Gründe für die Beanstandung ein, sondern meinte
einfach, die Datenübermittlung an das Deutsche Krebsforschungszentrum
und die dortige Datenspeicherung sei mit § 20 Abs. 1 LDSG vereinbar. Zur
Frage der Verletzung der ärztlichen Schweigepflicht führt es lediglich
aus, Umfang und Grenzen des Arztgeheimnisses seien in der Praxis offenbar nicht unumstritten und bedürften mindestens einer Klarstellung im
Wege der gesetzlichen Regelung. Zuvor erscheine es jedoch weder angezeigt
noch vertretbar, die Meldung von Patientendaten an das Deutsche Krebsforschungszentrum zu unterbinden. Auch sei es nicht bereit, gegen die
rechtswidrige Datenverarbeitung beim Krebsforschungszentrum vorzugehen,
weil beabsichtigt sei, die Praxis der Weitergabe von Patientendaten zu
Forschungszwecken, die nicht nur der Forschung, sondern zumindest mittelbar auch der Volksgesundheit dienen, rechtlich abzusichern" [4].

Es ist zu hoffen, daß diese rechtliche Absicherung wenigstens auf Landes-
basis noch im laufenden Jahr erfolgt. Auch die Bundesregierung ist bemüht,
durch Vorlage eines Mustergesetzes über Krebsregister die Entwicklung in
den Ländern anzustoßen und möglichst zu koordinieren. Eine Kommission der
A.G. "Prävention" im Rahmen des "Gesamtprogramms zur Krebsbekämpfung" der
Bundesregierung hat unter Federführung des BMJFG einen Entwurf für ein
solches Mustergesetz erarbeitet, das den Ländern zugeleitet werden soll.
Ob die Länder den hierin gemachten Vorschlägen folgen werden, ist nicht
abzusehen. Es wäre aber aus der Sicht der Krebsforschung äußerst bedauer-
lich, wenn nicht in allen Bundeländern eine derartige Gesetzgebung
erfolgen würde oder wenn die einzelnen Landesgesetze so weit voneinander
differieren würden, daß eine länderübergreifende Forschung dadurch
erschwert oder gar unmöglich gemacht würde.

Der zweite Bereich, in dem die Onkologie auf die Datenschutzproblematik trifft, ist der der in Entstehung begriffenen <u>Tumorzentren</u>. Ziel dieser im Rahmen des "Gesamtprogramms zur Krebsbekämpfung" der Bundesregierung einzurichtenden Tumorzentren ist es, durch organisierte Kooperation verschiedener Kliniken in Diagnostik, Therapie und Nachsorge eine optimale Patientenversorgung in der jeweiligen Region zu erreichen und darüber hinaus durch detaillierte Dokumentation und Registrierung des Auftretens und des Verlaufs von Krebserkrankungen zur Krebsforschung beizutragen.

In der Region Nordbaden schlossen zu diesem Zweck die Kliniken der Universität Heidelberg, die Stadt Mannheim, das Deutsche Krebsforschungszentrum und die LVA Baden als Träger der Thorax-Spezialklinik in Heidelberg-Rohrbach am 1. Januar 1979 einen Kooperationsvertrag zur Errichtung des Tumorzentrums Heidelberg/Mannheim.

Hinsichtlich der Datenschutzproblematik ist dabei interessant, daß die gesamte Dokumentation der von den Krebspatienten gesammelten Daten und Befunde mit Computern durchgeführt wird, die in den beteiligten Kliniken installiert und, wie Abb. 1 zeigt, untereinander in einem Rechnerverbund – dem von uns entwickelten System KRAZTUR [5] – vernetzt sind.

Die Knotenrechner sind in den Schwerpunkt-Kliniken installiert und verarbeiten die Daten der Patienten direkt vor Ort. Patientendaten von benachbarten kleineren Kliniken werden auf diesen Rechnern jeweils mitverarbeitet.

Der Datenaustausch zwischen den Kliniken und gemeinsame Auswertungen werden über den Kommunikationsrechner durchgeführt. Dieser stellt auch das technische Interface zu den Datenverarbeitungs (DV)-Stellen der Funktionsebene 3 dar, wo übergreifende Forschungen betrieben werden. Die Datenverarbeitung innerhalb des Tumorzentrums bildet in dieser Struktur ein gegen die Umwelt abgeschottetes System, das von außen keinen On-line-Zugriff, sondern nur einen konventionell kontrollierbaren Abgang von Datenträgern erlaubt.

Die beim Betrieb eines solchen Systems auftretenden Datenschutzprobleme haben <u>Böhm</u> und <u>Wagner</u> [2] kürzlich angesprochen. Man hat hierbei zu unterscheiden zwischen der internen, zentrumsweiten Dokumentation, Datenverarbeitung und -übermittlung – die selbstverständlich personenbezogen erfolgen muß – und der Weitergabe von Daten an externe Forschungseinrichtungen.

Wird ein Patient in eine Klinik aufgenommen, so schließt er mit dieser
einen Behandlungsvertrag ab, in dessen Rahmen personenbezogene Daten
erhoben und gespeichert werden dürfen. Die Klinik ist damit Normadressat
für das Datenschutzgesetz und unterliegt den daraus resultierenden Verpflichtungen, die sich aus

1. den Rechten des Betroffenen (Auskunft, Berichtigung,
   Sperrung, Löschung),
2. den Vorschriften bezüglich der Datenübermittlung
   (ärztliche Schweigepflicht),
3. der Kontrolle durch den Datenschutzbeauftragten
   (Meldung, Revision) und
4. den Datensicherheitsauflagen (Anlage zu LDSG BW §8),
   wie zum Beispiel Zugangs-, Zugriffs-, Speicher und
   Benutzerkontrolle

ergeben. Verfügt eine Klinik nicht wie die Schwerpunkt-Kliniken über
einen eigenen Knotenrechner, sondern benutzt sie im Teilnehmerbetrieb
einen benachbarten Rechner mit, so entfällt die letztgenannte Auflage.

Die den Kommunikationsrechner betreibende Stelle verfügt primär über
keine eigenen Daten; sie führt die Datenverarbeitung "im Auftrag" durch,
daher gelten für sie nur die Verpflichtungen 3 und 4.

Problematisch ist bereits die Datenübermittlung via Kommunikationsrechner
zwischen den Kliniken. Erfolgt die Weitergabe personenbezogener Patientendaten von Klinik zu Klinik oder zum Hausarzt auf der Grundlage der
gemeinsamen Behandlung eines Patienten, so bewegt sich die Datenübermittlung im Rahmen des erweiterten Behandlungsvertrags und der ärztlichen
Schweigepflicht. Eine Datenweitergabe an die übrigen Kliniken ist jedoch
nur bei schriftlicher Einwilligung des Patienten zulässig.

Gerade beim Tumorpatienten ist aber die Einwilligung - im Sinne des
informed consent - problematisch, da sie eine Aufklärung über den dem
Patienten unter Umständen verschwiegenen wahren Charakter der Krankheit
notwendig macht, was in vielen Fällen medizinisch äußerst bedenklich ist.
Hier ergibt sich ein echter Konflikt zwischen dem pauschal verordneten,
gesetzlichen Schutz für das Individuum und seinem speziellen Wohl.

Ähnlich liegen die Dinge, wenn ein Patient Auskunft über die zu seiner
Person gespeicherten Daten bei der Stelle verlangt, die den zentralen

Kommunikationsrechner betreibt. Hier eröffnen jedoch die Datenschutzgesetze den humanan Weg, den Betroffenen an seinen behandelnden Arzt zu
verweisen, der dann nach bestem Wissen und Gewissen handeln wird.

Problematisch ist ferner die Weitergabe von Daten aus dem Tumorzentrum
heraus an Forschungseinrichtungen, die für bestimmte, insbesondere
epidemiologische Studien zur Krebsursachenforschung auf personenbezogene
Daten angewiesen sind. Der "Forschungsparagraph" (LDSG BW §20) erlaubt
dies unter der Voraussetzung, daß der Patient wiederum seine Einwilligung
gegeben hat. Ist diese Einwilligung - aus was für Gründen auch immer -
nicht erhältlich, dann bleibt vorerst nur die faktische Anonymisierung
der Daten vor der Weitergabe als einzig gangbarer Weg.

Der dritte hier anzusprechende Themenkreis betrifft die <u>Krebsepidemio-
logie</u>. Der Krebsepidemiologe ist für seine Arbeit vielfach auf personenbezogene Daten angewiesen. Er ist aber gar nicht daran interessiert -
das soll hier einmal mehr expressis verbis betont werden - bestimmte
Personen zu identifizieren. Für ihn ist das Individuum in erster Linie
eine statistische Zähleinheit. Diese Einheit allerdings muß so weit
identifizierbar sein, daß ein exaktes Record Linkage - also die richtige
Zuordnung erhobener Befunde zur richtigen Person - möglich ist. Der
Epidemiologe spricht in diesem Zusammenhang auch von "anonymer Identifikation" [9] .

Epidemiologische Studien stoßen in zunehmendem Maße auf kaum mehr über-
windbare Schwierigkeiten, beispielsweise bei der Ermittlung von Todes-
fällen und Todesursachen. Wenn der Epidemiologe heute bei den Standes-
oder Gesundheitsämtern um Beantwortung einer entsprechenden Anfrage oder
um Überlassung der Kopien individueller Todesbescheinigungen nachsucht,
trifft er auf völlig unterschiedliche und im voraus nicht abzusehende
Reaktionen. Während manche Ämter derartige Anfragen auch heute noch mit
der Lieferung der erbetenen Auskunft erledigen, fühlen sich andere
zunehmend außerstande, einem solchen Ersuchen nachzukommen.

Manche Gesundheitsämter sind so entgegenkommend, daß sie von sich aus bei
den Hinterbliebenen zurückfragen, ob sie mit einer Auskunftserteilung
einverstanden sind und liefern dann gegebenenfalls die gewünschten Daten.
Andere verweisen an den zuletzt behandelnden Arzt oder direkt an die
Angehörigen. Wir haben es auch schon erlebt, daß bei mehrfachen Anfragen
eine anonyme Liste aller Todesursachen ohne Namensangaben zurückgeschickt
wurde. Andere Ämter lehnen jede Auskunft strikt ab, wobei nicht selten

der Eindruck entsteht, daß der Datenschutz als willkommener Vorwand für
die Verweigerung einer mit Arbeit verbundenen Auskunftserteilung vorge-
schoben wird.

Bezeichnend für die zunehmend rigidere Haltung vieler Ämter ist etwa die
Einstellung des Sozialministeriums von Baden-Württemberg, das uns mit
Schreiben vom 13.01.1982 mitgeteilt hat, daß alle Gesundheitsämter in
seinem Amtsbereich angewiesen worden sind, Angaben aus Leichenschauscheinen bzw. Einsichtnahmen in diese nur noch an diejenigen Personen
und Stellen zu gewähren, die "eine auf sie laufende ausdrückliche und
vom Verstorbenen selbst noch zu Lebzeiten erklärte Einwilligung oder eine
Einwilligung der nächsten Angehörigen hierfür nachweisen". Nach Meinung
des Ministeriums verbietet die derzeitigt Rechtslage jegliche Ausnahmeregelung.

Für Follow-up-Studien ist die Verweigerung der Einsicht in die Toten-
scheine eine schwerwiegende Behinderung, die viele Bemühungen der
Forschung auf diesem Gebiete praktisch wertlos werden läßt. U.E. sollte
versucht werden, eine Lösung zu finden, die dem Epidemiologen unter
Beachtung hinreichender Sicherheitsmaßnahmen den Zugang zu dringend benötigten Informationen eröffnet, ohne die berechtigten Ansprüche des
Bürgers auf Schutz vor Beeinträchtigung schutzwürdiger Belange zu verletzen.

Man gewinnt leider zunehmend den Eindruck, daß aufgrund der kontroversen
Diskussionen um die Datenschutzgesetzgebung auch andere, ältere
Bestimmungen - wie etwa die ärztliche Schweigepflicht oder das Statistikgeheimnis - immer restriktiver gehandhabt werden. Nach Hümmerich [7]
sind "Fehlleistungen im Windschatten des Datenschutzes" an der Tages-
ordnung. Auch hierzu ein Beispiel aus der eigenen Praxis:

Im Jahre 1977 haben wir vom Deutschen Krebsforschungszentrum aus alle
Statistischen Landesämter gebeten, uns die auf Magnetband gespeicherten
Angaben über die Sterbefälle der Jahre 1968-1975 für die Erstellung eines
Krebsatlas für die Bundesrepublik Deutschland in kreisweiser Detaillierung
zu überlassen. Nur ein Land stellte uns die erbetenen Daten sofort und
ohne Bedingungen und Kosten zur Verfügung. Das eigene Landesamt in
Stuttgart erklärte sich erst nach längeren Verhandlungen und nach Unter-
zeichnung eines Vertrages dazu bereit; ein weiteres Landesamt überließ
uns aufgrund einer jahrelangen guten persönlichen Zusammenarbeit die
Daten mit der Auflage, diese Tatsache vertraulich zu behandeln. Einige

Landesämter versuchten, den offenbaren Zwiespalt zwischen Engegenkommens-
bereitschaft einerseits und amtlich verordneten Bedenken andererseits
dadurch zu lösen, daß sie weit überhöhte Preise für die Anfertigung von
Magnetbandkopien verlangten; andere schließlich lehnten unser Ersuchen
- teilweise ohne jede Begründung - schlichtweg ab.

Eine solche Einstellung frustriert die epidemiologische Forschung in so
hohem Maße, daß zahlreiche sinnvolle Forschungsvorhaben heute schon gar
nicht mehr begonnen werden, da die damit befaßten Wissenschaftler mit
unüberwindlichen Behinderungen und Schwierigkeiten rechnen. Dammann [3]
meint zwar in seinem Artikel "Die falsche Front oder Wissenschaft und
Datenschutz", daß nachweisbare Fälle in denen der Datenschutz die Forschung behindert hat, rar seien. Ich glaube jedoch, daß die Fälle von
Forschungsbehinderung und Resignation weit häufiger sind als das
Bekanntwerden solcher Fälle.

In einer von mir als Mitglied einer Kommission des Wissenschaftsrates,
die sich mit dem Problemkreis "Datenschutz und Forschungsfreiheit" befaßt,
gestarteten Umfrage unter Fachkollegen wurde mir mehrfach geantwortet,
daß es höchst gewagt wäre, angesichts der unklaren Rechtslage und der
sehr unterschiedlichen Rechtsauffassungen über die Einzelbestimmungen
konkret angewandter Datenschutzgesetze Behinderungen kund zu tun; dies
könnte nämlich - so wird befürchtet - zu einer weiter verschärften Interpretation durch Datenschutzbeauftragte einzelner Institutionen oder
Regionen führen.

Eine zunehmende Resignation kam in mehreren Zuschriften zum Ausdruck.
Hier einige Kostproben:
"Ich habe in Erkenntnis der Schwierigkeiten die sich hier auftun, prak-
tisch aufgehört, entsprechende Forschungsvorhaben oder -arbeiten zu
beginnen oder durchzuführen..."   oder:
"Aus meiner - sicherlich begrenzten - Erfahrung geht hervor, daß von
Vertretern anderer Fachdisziplinen die Notwendigkeit personenbezogener
Daten in Medizin und Epidemiologie nur schwer eingesehen wird. Ich glaube,
daß...aus Kenntnis der Erfahrungen von Kollegen bestimmte Forschungs-
fragen gar nicht mehr in Angriff genommen werden..."

Aufgrund solcher und ähnlicher Zuschriften glaube ich, daß die Beein-
trächtigung bestimmter Forschungszweige - insbesondere im Bereich der
Epidemiologie - doch bereits einen erheblichen Grad erreicht hat.
Die Meinung des Datenschutzbeauftragten, daß nicht existiert, was ihm

nicht zu Ohren gekommen ist, vermag ich nicht zu teilen. Es wird höchste Zeit, daß die Rechtsunsicherheit, wie sie heute bei uns auf diesem Sektor besteht, in einer für die Forschung akzeptablen Weise beendet wird. Ich wäre sehr froh, wenn das hiesige Seminar einen Beitrag dazu liefern würde.

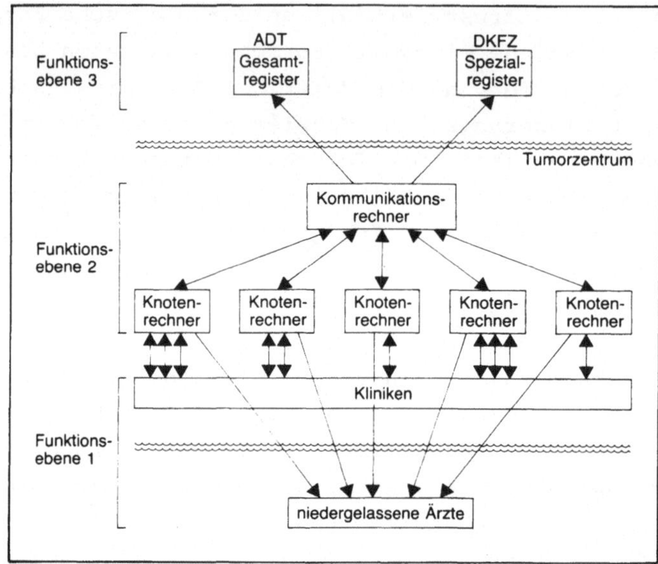

Abb. 1: Rechnerverbund am Tumorzentrum Heidelberg/Mannheim

Schrifttum

[1] Antrag der Fraktion der FDP/DVP:

Datenschutz im Bereich der medizinischen Forschung.
Landtag von Baden-Württemberg - 8. Wahlperiode -
Drucksache 8/1260.

[2] Böhm, K. und Wagner, G.:

Datenschutz für Krebspatienten.
Dtsch.Ärztebl. 78 (1981) 1977-1981.

[3] Dammann, U.:

Die falsche Front oder Wissenschaft und Datenschutz.
Deutsche Univ.-Zeitung 17 (1981) 608-611.

[4] Der Landesbeauftrage für den Datenschutz:

Zweiter Tätigkeitsbericht vom 31.12.1981.
Landtag von Baden-Württemberg - 8. Wahlperiode -
Drucksache 8/2220.

[5] Ellsässer, K.-H., Köhler, C.O., Wagner, G.:

KRAZTUR - A Generator for Medical Documentation
and Information Systems.
Meth.Inform.Med. 20 (1981) 191-195.

[6] Große Anfrage der Fraktion FDP/DVP:

Versorgung von Krebskranken in Baden-Württemberg -
Drucksache 8/1059 mit der Antwort der Landesregierung
- Drucksache 8/1246.
Landtag von Baden-Württemberg - 8. Wahlperiode,
28. Sitzung vom 14. Mai 1981. Plenarprotokoll 8/28.

[7] Hümmerich, K.:

Gesetzgeberisches Venedig.
Computermagazin H. 12 (1981) 6-9.

[8] Wagner, G.:

Krebsregister und Datenschutz.
In W. Kilian und A.J. Porth (Hrsg.):
Juristische Probleme der Datenverarbeitung in der
Medizin, S. 71-77.
Berlin-Heidelberg-New York: Springer 1979.

[9] Wagner, G. und Böhm, K.:

Data Protection concering a Cancer Registry.
In G. Griesser (Edit.): Realization of Data Protection
in Health Information Services, pp. 55-61.
Amsterdam: North Holland Pupl.Co. 1977.

Schwierigkeiten bei der Durchführung epidemiologischer
Studien zur Erforschung der Ätiologie von Berufskrank-
heiten durch das heutige Datenschutzgesetz

L. Horbach
Institut für Medizinische Statistik
und Dokumentation

und

H. Loskant
ehemaliger leitender Werksarzt in der
chemischen Industrie

Grundsätzliche Voraussetzung einer epidemiologischen Studie ist die Erfassung und personenbezogene Zusammenführung von Daten (record linkage),
die z.Tl. an verschiedenen Stellen z.B. in Aktenunterlagen vorhanden
sind, z.Tl. ad hoc durch Befragungen bzw. Untersuchungen ermittelt werden. In der "Berufskrebsstudie" (Boldt Verlag, 1981), die retrospektiv
angesetzt war, wurden Aktenunterlagen innerhalb der beteiligten Werke,
aber auch außerbetriebliche Quellen benutzt; spezielle Befragungen oder
Untersuchungen gab es nicht.

Auf einem Primärerhebungsbogen wurden folgende Datenkategorien zusammen-
geführt und niedergelegt:

1. Identifikation der Person

2. Angaben zur Erkrankung

   - Datum der Feststellung
   - Datum des Todes
   - Krankheitsdiagnose
   - Verfahren der diagnostischen Sicherung

3. Arbeitsanamnese

   Zeitbezogene Arbeitsphasen ab Eintritt in das Werk mit
   Angaben der Produktionsstätten mit den vorkommenden Stoff-

gruppen und Arten der beruflichen Tätigkeit.

Die Erfassung dieser Daten wurde durch den jeweiligen werksärztlichen
Dienst organisiert und durchgeführt. Die Personenidentifikation war bei
dieser Dokumentation notwendig, um die erforderlichen Angaben von den
zuständigen Diensstellen des jeweiligen Unternehmens, also der Personalabteilung, der Pensionskasse, der Betriebskrankenkasse u.ä., aber auch
von außerbetrieblichen Stellen, z.B. Gesundheitsämtern, personenbezogen zusammenzuführen. Bei der zentralen Auswertungsstelle war der Erhebungsbogen für eine Person nur noch durch eine laufende Nummer gekennzeichnet.

Der Hauptteil der Datenerfassung für die Berufskrebsstudie wurde in der
ersten Hälfte der 70er Jahre durchgeführt, wichtige ergänzende Informationen wurden noch später gesammelt, jedoch vor der neuen Datenschutzgesetzgebung. Auch damals bestanden bei der Datenerfassung der in Frage
kommenden Personen gewisse Schwierigkeiten wegen der ärztlichen Schweigepflicht, die schon immer den Befundaustausch zwischen Ärzten verhindert
hat, wenn die Ärzte nicht entweder gemeinsam gleichzeitig oder nacheinander den Patienten betreut haben. So gesehen sind manche Daten der Berufskrebsstudie contra legem erfaßt worden. Allerdings war ein Datenaustausch nach dem übergeordneten Gedanken möglich, daß auch der Werksarzt als betreuender - nicht als behandelnder - Arzt anzusehen ist. Darüber hinaus bezogen sich die erhobenen Daten auf bereits verstorbene
Personen und dienten wissenschaftlichen Zwecken. Deshalb hatten die zuständigen Minister in einzelnen Ländern die Gesundheitsämter "gebeten",
nicht angewiesen, die notwendigen Angaben zur Verfügung zu stellen.
Trotzdem war ein Gesundheitsamt anfang der 70er Jahre nicht bereit, entsprechende Informationen für die Berufskrebsstudie herauszugeben. Schon
immer war es schlecht möglich, z.B. über Krebserkrankungen der Haut, die
nicht zum Tode geführt haben, Mitteilungen zu erhalten; Auskünfte wurden nur mit Genehmigung der Betroffenen gegeben. In dieser Situation
werden zweifellos viele derartige Erkrankungsfälle vom Werksarzt nicht
in Erfahrung gebracht, fehlen also in einer epidemiologischen Studie.

Die Sammlung von Daten über die Exposition eines Werksangehörigen ist
auch heute nicht besonders schwierig, wohl aber die Ermittlung der
Todesursachen. Die Diagnosen der zugrundeliegenden Erkrankungen könnten
in Betrieben mit Betriebskrankenkasse erfaßt werden, die gleichzeitig
auch die Exposition am Arbeitsplatz dokumentieren müssten, ein Anliegen,
das die meisten Kassen aus Kostengründen wohl ablehnen würden. Aber auch

im günstigen Fall der Übernahme der Erfassung dieser Daten wäre es
schwierig, deren Reliabilität zu überprüfen.

Bei einer zu planenden prospektiven Untersuchung müssten die Schwierigkeiten dadurch behoben werden, daß die überwachten Personen über die
Tatsache der laufenden Überprüfung ihrer Daten informiert werden. Die
Frage, ob eine Personalabteilung oder die Pensionskasse heute Schwierigkeiten machen würden, ihrem eigenen Werksarzt Daten über Arbeitsplatz, Todestag u.ä. zu überlassen, läßt sich nicht allgemein beant-
worten; viele Entscheidungen hängen von der Einstellung des jeweiligen
Datenschutzbeauftragten ab. Nicht dem Betrieb angehörige Ärzte hätten
sicher Schwierigkeiten, an die Daten heranzukommen.

Die Gewinnung einer anderen Kategorie von Informationen erscheint heute
fast unlösbar, und zwar Angaben über das Lebensschicksal, evtl. das
Todesdatum und die Todesursache von Pensionären, die an andere Orte ver-
zogen sind. In der Berufskrebsstudie mussten in einigen hundert Fällen
mit Hilfe der Einwohnermeldeämter der letzte Wohnort, der Sterbeort und
das für die Aufbewahrung der Sterbeurkunde zuständige Standesamt ermittelt werden. Solche Suchaktionen dürften heute auf erhebliche Schwierigkeiten stoßen. Die derzeitig intensiv in der Öffentlichkeit geführte
Diskussion über Datenschutzprobleme führt verständlicherweise bei allen
Stellen, an denen Daten in Akten vorliegen oder in Computern gespeichert
sind, zu einer starken Zurückhaltung hinsichtlich der Kommunikation personenbezogener Informationen für wissenschaftliche Zwecke.

Es besteht kein Zweifel, daß eine totale Abschottung personenbezogener
Daten über Arbeitnehmer mit möglicherweise gesundheitsgefährdenden Faktoren am Arbeitsplatz sowohl die wirksame betriebsärztliche Überwachung
der Einzelpersonen als auch die Durchführung epidemiologischer Studien
unmöglich macht.

Die Berufskrebsstudie hat aber gezeigt, daß nur eine fortlaufende epidemiologische Überwachung der Werksangehörigen, die mit potentiellen
krebsfördernden Arbeitsstoffen Umgang haben und die gleichzeitige Erfassung außerbetrieblicher Faktoren (z.B. Rauchgewohnheiten) geeignet
sind, Gefahrenpunkte der Krebsgefährdung zu erkennen. Nur wenn die Datenschutzgesetze eine derartige epidemiologische Überwachung, die mit
der modernen Datenverarbeitung möglich ist, nicht behindert, können
wichtige Voraussetzungen für eine wirksame Bekämpfung des Berufskrebses
geschaffen werden. Bei allem Verständnis für die Belange des Daten-

schutzes wären explizite gesetzliche Regelungen der Verwertung von Daten in Dienststellen für wissenschaftliche Zwecke, selbstverständlich unter Einhaltung geeigneter Schutzmaßnahmen zur Wahrung der ärztlichen Schweigepflicht, wünschenswert, um z.B. die Probleme der gesundheitlichen Gefährdung am Arbeitsplatz anzugehen.

<u>Übersicht über Vorträge und Diskussionen</u>
zu dem Thema
<u>Arztgeheimnis/Patientengeheimnis</u>

Berichterstatter:
Dr. jur. Stefan Walz/Wiesbaden
Dr. med. Ulrich Keil, Ph.D./Neuherberg

1. In der <u>Diskussion</u> zu dem Referat Herrn <u>Sendlers</u> werden folgende Gesichtspunkte vorgetragen:

1) Bezweifelt wird, ob die Krankenkassen überhaupt in der Lage sind, das bei ihnen vorhandene Datenmaterial zu Kontroll- und Planungszwecken auszunutzen (Borchert).

2) Medizinische Datenbanken werden vielfach vor dem Hintergrund gesehen, daß sie auch zu politischem Machtmißbrauch genutzt werden könnten. Eine Steuerung des Gesundheitssystems scheitert jedoch derzeit an der unzureichenden Datenbasis (Ehlers).

3) Das Argument der Kostendämpfung im Gesundheitswesen muß nicht automatisch die Erhebung und Auswertung einer immer größeren Anzahl von Daten zur Folge haben. Es gibt funktional äquivalente Mechanismen der Kostenreduzierung. Statt genauer Kontrolle der Verschreibungspraxis der Ärzte könnte z.B. eine Positivliste zugelassener preiswerter Medikamente herausgegeben werden (Schuster). Gegen diesen Ansatz wird eingewandt, daß in dem auf Vertragsbeziehungen beruhenden Arzt-Krankenkassen-Verhältnis derartige Vorschläge nicht gegen den Willen der einen Vertragsseite - der Ärzte - durchgesetzt werden können (Meydam).

4) Die Instrumentalisierung von Datenschutz durch Ärzte, die Interesse an der Intransparenz ihrer kostenwirksamen Tätigkeiten haben könnten, wird von den "professionellen" Datenschützern durchaus erkannt. Die Bedenken der Datenschutzbeauftragten müssen aber vor dem Hintergrund gesehen werden, daß nach dem Entwurf zum Dritten Kapitel des SGB X ein umfassender Informationsverbund auf dem Gesundheitssektor vorgesehen ist (Büllesbach).

5) Zum Abschluß der Diskussion meinte Herr SENDLER, daß die Datenschutzbelange ihren hohen Rang behalten und zum Teil noch erwerben müßten. Wer jedoch die Vorteile, die das heutige Gesundheitssystem vor allem den beteiligten Berufsgruppen in vielerlei Hinsicht bietet, bewahren will, sollte sich davor hüten, die zur Aufrechterhaltung des Systems notwendigen Informationsflüsse, mit welchen Mitteln auch immer, zu unterbinden. Wer dieses System will, muß den Informationsfluß in Kauf nehmen (Sendler).

2. <u>Referat</u> von Herrn <u>Schaefer</u>
   Das Referat beruht auf folgenden Thesen:
   1) Die Verwendung der EDV nimmt auch in der Praxis des niedergelas-
      senen Arztes zu. Aus der Sicht des Datenschutzes ist jedoch die-
      se praxisinterne Automatisierung nicht problematisch, sondern
      vielmehr die Weitergabe medizinischer Daten aus der Arztpraxis
      an Dritte.
   2) Die Nutzung von Daten nach der Weitergabe durch den Arzt ist für
      diesen weitgehend intransparent. Der Kontextverlust gesundheit-
      licher Informationen nach der Übermittlung der Daten an Dritte
      erhöht die Möglichkeit der Fehlbewertung und des Mißbrauchs. Ei-
      ne Fehlbewertung kann z.B. bei der Auswertung von Verdachtsdia-
      gnosen auftreten.
   3) Die Alternative 'Schutz der Gesundheit' oder 'Datenschutz' ist
      falsch. Vor allem sollte Forschungsinteressen nicht ohne weite-
      res der Vorrang vor dem Schutz der Privatsphäre und dem Arztge-
      heimnis eingeräumt werden. Als Beispiel hierfür werden die Bemü-
      hungen zum Aufbau von Krebsregistern genannt. Es wird an das
      standesrechtliche Prinzip erinnert, daß Daten vom Arzt zu For-
      schungszwecken nur mit Einwilligung des Patienten oder in anony-
      misierter Form weitergegeben werden dürfen. Beim Aufbau des
      Krebsregisters in Giessen soll gegen Datenschutzgesetze verstos-
      sen worden sein.
   4) Die Empfehlung des Wissenschaftlichen Beirats der Bundesärzte-
      kammer für eine Lockerung der ärztlichen Schweigepflicht bei der
      Datenübermittlung an Forschungseinrichtungen ist abzulehnen. Das
      Selbstbestimmungsrecht des Patienten darf nicht noch mehr ange-
      tastet werden. Eine "Sozialpflichtigkeit des menschlichen Kör-
      pers" darf es nicht geben.

3. <u>Referat</u> von Herrn <u>Schwartz</u>
   Das Referat enthält folgende Thesen:
   1) In der Informationskette Patient-Kassenarzt-Kassenärztliche Ver-
      einigung (KV) findet eine umfangreiche Datenübermittlung statt.
      Das Informationsverhalten der Kassenärzte wird maßgeblich durch
      den aufgrund des § 368 g RVO geschlossenen Bundesmantelvertrag
      (BMV) bestimmt.
   2) Der BMV legt unter anderem fest:
      - Dokumentations- und Aufbewahrungspflichten der Kassenärzte,
      - Art und Umfang der Mitteilungspflichten an die Krankenkasse,
      - die zu verwendenden Vordrucke auf der Grundlage der Vordruck-
        vereinbarung (Anlage zum BMV).

3) Der Patient ist in aller Regel über die Weitergabe seiner Daten durch seinen Arzt an die KV nicht unterrichtet. Daher ist es problematisch, ob für diesen Datenfluß die "konkludente" Entbindung von der Schweigepflicht angenommen werden darf.

4) Der Datentransfer zwischen Arzt und KV bzw. zwischen KV und Krankenkasse überschreitet vielfach das Maß der Erforderlichkeit für die rechnerisch-wirtschaftliche Leistungsprüfung. Die regelmäßige Angabe detaillierter Diagnosen in allen Routinefällen ist unnötig. In Zweifelsfällen oder zur Stichprobenkontrolle stehen den Prüfungsausschüssen ohnehin die gesamten Originalunterlagen des Arztes zur (nicht EDV-bezogenen) Einzelfallprüfung offen. Außerdem werden zwischen der KV und den Krankenkassen die erbrachten ärztlichen Leistungen pauschal abgerechnet.

5) Praktikabilitätsargumente gegen die Trennung von administrativen und medizinischen Daten im Rahmen dieser Informationskette sind nicht stichhaltig. Durch eine entsprechende Gestaltung der Vordrucke wäre eine solche Trennung durchführbar.

In der <u>Diskussion</u> zu den Referaten <u>Schaefer</u> und <u>Schwartz</u> werden folgende Auffassungen und Argumente vorgetragen:

1) Die derzeitige Praxis der Weiterleitung medizinischer Patientendaten verstößt vielfach gegen die Strafnorm des § 203 StGB über die Wahrung der ärztlichen Schweigepflicht. Beim Datenaustausch ist das Arztgeheimnis nicht gewahrt. Hier besteht ein weites Feld der "Kriminalität". § 203 StGB beschränkt die Durchbrechung des Berufsgeheimnisses - von anderen Voraussetzungen abgesehen - auf die Erforderlichkeit zur Aufgabenerfüllung des Empfängers der Angaben. Aspekte der Praktikabilität oder der bloßen Brauchbarkeit bestimmter Daten können deren Offenbarung nicht im Sinne des § 203 StGB legitimieren. Der Bundesarbeitsminister ist z.B. nicht befugt zu definieren, was Arztgeheimnis ist und was nicht. Es ist leider eine Tatsache, daß Verwaltungsvorschriften von Ärzten fast immer befolgt werden, auch wenn sie gegen die Schweigepflicht verstoßen (Zielinski).

2) Man sollte nicht von einer "Kriminalisierung" sprechen, wenn in der RVO oder daraus abgeleitetem Vertragsrecht Verpflichtungen zu Datenübermittlung und Datenaustausch festgeschrieben sind (Sendler).

3) Es ist nicht angebracht, den Datenbedarf der Krankenkassen lediglich an ihrer Funktion als Zahlstelle für Sozialleistungen zu messen. Gesetzliche Aufgaben der Krankenkassen sind auch die

Prävention und die Rehabilitation, zu deren Durchführung mehr Angaben benötigt werden. Im übrigen ist die autonome Regelung des Verhältnisses zwischen Ärzten und Kassen durch Mantelverträge einschließlich der darin beschriebenen Informationsflüsse ein legitimes Element des deutschen Sozialversicherungssystems. Es ist auch zu beachten, daß die Schweigepflichtproblematik keineswegs nur im kassenärztlichen Bereich, sondern auch im Verhältnis zwischen Ärzten und privatärztlichen Verrechnungsstellen auftaucht (Meydam).

4) Die Argumentation von Herrn Meydam verkennt, daß der Patient an der autonomen Regelsetzung durch Krankenkassen und Kassenärztliche Vereinigungen nicht beteiligt ist (Wiese).

5) Auch der Gesetzgeber hat bei der Festlegung patientenbezogener Datenübermittlung keinen beliebigen Spielraum. Hier sind die Grenzen, die das Grundgesetz zieht, zu beachten (Büllesbach).

6) Bei der Informationsweitergabe ist zu beachten, welches Medium für die Weitergabe verwandt wird. Durch ein entsprechendes Medium kann die Information verändert weitergegeben werden. Der Einfluß des technischen Mediums auf Information sollte nicht vergessen werden (Brinkmann).

7) Die Termini "Patientengeheimnis" und "Arztgeheimnis" müssen problematisiert werden, da sie nach Auffassung mancher Mediziner nicht deckungsgleich sein sollen. Augenscheinlich definieren manche die Schweigepflicht nicht ausschließlich vom Geheimhaltungsinteresse des Patienten her, sondern behaupten zusätzliche Elemente eines notwendigen Schutzes des Arztes selbst bei der Weitergabe medizinischer Daten (Ehlers).

8) Zwischen den Begriffen "Patientengeheimnis" und "Arztgeheimnis" besteht in der Tat ein Unterschied. Das Arztgeheimnis geht über das Patientengeheimnis hinaus; es umfaßt zusätzlich zu den beim Patienten erhobenen Angaben auch die Feststellungen und Maßnahmen des Arztes. Arztgeheimnis ist mehr als nur das Nichtweitergeben von Angaben, die der Patient dem Arzt gegeben hat (Schaefer).

9) Das Sozialgeheimnis schützt auch Geschäftsgeheimnisse; "Arztdaten" können auch darunter fallen (Schwartz).

<u>Zum Themenkreis Forschung</u>

1. <u>Referat</u> von Herrn <u>Lutterbeck</u>
   Aus diesem Referat ergeben sich folgende Thesen:
   1) Das Bundesgesundheitsministerium hat im Februar 1982 den Muster-
      entwurf eines Krebsregistergesetzes, das von einer Arbeitsgruppe
      der "Großen Krebskonferenz" erarbeitet worden ist, an die be-
      troffenen bzw. interessierten Institutionen versandt. Die Daten-
      schutzbeauftragten haben auf ihrer 10. Konferenz im Dezember
      1981 einen Beschluß zur datenschutzpolitischen Einschätzung und
      zu den notwendigen Datenschutzmaßnahmen bei der Errichtung von
      Krebsregistern gefaßt.

   2) Dissens besteht nach wie vor in der Frage, ob die Meldung von
      Krebserkrankungen durch den Arzt an das Register von der vorhe-
      rigen Einwilligung des Betroffenen abhängig zu machen ist oder
      ob eine Unterrichtung über die Meldung ausreichen soll. Dieser
      Dissens tritt nicht nur zwischen Datenschützern und Epidemiolo-
      gen auf, sondern auch innerhalb der Ärzteschaft. Jetzt ist eine
      politische Entscheidung durch die Parlamente notwendig.

   3) Eine Konzeption der Datenschutzgesetze als bloßer Individual-
      schutz könnte zum Ergebnis führen, daß "schutzwürdige Belange"
      der Patienten durch die Speicherung in medizinischen Registern
      nicht beeinträchtigt würden. Ein solcher individueller Ansatz
      ist jedoch falsch; richtiger Ausgangspunkt ist die Einschätzung
      der ADV als "riskante Technologie"; aus der technologiepoliti-
      schen Perspektive müssen die entsprechenden Konsequenzen gezogen
      werden.

   4) Die Errichtung von Krebsregistern zeigt Grundprobleme der Daten-
      verarbeitung zu Zwecken der medizinischen Forschung auf:
      - Eine verstärkte Nutzung vorhandener Techniken zur Anonymisie-
        rung personenbezogener Datenbestände könnte Datenschutzproble-
        me im vorhinein ausräumen; die Möglichkeiten der Aggregierung
        und Anonymisierung werden derzeit nicht ausreichend wahrgenom-
        men.

      - Umfangreiche Datenbestände werden für eine Forschung bereitge-
        halten, die ihre Hypothesen noch gar nicht entwickelt hat. Da-
        tensammlungen zu Forschungszwecken müssen gezielte wissen-
        schaftliche Fragestellungen zugrunde liegen.

      - Zu befürchten ist, daß Krebsregistergesetze Pilotfunktion für
        die rechtliche Normierung von Registern für eine Vielzahl an-
        derer Krankheiten haben sollen.

5) Grundprinzip medizinischer Forschung sollte es sein, den Patienten aus seiner Objektrolle herauszubringen, ihn durch Information über den Gang und die Zielrichtung des Projekts in den Forschungsprozeß einzubeziehen.

2. <u>Referat</u> von Herrn <u>Wagner</u>
   Dieses Referat enthält die folgenden wesentlichen Punkte:
   1) In Baden-Württemberg ist es zu einer Kontroverse zwischen der Landesbeauftragten für den Datenschutz und der Landesregierung über die Verarbeitung medizinischer Daten durch das Deutsche Krebsforschungszentrum in Heidelberg gekommen. Die Landesregierung hat dazu die Auffassung vertreten, einer besonderen gesetzlichen Grundlage für die Arbeit dieses Krebsregisters bedürfe es nicht, da der "Forschungsparagraph" des § 20 des Baden-Württembergischen Datenschutzgesetzes ausreiche.
   2) Im Interesse der Kompatibilität von Datenbeständen und -auswertungen ist eine einheitliche Regelung für Krebsregister in allen Bundesländern notwendig.
   3) Die Datenverarbeitung im Deutschen Krebsforschungszentrum stellt sich als "geschlossenes System" institutsinterner Forschung dar; Obermittlungen an Dritte finden nicht statt.
   4) Die Epidemiologie hat kein genuines Interesse am Personenbezug der Patientendaten. Der Personenbezug ist jedoch aus verschiedenen Gründen unerläßlich, etwa für Longitudinalstudien oder zur Vermeidung der Doppelregistrierung. Eine "anonyme Identifikation" von Datensätzen reicht jedoch im allgemeinen aus.
   5) Datenschutz behindert die Forschung zum einen wegen der restriktiven Praxis vieler Stellen bei der Zurverfügungstellung von Daten an die Wissenschaft. Beispielhaft hierfür sind die Schwierigkeiten des Krebsforschungszentrums bei der Beschaffung von Leichenschauscheinen bei den Gesundheitsämtern.
   6) Die übertriebene Handhabung des Datenschutzes führt in Wissenschaftlerkreisen gelegentlich zur Resignation; auf geplante Projekte wird wegen der zu erwartenden Schwierigkeiten mit dem Datenschutz verzichtet.

3. Zu dem <u>Referat</u> von Herrn <u>Horbach</u>
   und dem Themenkreis Forschung werden folgende Positionen und Argumente vorgebracht:

1) Vorhandene Techniken der Anonymisierung von Daten müßten mehr genutzt werden (Büllesbach).

2) "Treuhändermodelle" zur Separierung der Patientenpersonalien einerseits und der Forschungsdaten andererseits sind ohne allzu großen Aufwand möglich. Bei einer Feldstudie kann man z.B. die Datenerhebung von einem Team durchführen lassen, welches dann nur den numerierten Frage- und Befundbogen an das Forschungszentrum weitergibt, wo die Daten analysiert werden (Keil).

3) Die Epidemiologie hat bisher den wissenschaftlichen Nutzen von Registern für gesicherte Erkenntnisse über den Krebs nicht nachweisen können (Schuster, Lutterbeck). Unter Hinweis auf eine veröffentlichte Erlanger Studie zu berufsbedingten Krebskrankheiten wird diese Behauptung bestritten (Horbach). Es wird darauf hingewiesen, daß die Krebsregister nur eine Variante von Krankheitsregistrierung sind. Mit besonderem Nachdruck wird auf die Bedeutung von Herzinfarkt- und Schlaganfallregistern in umschriebenen Populationen hingewiesen und auf die große Bedeutung, die von der Weltgesundheitsorganisation und dem NIH dem Aufbau von Monitoring- und Surveillance-Systemen für cardiovasculäre Krankheiten beigemessen wird (Keil).

4) Mortalitätsdaten sollten in den Gesundheitsämtern analysiert werden, d.h., als Auftragsforschung im eigenen Hause durchgeführt werden (Schwartz).

5) Der epidemiologische Aussagewert von Krebsregistern ist zweifelhaft. Bedenklich ist, daß Forschungsrichtungen verrechtlicht werden, deren Validität nicht gesichert ist (Ehlers, Reichertz).

6) Nach einer Berliner Untersuchung gibt es kaum Datenzugangsprobleme für die medizinische Forschung. Wenn Kosten für einen effektiven Datenschutz bei Forschungsprojekten entstehen, sind diese als Technologiefolgekosten anzusehen und zu akzeptieren (Ziegler-Jung).

Gedanken zum Thema
Krankenhausinformationssysteme und medizinische
Forschung

C. Th. Ehlers
Medizinische Informatik
Georg-August-Universität Göttingen

Als Grundlage meiner sehr hart und teilweise bewußt scharf pointier-
ten Ausführungen dienen zwei Manuskripte von Vorträgen, die ich zum
Thema "Datenschutz und Forschung in der Medizin" im Jahre 1981 gehalten habe.

1. Patientenbezogene Dokumentation ist im Interesse des Patienten
    selbst und für die behandelnden Ärzte aus klinischer und foren-
    sischer Sicht unabdingbar. Das echte persönliche Vertrauensver-
    hältnis zwischen Patient und Arzt und die Wahrung ethisch,
    moralischer Normen sind unantastbare Grundvoraussetzungen.
    Die Medizin ist in hohem Maße eine empirische Wissenschaft.
    Sie ist auf patientenbezogene Datensammlungen angewiesen.

2. Die Sicherheit der Aussage sowohl während der Behandlung als
    auch zu weitergehenden wissenschaftlichen Untersuchungen ist
    abhängig von der Richtigkeit der erhobenen Befunde (Daten).
    Dazu ist die Wissenschaft auf die Objektivität, die Reliabili-
    tät und die Validität als entscheidende Kriterien angewiesen.
    Diese setzen patientenbezogene und häufig langzeit gespeicherte
    Daten voraus.

3. In einem Klinikum mit entsprechend organisierter Datenverar-
    beitung und Anwendung moderner Datenbanktechniken unter fach-
    gerechter Leitung (Medizininformatik) sind die patientenbe-
    zogenen Daten sicherer als bei der bisherigen Verfahrensweise
    aufgehoben. Verstöße gegen die ärztliche Schweigepflicht be-
    ruhen fast ausschließlich auf persönlichem Versagen durch
    Ärzte und entsprechendes Fachpersonal. Sie sind kein Problem
    des Computers.

4. Schäden ideeller oder materieller Art sind bisher bei Patienten nicht bekannt geworden, nachdem die bei ihnen erhobenen Befunde für wissenschaftliche Fragestellungen verwendet wurden. Es traten jedoch häufig Verbesserungen von Diagnostik und Therapie auf, die ihnen und allen anderen Angehörigen der Sozialgemeinschaft zugute gekommen sind. Eine Schädigung in der o. a. Art ist auch in Zukunft nicht zu erwarten. Generell treten Schäden wegen unzulässiger Datenweitergabe äußerst selten auf. Dagegen werden wesentlich häufiger Gerichtsverfahren wegen mangelnder Dokumentation und unzureichender Informationsweitergabe angestrengt.

5. Die Trennung des Einsatzes der Datenverarbeitung in Unterstützung während einer Behandlung einerseits und der Unterstützung bei Forschungsvorhaben andererseits ist unzulässig, da die Zusammenhänge fließend sind. Die z. Z. vorgenommene Trennung ist daher künstlich. Die Diktion, mit der seit geraumer Zeit die medizinische Forschung angesprochen wird, diskriminiert sowohl die Forschung selbst als auch die Forscher und schadet dadurch mindestens den zukünftigen Patienten.

6. In einem Klinikum mit eigener Datenverarbeitung ist die strenge Anwendung des § 203 StGB zum Schutze der Patienteninteressen völlig ausreichend, soweit die Daten nicht diesen Kreis verlassen. Für diesen Fall ist auch eine Einwilligung zur Datenweitergabe für wissenschaftliche Forschung nicht erforderlich. Die sonstigen Weitergaben sind gesetzlich geregelt.

7. Die gesetzlichen Regelungen sind z. B. bei den meldepflichtigen Erkrankungen zum Teil antiquiert, da sie auf seuchenhygienischen Vorstellungen beruhen, die nicht mehr aktuell sind. Heute gesellschafts- und sozialpolitisch bedeutende Erkrankungen, wie bösartige Tumore, körperliche und geistige Behinderungen dürfen aus datenschutzrechtlichen Gründen nicht erfaßt werden. Dieses geschieht zum nachweisbaren Schaden dieser Gruppen. Die Zulassung der Erfassung ist an zu viele Bedingungen gebunden, deren Einhaltung nur zu fragmentarischen und damit sinnlosen Erhebungen führen würde.

8. Die Entwicklung von patientenbezogenen Krebregistern ist in
   Frage gestellt. Damit wird der wichtigsten Form der modernen
   Krebstherapie, "der weitergehenden Krebsnachsorge", die Grundvoraussetzung ihres Funktionierens entzogen. Eine grundsätzliche Forderung der Zustimmung des Patienten zur Aufnahme in
   die Krebsregister und/oder einer weitergehenden Nachsorge ist
   nicht praktikabel, da nach wie vor eine nicht unerhebliche Anzahl von Patienten nach Bekanntwerden der Diagnose selbst Hand
   an sich legen.

9. Eine überzogene rechtsphilosophische Theroriediskussion mit
   dem Ziel, den Individualismus aus rein formalen Gründen zum
   Exzeß zu treiben, wird von der Masse der Patienten nicht verstanden. Es drängt sich der Verdacht auf, daß hier eine elitäre
   Schichtenspezifität vorliegt. Besonders schädlich ist die Form
   der Darstellung dieser Diskussion in der Öffentlichkeit.

10. Es ist nicht auszuschließen, daß spezielle Gruppen unter Hin-
    weis auf Störung des Arzt/Patientenverhältnisses, der Schweige-
    pflicht und des Datenschutzes die notwendige Transparenz im
    Gesundheitssystem, wie z. B. Effizienz, Qualität, medical
    audit usw., unter Inanspruchnahme des Patientenwohles unter-
    laufen wollen.

11. Es ist nicht auszuschließen, daß die allgemeine Administration
    unter Hinweis auf den Datenschutz Tätigkeiten (Arbeit), evtl.
    Neuerungen usw. abzuwehren versucht.

12. Es ist nicht auszuschließen und letztendlich notwendig, daß
    die Kontrahenten - Mediziner und Juristen - sich doch allmäh-
    lich auf einer vertrauensvolleren Basis treffen, auf der jeder
    dem anderen unterstellt, daß er ehrlich an einer positiven und
    praktikablen Lösung der anstehenden Probleme im _echten_ Inter-
    esse der Patienten und einer sinnvollen Weiterentwicklung
    der medizinischen Forschung interessiert ist.
    Kann dieses geschehen???

Probleme bei Labor-Informationssystemen

Albert J. Porth

Arbeitspapier

zum Workshop der GRVI/GMDS-Kommission "Juristische Probleme der Datenverarbeitung in der Medizin" am 24./25. Februar 1982 in Bad Homburg

Als Vorbereitung zu diesem Workshop-Thema wurden im Januar 1982 die Mit-
glieder der GMDS-Arbeitsgruppe "Labordatenverarbeitung" angeschrieben
mit der Bitte um Zusendung von Fragen und Problemschilderungen.

Die Zusammenstellung der eingegangenen Fragen spiegelt die unterschiedlichen Interessenlagen auf diesem Arbeitsgebiet wider, die von Grundsatz-
problemen bis zu Fragen für den praktischen Alltagsbetrieb reichen. In
einigen Rückantworten kommt die Sorge zum Ausdruck, daß durch allzu restriktive Handhabung rechtlicher Vorschriften (insbesondere der Datenschutzgesetze) eine Behinderung des Routinebetriebs zuungunsten der Patienten erfolgen könne. Ohne über die Ursachen solcher Sorge zu spekulie-
ren, erscheint es dem Autor als Medizinischem Informatiker sinnvoller,
eine "Informationsbrücke" zwischen Juristen und Medizinern zu schlagen.
Um die zugesandten Fragen und ihre Antworten transparent zu machen, sollen die wesentlichen Zusammenhänge und Wirkmechanismen bei Labor-Informationssystemen dargestellt (Bild 1) und einige Grundbegriffe der Nomenklatur genannt werden.
Ein wesentliches Problem des Personenbezugs und der Verfügungsbefugnis
bei Befunddaten tritt hier auf: Ein Befund ist einerseits dem Patienten
zuzuordnen, andererseits aber auch dem Laborverantwortlichen, da dieser
wesentliche "Kontext-Informationen" unter anderem aus seinem individuellen Wissens- und Erfahrungsbereich beigesteuert hat, womit also ein Meßergebnis zu einem Laborbefund wurde. Sodann führt der behandelnde Arzt
die Befundung fort und gelangt zu weiteren "Kontext-Informationen".
In diesem Beitrag wurde bewußt unterschieden zwischen ärztlicher und medizinischer Verantwortung; letztere darf auch ein Nicht-Arzt tragen: Ein
Chemiker kann "verantwortlicher Laborleiter" sein, wenn er das von der
Dtsch. Ges. f. Klin. Chemie vergebene Zertifikat "Klinischer Chemiker"
besitzt; ebenso kann ein "Medizinischer Informatiker" als Inhaber eines
entsprechenden Zertifikats der Gesellschaften GMDS und GI (Ges. f. Informatik), verantwortlicher Leiter eines medizinischen Rechenzentrums sein.
Beide Zertifikate sind nur nach einer langjährigen Weiterbildungszeit
insbesondere auf medizinischen Gebieten zu erwerben.

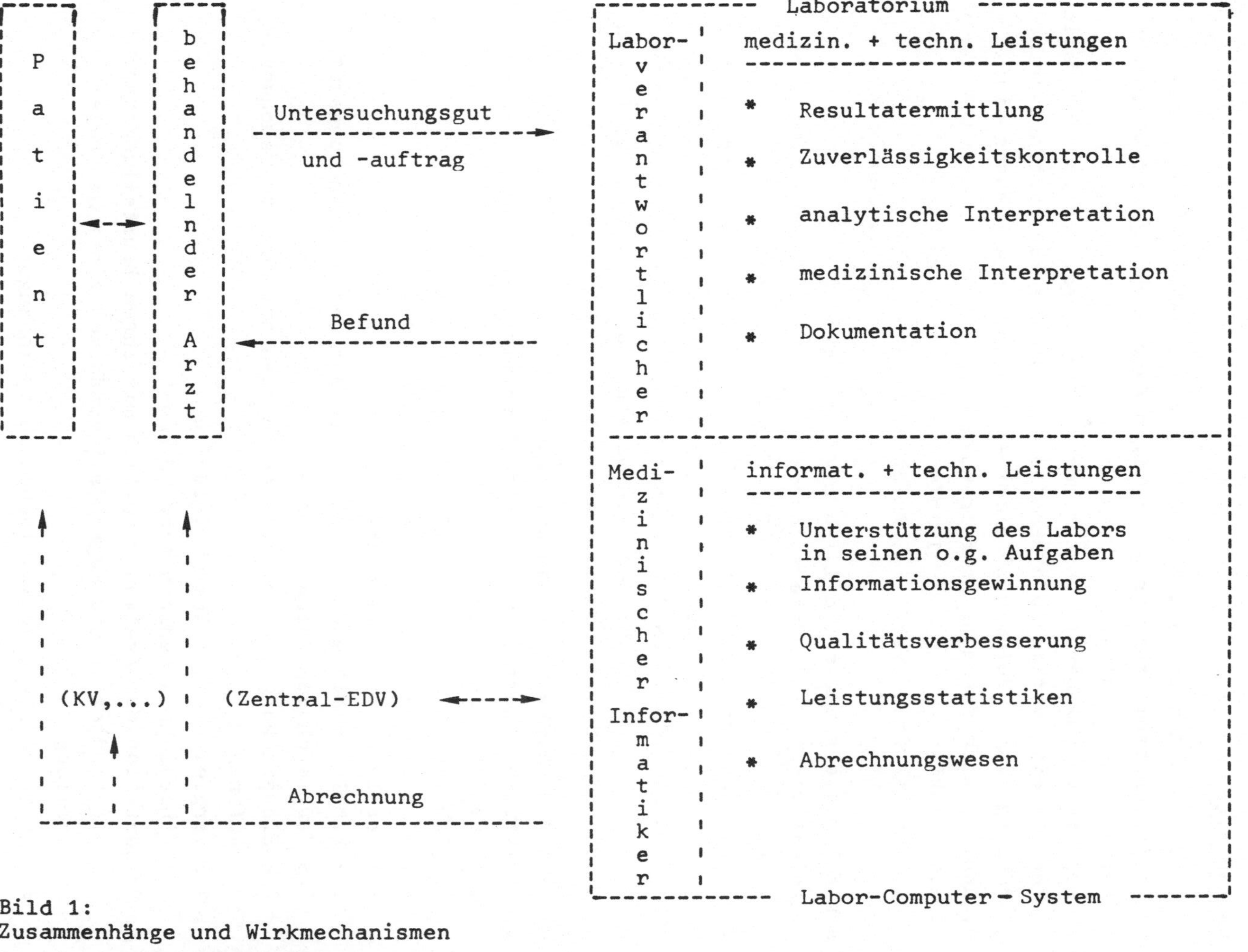

Bild 1:
Zusammenhänge und Wirkmechanismen in einem Labor-Informationssystem

Zur Nomenklatur

A. U n t e r s u c h u n g s a u f t r a g   enthält:

1. Patientenstammdaten zur eindeutigen Kennzeichnung und Zuordnung
   der Analysenresultate

2. ergänzende Angaben (Probenentnahmebedingungen, Zustand des Patienten, bereits vorliegende Resultate,...), die zur Auftragsdurch-
   führung (incl. Befundung) erforderlich oder zweckmässig sind,

3. Analysenanforderungen in folgenden Modi
   3.1 selektiv: 1 Anforderung --► 1 Analyse
   3.2 indiskriminiert: 1 Anforderung --► n Analysen
       (Screening)   (Analysenblock)

B. A n a l y s e n e r s t e l l u n g   erfolgt:

1. selektiv: Untersuchungsauftrag wird durchgeführt wie
                      unter A.3.1 und A.3.2 genannt

2. indiskriminiert: aus technischen oder wirtschaftlichen Gründen
                      werden nicht nur die (wie unter A.3.1 und
                      A.3.2 genannt) angeforderten sondern darüber
                      hinaus auch weitere zu einem Block gehörigen
                      Analysen erstellt

C. B e f u n d   besteht aus den Komponenten:

1. Analytische Beurteilung der Resultate mittels
   1.1 Qualitätskontrolle
   1.2 Berücksichtigung von Störfaktoren

2. Medizinische Beurteilung der Resultate mittels
   2.1 Vergleich mit Referenzbereichen
   2.2 Vergleich mit anderen Resultaten aus dem Untersuchungsgut
   2.3 Vergleich von Befundmustern
   2.4 Einbeziehung von ergänzenden Angaben aus dem Untersuchungs-
       auftrag
   2.5 Vergleich mit früheren Befunden
   2.6 Einbeziehung medizinischen Wissens

3. Präsentation der Analysenresultate mit ihren Beurteilungsdaten
   3.1 eingeordnet in die zugrundeliegende medizinische Frage-
       stellung
   3.2 gruppiert nach medizinischen Zusammenhängen
   3.3 mit Darstellung zeitlicher Verläufe (kumulative Berichte)

F r a g e n k a t a l o g und Versuch einer Beantwortung *)

-- A --

Im Labor werden Analysen selektiv von den Einsendern angefordert. Die Analytik wird teils selektiv (z.B. Hitachi 705), teils mit indiskriminiert (z.B. SMAC) arbeitenden Geräten durchgeführt, wobei die Auswahl der für einen aktuellen Auftrag eingesetzten Geräte sich aus laborinternen Optimierungen ergibt.

Ist die in der Voraussetzung genannte Vorgehensweise aus juristischer Sicht unbedenklich?

ja

Müssen die apparativen Möglichkeiten des Labors stets so eingesetzt werden, daß eine Maximalzahl an Analysenergebnissen produziert wird und zwar unabhängig davon, ob sie angefordert sind oder nicht? Welches Gewicht haben hierbei medizinische bzw. Kosten-Gesichtspunkte?

Grundsätzlich sind die Analysen durchzuführen, die angefordert wurden (schon aus Gründen der Leistungsabrechnung). Solange die herrschenden medizinischen Lehrmeinungen beide Anforderungsmodi (selektiv und indiskriminiert) für sinnvoll halten, kann die Frage auch juristisch nicht entschieden werden.

Wenn ein nicht angefordertes Ergebnis aus apparativen Gründen ermittelt wird,
- muß es vom Laborarzt zur Kenntnis genommen werden?

nein

- darf es durch technische Maßnahmen (EDV) so unterdrückt werden, daß es der Laborarzt gar nicht zur Kenntnis nehmen kann?

ja

- muß es (nach Kenntnisnahme durch den Laborarzt) an den Einsender übermittelt werden?

nein

- ist es nach Übermittlung abrechenbar?

nein

Ändert sich die juristische Sachlage zu den vorigen Fragen, wenn es sich bei dem nicht angeforderten Ergebnis um ein pathologisches Ergebnis handelt?

Das hängt davon ab, ob die Alternative der maximalen Analytik deshalb gewählt wurde, um auch unbekannte Faktoren zu entdecken; dann fällt dies evtl. unter die Sorgfalts- und Hinweispflichten des Laborarztes.

---

*) Herr Prof. Dr. W. Kilian hat dankenswerterweise die vom Autor vorgeschlagenen Antworten aus juristischer Sicht überprüft

Falls maximale Analytik aus juristischen Gründen erfolgen sollte, ohne daß die nicht angeforderten Analysen abgerechnet werden können, wie ist dann die
Möglichkeit zu werten, daß die Einsender lediglich
einen Parameter anfordern, weil sie wissen daß dann
die gesamte Analytik durchgeführt wird?

Juristen können nicht medizinische Verfahren
vorschreiben, wenn sich die Mediziner über
den Zweck des Einsatzes nicht einig sind.

Falls maximale Analytik erfolgt, ist diese auch dann
durchzuführen, wenn wegen eines Geräte- oder Kanal-
defektes die in der Regel zur Verfügung stehende
Gerätekonfiguration nicht eingesetzt werden kann?

Wenn die maximale Analytik medizinisch verlangt wird, muß sie auch durchgeführt werden
(auch unter erschwerten Bedingungen).

Muß bereits bei der Einrichtung eines Labors darauf
geachtet werden, daß eine maximale Analytik durchgeführt werden kann und deshalb - falls nach dem
Stand der Technik verfügbar - Geräte beschafft werden, mit denen indiskriminierte Profilanalytik durchgeführt werden kann?

Nein, da im Grundsatz jedem Auftrag an das
Labor eine eigene medizinische Fragestellung
zugrundeliegt, die mal den einen, mal einen
anderen Anforderungs- und Bearbeitungsmodus
erfordern kann. Darüberhinaus ist dies eine
Frage der Betriebsökonomie, keine juristische.
Evtl. müssen bestimmte Analysen an andere Labors abgegeben werden, wenn die Voraussetzungen fehlen.

-- B --

Besteht dem Patienten gegenüber eine Informationspflicht, wenn persönliche Daten (Labor-Befunddaten)
zum Zweck der Dokumentationspflicht des Arztes gespeichert werden?
Ist eine Zustimmung des Patienten erforderlich?

Nein, der Patient hat aber ein Informationsrecht.

nein

-- C --

In welcher Weise (unterschiedliche Modelle) müssen
Daten geschützt werden, die in den vielen Qualitäts-
sicherungsstudien aus verschiedenen Kliniken zusammengetragen und zentral aber arzt- und klinikbe-
zogen ausgewertet werden (Schutz von Patient, Arzt
und Klinik)? Die Reidentifikation der Patienten
innerhalb der Kliniken und der Kliniken innerhalb
der zentralen Sammelstellen muß allerdings möglich
sein.
Bekanntlich scheitern viele Qualitätssicherungsbe-
mühungen mit externem Vergleichsansatz daran, daß
die Ärzte Angst vor Verletzungen des Datenschutzes
haben.

Grundsätzlich ist auch bei diesen Studien
(ähnlich wie bei anderen Forschungsvorhaben)
die Einwilligung der Patienten einzuholen.
Kann jedoch die forschende Stelle unter Anle-
gung strenger Maßstäbe (vgl. Stellungnahme
der Bundesärztekammer) nachweisen, daß unter
diesen Bedingungen die Forschung ganz entfallen müßte, so sind Ausnahmen denkbar.
Oder: die Daten werden in faktisch anonymisierter Form gespeichert und zum Forschungszweck
verwendet. Doch dort, wo eine Reidentifikation
erforderlich ist, wird dies über eine 2. Stelle
realisiert, die die zugehörigen Patientendaten
treuhänderisch verwaltet.

-- D --

Darf ein Untersuchungsauftrag vom Labor zurückgewiesen werden, weil Untersuchungsmaterial oder Auf-
tragsbeleg nicht vollständig und eindeutig gekennzeichnet sind (z.B. mit Patientennamen, Identifi-
kationsnummer, Geburtsdatum, Geschlecht, Absender,
Abrechnungsart,...)?
Bekanntlich sind derartige Informationen für die
ordnungsgemäße Erstellung, Überprüfung, Bewertung
und Weiterverarbeitung von Analysenergebnissen erforderlich, um eine bestmögliche Datenqualität
sicherzustellen und Fehlerrisiken zu minimieren.

Ja, es ist sogar erforderlich, daß der Auftrag
zurückgewiesen wird, da eine qualifizierte
Auftragserfüllung nicht mehr gewährleistet ist.

-- E --

Sind klinische Zentrallaboratorien als geschlossene
Einheiten zu betrachten, die nach außen und von aus-
sen durch vertretbare effektvolle Maßnahmen geschützt werden (Zugangskontrolle usw.),so daß aber
innerhalb der Laboratorien hinsichtlich der Proto-
kolle, Journale, der Sortierung und Lagerung von
Anforderungsbelegen usw. nicht noch limitierende
und arbeitsverhindernde Maßnahmen getroffen werden
müssen?

Zentrallaboratorien mit den sie unterstützen-
den Computersystemen sind als abgeschlossene
Institution zu betrachten. (In Hannover wird
darüber hinaus der gesamte Bereich der Med.
Hochschule als abgeschlossene Institution betrachtet.) Dies befreit jedoch nicht davon,
daß innerhalb einer solchen Institution der
Umgang mit Patientendaten einer besonderen
Sorgfaltspflicht unterliegt.

vgl. "10 Gebote zur Datensicherung"

(Anlage zu § 6 BDSG und entsprechende Maßnahmen, je nach dem Stand der Technik und unter
Kosten-/Nutzen-Gesichtspunkten)

Welche organisatorischen, software- und hardware-
mäßigen Datenschutz-/ Datensicherungsmaßnahmen werden bei Einsatz eines Labor-EDV-Systems im Kranken-
haus-Labor empfohlen bzw. für unbedingt notwendig
angesehen?
Speziell: Wird eine Benutzerkontrolle mittels Log-
file, in das nach jedem Aufruf bzw. Beenden eines
Moduls ein Eintrag erfolgt (Protokollierung der Be-
nutzer; Protokollierung von versuchtem Mißbrauch),
für notwendig gehalten?

Sind Zugriffschutzmechanismen in einem "Closed-
shop-Labor" notwendig? Wenn ja, wie fein differenziert?

vgl. "10 Gebote zur Datensicherung"

Rechtfertigen die Erfahrungen mit
 - Benutzerkontrolle (ID-Codes),
 - Terminalkontrolle (Logbuch),
 - Datenkontrolle (Transaktionen)
den Einsatz dieser Mittel im Hinblick auf den er-
forderlichen Aufwand (Kosten) und den tatsächlichen
Nutzen?

In den Kommentaren zum BDSG werden diese Maßnahmen als angemessene Erfüllung der Anforderungen betrachtet (z.B. für Zugangs- und Orga-
nisationskontrolle).

Welche Probleme können sich beim Einsatz von Termi-
nals auf Stationen oder in Ambulanzen (z.B. zum Ab-
ruf von Laborergebnissen) ergeben, und was ist dagegen zu tun?

vgl. "10 Gebote zur Datensicherung"

Dürfen Befunde in offenen Fächern zur Entnahme
durch das Stationspersonal bereitgestellt werden?

Ja, wenn die Kontrolle der Berechtigung des
Stationspersonals möglich ist.

Wie sieht der Datenschutz beim Hol- und Bringedienst
aus, wenn dieser durch Hilfspersonal ausgeführt wird
(Zivildienst)?

Verschwiegenheitspflicht gilt auch für Zivil-
dienstleistende (Eine entsprechende Verpflichtung ist notwendig und muß schriftlich fest-
gehalten werden).

Ist unter Datenschutzgesichtspunkten ein "Remote-
Softwaresupport" über Telefon (Ankoppelung an das
Kundensystem) statthaft?

Ja, aber darunter darf der Schutz der Daten
nicht leiden (z.B. Problem der Anonymisierung
übermittelter Daten).

Anschrift:
Prof. Dr. rer. nat. Albert J. Porth
Labordatenverarbeitung der
Medizinischen Hochschule Hannover
Karl-Wiechert-Allee 9
3000 Hannover 61

Dr. Otto Mallmann

<u>Datenschutz im Krankenhaus</u>

1. Zur derzeitigen Rechtslage

Der Datenschutz im Krankenhaus ist derzeit nur unbefriedigend geregelt.
Schwierigkeiten macht oft bereits die Feststellung, welche Rechtsvorschriften im Einzelfall anzuwenden sind. Mindestens fünf Regelungskom-
plexe kommen in Betracht:

- Bundesdatenschutzgesetz (BDSG)
- Landesdatenschutzgesetze
- Datenschutzregelungen im Sozialgesetzbuch (SGB)
- Datenschutzgesetze in den Krankenhausgesetzen
  einiger Bundesländer
- § 203 Strafgesetzbuch (StGB) in Verbindung mit
  den standesrechtlichen Regelungen der ärztlichen
  Schweigepflicht.

Hinzu kommen noch zahlreiche Einzelregelungen, die z.B. im konkreten
Fall bei der Prüfung der Zulässigkeit der Übermittlung heranzuziehen
sind (z.B. § 1543 d RVO für die Auskunft des Arztes an einen Unfallver-
sicherungsträger; Meldungen an das Gesundheitsamt nach §§ 4 Bundesseuchengesetz, 12 Geschlechtskrankheitengesetz).

Hinsichtlich des Anwendungsbereichs der oben genannten fünf Regelungs-
komplexe bestehen zahlreiche Unklarheiten, von denen im folgenden nur
einige beispielhaft erwähnt werden sollen.

Hinsichtlich des BDSG ist die Abgrenzung nur auf den ersten Blick klar:
Dieses Gesetz gilt für die wenigen vom Bund betriebenen Krankenhäuser
und für die Krankenhäuser in privatrechtlicher Trägerschaft. Was die
zuletzt genannte Gruppe angeht, so bestehen in der Praxis erhebliche
Unklarheiten, wie die zahlreichen von den Kirchen in privatrechtlicher
Rechtsform betriebenen Krankenhäuser zu behandeln sind. Diese Frage
soll unten noch behandelt werden. Umstritten ist auch die praktisch
wichtige Frage, in welchem Verhältnis das BDSG zu den Regelungen über
die ärztliche Schweigepflicht steht. § 45 Abs. 3 BDSG beschränkt sich
hier auf den wenig klaren Hinweis, die Verpflichtung zur Wahrung des
ärztlichen Geheimnisses bleibe unberührt.[1]

---

1 Vgl. dazu <u>Simitis</u> in <u>Simitis/Dammann/Mallmann/Reh</u>, BDSG, 3.Aufl. 1981,
   § 45 Rdnrn. 26 ff; <u>Ziegler-Jung</u>, Anwendung des Datenschutzrechts im
   Krankenhaus, Datenschutz und Datensicherung, 1980, S. 133.

Auch der Anwendungsbereich der Landesdatenschutzgesetze ist nur auf den
ersten Blick eindeutig: Sie gelten grundsätzlich für die nach Landes-
recht zu beurteilenden öffentlich-rechtlichen Krankenhäuser (z.B. Ge-
meinde- und Kreiskrankenhäuser, Universitätskliniken).

Umstritten ist allerdings, inwieweit es sich bei diesen Krankenhäusern
um öffentlich-rechtliche Wettbewerbsunternehmen - mit je nach Landes-
recht unterschiedlichen Konsequenzen[2] - handelt. Für beide Auffassungen
gibt es Argumente, die hier nicht näher behandelt werden können. Im
Ergebnis spricht angesichts des Bestrebens der Krankenhäuser, hohe Be-
legungszahlen zu erreichen, einiges für die Annahme einer Wettbewerbs-
situation[3] (vgl. auch die Regelung des § 18 Abs. 7 Bundespflegesatzord-
nung mit der Möglichkeit des Kostenabzugs, wenn nicht eine hohe Betten-
auslastung erreicht wird).

Auch wenn man hiervon ausgehend die Eigenschaft der Krankenhäuser als
Wettbewerbsunternehmen bejaht, kann dies nicht uneingeschränkt gelten.
Soweit Patienten zwangsweise eingewiesen werden und soweit Forschung
betrieben wird, findet kein Wettbewerb statt. Die Feststellung frei-
lich, wo hier die Grenzen verlaufen, bereitet in der Praxis erhebliche
Schwierigkeiten.

Außer den Fragen des Anwendungsbereichs der einzelnen Normen und ihres
Verhältnisses zueinander ergeben sich bei der Anwendung der Vorschriften im Krankenhausbereich zahlreiche weitere Probleme. Hier sollen nur
folgende Beispiele genannt werden:

  - Die Datenschutzgesetze gelten nur für Dateien
    im Sinne des § 2 Abs. 3 Nr. 3 BDSG. Gerade im
    Krankenhausbereich werden sehr unterschiedliche
    Datenträger benutzt. Die Abgrenzung zwischen
    Dateien und den grundsätzlich nicht den Datenschutz-
    gesetzen unterfallenden Akten ist hier oft schwierig.
    Dies gilt z.B. für die in Archiven oft verwendeten
    Hängemappen.
    Unabhängig von der Frage der Abgrenzung erscheint
    es gerade angesichts der Sensitivität medizinischer

---

2 Überwiegend wird auf das BDSG verwiesen; vgl. im einzelnen Ziegler-
  Jung, aaO (Anm. 1), S. 134.

3 Vgl. Simitis, aaO (Anm. 1), § 22 Rdnr. 82.

Daten nicht einsichtig, warum in Akten enthaltene
Daten weniger geschützt werden sollen.

- Unklar ist weiterhin, inwieweit es im Krankenhausbereich sogenannte interne, d.h. nicht zur Übermittlung bestimmte Daten (§ 1 Abs. 2 S. 2 BDSG)
  gibt.

- Bei öffentlich-rechtlichen Krankenhäusern bereitet
  die Frage, wer "speichernde Stelle", also Normadressat der Datenschutzgesetze ist, Schwierigkeiten. Teilweise wird hier eine funktionsbezogene
  Betrachtung befürwortet mit der Konsequenz, daß
  innerhalb eines Krankenhauses mehrere "speichernde
  Stellen" bestehen, zwischen denen Datenübermittlungen nur nach Maßgabe der Übermittlungsvorschrif-
  ten der Datenschutzgesetze zulässig sind.[4]

- Keiner näheren Ausführung bedarf es, daß die zahlreichen unbestimmten Rechtsbegriffe der Datenschutzgesetze ("berechtigte Interessen", "schutzwürdige
  Belange") zu Unklarheiten führen.

- Umstritten ist schließlich, inwieweit der Auskunfts-
  anspruch des Patienten hinsichtlich der zu seiner
  Person gespeicherten Daten (z.B. § 26 BDSG) Einschränkungen unterliegt.[5]

Die jüngsten Tätigkeitsberichte der Datenschutzbeauftragten und zahlreiche Presseberichte belegen, daß im Krankenhausbereich erhebliche
Datenschutzdefizite bestehen.

- Immer wieder werden höchst sensitive Patientendaten
  auf dem Müll, teilweise sogar auf noch nicht abge-
  holtem Sperrmüll, gefunden.

- In Marburg wurde festgestellt, daß in einem leer-
  stehenden alten Gefängnis große Mengen Patientendaten
  ungesichert lagerten.

---

4 So <u>Ziegler-Jung</u>, aaO, S. 135 f.

5 Vgl. <u>Mallmann</u> in <u>Simitis/Dammann/Mallmann/Reh</u>, BDSG § 26 Rdnr. 67 ff.

- Die Datensicherungsmaßnahmen in Krankenhäusern sind
  häufig unzureichend.[6]

- Aus Bremen wurde ein Fall bekannt, in dem von einem
  Krankenhaus Daten über Teilnehmer an einer
  Demonstration, die sich in ärztliche Behandlung
  begeben hatten, an die Polizei weitergegeben
  wurden.[7]

- In Schleswig wurden die Namen mehrerer hundert
  Patienten eines psychiatrischen Krankenhauses
  unter dieser Anschrift in das örtliche Adreßbuch
  aufgenommen.[8]

Diese Liste in jüngster Zeit publizierter Datenschutzverstöße ließe
sich noch fortsetzen. Entscheidend sind freilich nicht so sehr spek-
takuläre Einzelfälle. Wesentlich ist, daß im Krankenhausbereich auf
Grund der geltenden Regelungen vielfach Unsicherheit über die korrekte
Handhabung des Datenschutzes in der täglichen Praxis besteht. Ärzte
und medizinisches Hilfspersonal sind hier - auch wenn man das Bestre-
ben einer korrekten Handhabung von Datenschutz und Schweigepflicht unterstellt - häufig überfordert. Damit entstehen angesichts bestehender
Straf- und Schadensersatzregelungen unzumutbare Risiken. Vor allem
aber drohen Gefahren für das Vertrauensverhältnis zwischen Arzt und
Patient, wenn Zweifel am Funktionieren des Datenschutzes im medizinischen Bereich aufkommen.

2. Bereichsspezifische Regelung

Eine Verbesserung dieser Situation ist nur durch eine bereichsspezifische gesetzliche Regelung des Datenschutzes im Krankenhaus erreichbar,
die auf die Besonderheiten dieses Bereichs zugeschnitten ist. Eine solche Regelung müßte - soll sie den bestehenden Zustand der Rechtszer-

---

6 Vgl. z.B. den 9. Tätigkeitsbericht des Hess. Datenschutzbeauftragten unter 4.3.5.

7 Zu den damit verbundenen Rechtsfragen vgl. auch den 10. Tätigkeitsbericht des Hess. Datenschutzbeauftragten unter 4.5.3.

8 Vgl. "Der Spiegel", Nr. 8/1982, S. 65.

splitterung beenden - einen möglichst weiten Anwendungsbereich haben,
d.h. sie müßte für Krankenhäuser in öffentlich-rechtlicher, privater
und frei gemeinnütziger Trägerschaft gelten.

2.1 Gesetzgebungskompetenz

Zu klären ist zunächst die Frage der Gesetzgebungskompetenz für eine
solche Regelung.

Eine Bundeskompetenz besteht für eine umfassende Regelung des Datenschutzes im Krankenhausbereich nicht. Der Bund kann z.B. keine Vorschriften für städtische und Kreiskrankenhäuser erlassen.

Deshalb kommt nur eine Regelung durch den Landesgesetzgeber in Betracht.
Hier bestehen zwei verfassungsrechtliche Problembereiche. Zunächst
könnte zweifelhaft sein, ob eine Zuständigkeit des Landesgesetzgebers
für Krankenhäuser in privatrechtlicher Trägerschaft besteht.

Zwar kommt auch eine Zuständigkeit des Bundesgesetzgebers für private
Krankenhäuser auf Grund der Kompetenz für bürgerliches Recht und Wirtschaftsrecht nach Art. 74 Nr. 1 und 11 GG in Betracht.[9] Einiges spricht
jedoch dafür, von der grundsätzlichen Landeszuständigkeit für das Gesundheitswesen auszugehen.[10] Entscheidend für die kompetenzrechtliche
Zuordnung eines Gesetzes, das mehrere Sachbereiche berührt - und um
einen solchen Fall handelt es sich hier angesichts der erwähnten Bun-
des- und Landeskompetenzen - ist die Frage, welcher Sachbereich unmit-
telbarer Regelungsgegenstand ist, was Haupt- und Nebenzweck der Norm
ist. Trotz einiger terminologischer Unterschiede besteht weitgehende
Übereinstimmung in Rechtsprechung und Literatur, daß es auf das gesetz-
geberisch Gewollte, den funktionalen Zusammenhang, auf den Hauptzweck
und die Materie ankommt, in die die Norm "eingreift".[11] Prüft man hiervon ausgehend, was Regelungsgegenstand spezieller Datenschutzvorschriften für den Krankenhausbereich ist, so dürfte es näher liegen, auf die

---

9 Diese Grundlage erscheint tragfähig für die im 3. Abschnitt
   des BDSG getroffenen allgemeinen Regelungen für den nicht-öffentlichen Bereich.

10 Vgl. Maunz in Maunz/Dürig/Herzog, GG, Art. 74 Rdnr. 103.

11 Vgl. Hess. Staatsgerichtshof, Die öffentliche Verwaltung 1982,
    S. 320 ff m. weit. Nachw.

grundsätzliche Gesetzgebungskompetenz der Länder für den Gesundheits-
bereich abzustellen. Ein funktionaler Zusammenhang - auch mit den in
den Landeskrankenhausgesetzen enthaltenen organisatorischen Regelungen - z.B. über den Einsatz der automatisierten Datenverarbeitung -
ist insoweit eher zu bejahen als bezüglich der privatrechtlichen
Rechtsform der Krankenhäuser, die auf die erwähnte Bundeszuständigkeit
hinweisen könnte.

Für dieses Ergebnis spricht im übrigen auch, daß teilweise bereits bereichsspezifische Datenschutzvorschriften, die auch für private Krankenhäuser gelten, in Landeskrankenhausgesetzen bestehen. Die Verfas-
sungsmäßigkeit dieser Bestimmungen ist bisher, soweit ersichtlich,
nicht bezweifelt worden. Es liegt nahe, die vorhandenen - heute nicht
mehr hinreichenden - Vorschriften zu novellieren bzw. entsprechende
Regelungen neu in die Landeskrankenhausgesetze aufzunehmen.

Eine weitere Fragestellung ergibt sich daraus, daß sich zahlreiche
privat-rechtlich organisierte Krankenhäuser in _kirchlicher_ Trägerschaft
befinden. Der staatliche Gesetzgeber hat - unabhängig davon, ob es sich
um Bundes- oder Landesgesetzgeber handelt - das Recht der Religionsge-
sellschaften zu respektieren, ihre Angelegenheiten selbständig innerhalb der Schranken des für alle geltenden Gesetzes zu verwalten (Art.
140 GG in Verbindung mit Art. 137 Abs. 3 der Weimarer Reichsverfassung).

Die Einbeziehung solcher von den Kirchen getragener Krankenhäuser in
eine bereichsspezifische Datenschutzregelung verstößt nicht gegen dieses Recht der Kirchen. Datenschutzvorschriften gelten für alle; sie
sind auch von kirchlichen Einrichtungen zu befolgen.

Auch aus der neueren Rechtsprechung des Bundesverfassungsgerichts, die
der Anwendung staatlicher Gesetze auf privatrechtlich organisierte
kirchliche Einrichtungen Grenzen zieht, ergibt sich nichts anderes.
Die vom Bundesverfassungsgericht[13] beanstandeten Vorschriften des
nordrhein-westfälischen Krankenhausgesetzes regeln die innere Struktur
der Krankenhäuser. Die Ausführungen des Bundesverfassungsgerichts zu
dem insoweit bestehenden Selbstbestimmungsrecht lassen sich nicht auf

---

12 Vgl.   § 14 Hess. Krankenhausgesetz, GVBl. 1973 I, S. 147;
    Art. 13 Bayer. Krankenhausgesetz, GVBl. 1974, S. 258.

13 BVerfGE 46, 73; vgl. auch BVerfGE 53, 366.

den Datenschutz übertragen.[14] Datenschutzvorschriften berühren nicht
Entscheidungsprärogativen der Unternehmensleitung; es handelt sich hierbei nicht um innerorganisatorische Regelungen, sondern um Schutzvorschriften zugunsten Dritter, der Patienten nämlich.

2.2 Inhaltliche Forderungen

Wie bereits dargelegt, muß das Ziel einer bereichsspezifischen Regelung
eine Vereinheitlichung des im Krankenhausbereich geltenden Datenschutzrechts sein. Hierdurch und durch den möglichst weitgehenden Verzicht auf unbestimmte Rechtsbegriffe und Generalklauseln, die in allgemeinen Datenschutzgesetzen wegen des weiten Anwendungsbereichs nicht
vermeidbar sind, könnte die derzeitige für alle Beteiligten unerfreu-
liche Situation, die vielfach durch Rechtsunsicherheit gekennzeichnet
ist, beendet werden.

Der Inhalt einer bereichsspezifischen Regelung kann hier nicht in den
Einzelheiten dargestellt werden. Insoweit wird vor allem auf die Vorschläge des Hessischen Datenschutzbeauftragten[15] zum Schutz von Patientendaten Bezug genommen. Im folgenden werden die wichtigsten Forderungen nur kurz skizziert:

- Da medizinische Daten fast durchweg besonders sensitiv
  und schutzwürdig sind, sind <u>alle</u> im Krankenhaus gespeicherten Daten unabhängig von der Art des Datenträgers
  einzubeziehen (Verzicht auf den Dateibegriff).
  Dies gilt auch für nicht zur Weitergabe bestimmte
  (sogenannte interne) Daten.

- Die Erhebung und Speicherung von Daten sollte, soweit
  nicht der Betroffene eingewilligt hat oder die Voraussetzungen einer anderen Rechtsvorschrift vorliegen,
  nur im Rahmen der Zweckbestimmung des Vertragsverhältnisses zulässig sein. Die Einwilligung erscheint
  hier und bei der Übermittlung nicht verzichtbar, da
  eine abschließende kasuistische Regelung (Datenkatalog)

---

14 Vgl. <u>Dammann</u> (§ 7 Rdnr. 9) und <u>Simitis</u> (§ 22 Rdnr. 65 f) in <u>Simitis/
    Dammann/Mallmann/Reh</u>, BDSG.

15 Vgl. die ausführlich begründeten Forderungen im 9. Tätigkeitsbe-
    richt unter 2.2.1, an deren Ausarbeitung der Verfasser als der
    damals zuständige Referent beteiligt war.

angesichts der Vielgestaltigkeit des möglichen
Datenbedarfs im medizinischen Bereich nicht reali-
sierbar ist. Im Hinblick auf die grundsätzliche
Problematik der Einwilligung im Krankenhausbereich
sind Regelungen über Aufklärungspflicht und ein
Verbot der Benachteiligung im Falle der Verweigerung
der Einwilligung erforderlich.

- Den wohl wichtigsten Teil der Regelung bilden die
  Voraussetzungen für eine Übermittlung von Patientendaten. Eine unmißverständliche und eindeutige Fassung
  ist deshalb unabdingbar. Da auch hier eine kasuistische Lösung ausscheidet, sollte die Übermittlung
  auf die Fälle der gesetzlichen Zulassung und der
  Einwilligung durch den Betroffenen beschränkt werden.
  Unter bestimmten Voraussetzungen sollte weiterhin
  eine Übermittlung an Angehörige des Betroffenen zugelassen werden.

- Das Krankenhaus kann keine Informationseinheit
  sein. Wichtig ist vor allem die Funktionstrennung
  zwischen Krankenhausverwaltung und ärztlichem
  Bereich. Insgesamt muß durch eine besondere Regelung sichergestellt werden, daß die im Krankenhaus
  Beschäftigten Patientendaten nur für den zur jeweiligen rechtmäßigen Aufgabenerfüllung gehörenden
  Zweck einsehen. verarbeiten oder sonst nutzen.
  Die Wahrung der internen Zulässigkeitsbeschränkungen
  ist durch Datensicherungsmaßnahmen zu gewährleisten.

- Dem Patienten sollte ein Recht auf Auskunft über
  die ihn betreffenden Daten sowie über die Empfänger
  von Übermittlungen dieser Daten eingeräumt werden.
  Die Möglichkeit der Einschränkung dieser Auskunft
  sollte allenfalls für den Fall vorgesehen werden,
  daß dies zum Schutz der Gesundheit des Betroffenen
  zwingend geboten ist.

- Geregelt werden sollte weiterhin, unter welchen Voraussetzungen Patientendaten für Forschungsvorhaben
  genutzt werden dürfen.

- Jedes Krankenhaus sollte verpflichtet werden,
  einen Datenschutzbeauftragten zu bestellen.

Thesen

1. Hinsichtlich des Datenschutzes im Krankenhaus besteht vielfach
Rechtsunsicherheit. Einerseits ist oft unklar, ob BDSG, Landesdatenschutzgesetze, SGB, ärztliche Schweigepflicht oder die Datenschutzvorschriften der Landeskrankenhausgesetze gelten. Umstritten
ist etwa, wie Krankenhäuser in kirchlicher Trägerschaft zu behandeln sind und inwieweit Krankenhäuser in öffentlich-rechtlicher
Trägerschaft als Wettbewerbsunternehmen zu gelten haben.

2. Zum anderen bereitet, selbst wenn über das anzuwendende Gesetz Klar-
heit besteht, die Auslegung der einzelnen Vorschriften Schwierigkei-
ten bzw. führt zu unbefriedigenden Ergebnissen; z.B.:
   - Dateibegriff
   - Ausnahme für interne Daten
   - Begriff "speichernde Stelle"
   - unbestimmte Rechtsbegriffe ("berechtigte Interessen",
     "schutzwürdige Belange")
   - Voraussetzungen der Auskunftserteilung an den Patienten.

3. Die Tätigkeitsberichte der Datenschutzbeauftragten und jüngste Pres-
severöffentlichungen belegen die im Krankenhausbereich bestehenden
Datenschutzprobleme.

4. Eine Verbesserung der Situation ist allein durch eine bereichsspezifische Regelung erreichbar, die für Krankenhäuser in öffentlich-
rechtlicher, privatrechtlicher und frei gemeinnütziger Trägerschaft
gelten sollte.

5. Eine umfassende bundesgesetzliche Regelung ist aus verfassungsrecht-
lichen Gründen nicht möglich.

6. Die Zuständigkeit des Landesgesetzgebers für das Gesundheitswesen
schließt den Datenschutz im medizinischen Bereich und somit auch

grundsätzlich im Krankenhausbereich ein. Dies gilt auch für Krankenhäuser in privatrechtlicher Trägerschaft. Die genannte Landeskompe-
tenz ist insoweit sachnäher als die Bundeskompetenz für bürgerliches
Recht und Wirtschaftsrecht nach Art. 74 GG.

7. Hinsichtlich des Inhalts einer bereichsspezifischen Regelung vgl.
   oben 2.2.

Zur Zulässigkeit und Erforderlichkeit der Übermittlung
von Krankenhausentlassungsberichten an die Krankenkassen

Von Dr. jur. Jan Meydam, Wetter/Ruhr

Bereits im Vorfeld der Datenschutzgesetzgebung, insbesondere des Bundesdatenschutzgesetzes vom 27.01.1977 gingen einzelne Krankenhäuser
dazu über, die Übersendung von Krankenhausentlassungsberichten an Krankenkassen und den Vertrauensärztlichen Dienst abzulehnen. Sie beriefen
sich darauf, daß es hierzu einer Entbindung von der ärztlichen Schweigepflicht durch den Patienten bedürfe.

In einer Stellungnahme des Niedersächsischen Ministers der Justiz zu
der Frage, ob sich ein Krankenhausarzt der Gefahr einer Bestrafung
nach § 300 StGB (§§ 203, 204 StGB in der ab 01.01.1975 gültigen Fassung) wegen unbefugten Offenbarens fremder Geheimnisse aussetze, wenn
er Durchschriften von Krankenhausentlassungsberichten an den Vertrauensärztlichen Dienst oder an die Krankenkassen übersende, wird eine
solche Strafbarkeit verneint.

Die dazu gegebene rechtliche Beurteilung ist nicht nur von strafrecht-
lichem Interesse, sondern betrifft darüber hinaus auch die datenschutzrechtliche Zulässigkeit der Übermittlung, insbesondere auch unter dem
Gesichtspunkt, daß § 76 SGB X ein Junktim zwischen der Offenbarungsbefugnis bei besonders schutzwürdigen personenbezogenen Daten mit der
strafrechtlichen Regelung des § 203 StGB geschaffen hat.

Für seine rechtliche Beurteilung sah der Niedersächsische Justiz-
minister zu Recht folgende Erwägungen als maßgeblich an:
        "Die Behandlung der Versicherten der gesetzlichen Krankenkassen
        in einem Krankenhaus setzt grundsätzlich die Überweisung durch
        einen an der kassenärztlichen Versorgung teilnehmenden prakti-
        schen Arzt oder Facharzt voraus. Nach beendeter Krankenhaus-
        behandlung erhält dieser Arzt, der die nachstationäre Behand-
        lung fortführt, von dem Krankenhaus einen Entlassungsbericht,
        der die notwendigen ärztlichen Informationen über die Kranken-
        hausbehandlung enthält.
        An diesen Krankenhausentlassungsberichten haben auch die Kran-
        kenkassen ein erhebliches Interesse, weil diese Berichte eine
        maßgebliche Grundlage für die Prüfung der von ihnen zu erbrin-

genden Versicherungsleistungen darstellen.

Zu diesen Prüfungen sind sie durch § 369 b Abs. 1 der Reichs-
versicherungsordnung (RVO) ausdrücklich verpflichtet. Das Prü-
fungsverfahren ist gesetzlich so geregelt, daß die Prüfungen
durch einen Arzt, den sogenannten Vertrauensarzt, erfolgen.
Hierfür besteht bei den Landesversicherungsanstalten ein eigens
eingerichteter Vertrauensärztlicher Dienst. Nach bisheriger
Übung wurde diesem Vertrauensärztlichen Dienst von den Krankenhausärzten oder Krankenhausverwaltungen in interessierenden
Fällen regelmäßig eine Durchschrift des Entlassungsberichtes
zugeleitet, was den Vertrauensarzt umgehend zu der ihm oblie-
genden Prüfung befähigte. So wird auch derzeit regelmäßig verfahren.

Die durch § 369 b RVO den Krankenkassen auferlegte gesetzliche
Prüfungspflicht setzt notwendigerweise voraus, daß die Prüfungs-
organe der Kassen, nämlich die Vertrauensärzte, Zugang zu den
erforderlichen ärztlichen Informationen haben müssen. Die Vertrauensärzte gehören, ihrerseits schweigepflichtig, zum inneren
Kreis der für jeden Einzelfall Informationsberechtigten. Ihnen
gegenüber ist eine unbefugte Offenbarung eines ärztlichen Geheimnisses in den ihnen anheimgegebenen Prüfungsfällen nicht möglich.

Eine besondere Geheimhaltungspflicht besteht nach § 141 RVO
auch für die Organe und Angestellten der Krankenkassen, denen
auch im übrigen -neben den Pflichten aus § 369 b RVO- der
Zugang zu ärztlichen Befunden und Daten ihrer Versicherten offen
steht. Sie sind sogar gesetzlich zur Führung von Krankenkarten
verpflichtet (§ 369 a RVO)."

Das Einwirken des sozialen Leistungsrechts der gesetzlichen Krankenversicherung auf die datenschutzrechtliche Frage nach der gesetzlichen
Zulässigkeit der Datenübermittlung geht auch aus der Entscheidung des
Landgerichts Stuttgart vom 27.02.1975 - 2 T 741/74 = BKK 75, 254- hervor. Dem lag folgender Sachverhalt zugrunde:
Eine Universitätsklinik beantragte für ein Mitglied einer BKK die Übernahme der Kosten einer bereits eingeleiteten Krankenhauspflege und gab
als Diagnose "Gastroenteritis" an. Die BKK teilte der Universitätsklinik
mit, daß diese Diagnose für sich allein eine stationäre Behandlung nicht
rechtfertige und bat um eine ausreichende Begründung.Diese Auskunfter-
teilung lehnte die Universitätsklinik ausdrücklich ab und klagte ihre
Forderung auf Ersatz der entstandenen Krankenhauskosten aus Geschäftsführung ohne Auftrag gegen die BKK ein. Im Laufe des Verfahrens begrün-

dete dann die Universitätsklinik die Notwendigkeit der stationären Behandlung. Daraufhin übernahm die BKK die Krankenhauskosten. Der BKK wurde die Rechtmäßigkeit ihrer Verhaltensweise vom Gericht bestätigt, und zwar auf der Grundlage des bürgerlich-rechtlichen Auftragsrechts. Die Universitätsklinik sei als Geschäftsführerin nach §§ 681, 666 BGB verpflichtet gewesen, der BKK alle erforderlichen Auskünfte zu geben, damit diese beurteilen konnte, ob mit der Geschäftsführung eine ihr obliegende Pflicht erfüllt worden sei und sich die dabei gemachten Aufwendungen in dem von ihr zu erstattenden Rahmen gem. §§ 184, 182 Abs.2 RVO hielten.

Entscheidender Gesichtspunkt ist also, daß der Krankenkasse eine Beurteilung ihrer Leistungspflicht möglich sein muß. Dies muß aber sowohl dann gelten, wenn die Kasse vor der stationären Behandlung ein Auskunftsverlangen stellt, als auch wenn sie die Notwendigkeit und Wirtschaftlichkeit der stationären Behandlung nachträglich feststellen oder sich über Maßnahmen zur Sicherung des Heilerfolges klar werden will.

Aus dem Sinnzusammenhang krankenversicherungsrechtlicher Regelungen zur Überprüfung in Anspruch genommener Leistungen (§§ 223, 369a,369b RVO) ergibt sich in solchen Fällen eine gesetzliche Mitteilungspflicht. Es bedarf demnach nicht der Einwilligung des Versicherten, zu der ihn die Krankenkasse im Rahmen der Mitwirkungspflicht des Leistungsberechtigten gem. §§ 60 ff SGB I auffordern könnte. Sollte man eine solche Einwilligung entgegen der hier vertretenen Auffassung für erforderlich halten, hätte der nicht einwilligungsbereite Versicherte die Möglichkeit, eine Überprüfung von Krankenhausleistungen entgegen dem gesetzlichen Auftrag der Krankenkassen nach § 369 b RVO zu verhindern oder zumindest erheblich zu erschweren. Damit hätte er es in der Hand, die Versichertengemeinschaft, der er mit bestimmten Mitgliedschaftsrechten und -pflichten angehört, zu schädigen.

Festzuhalten ist demnach, daß der Übersendung der Entlassungsberichte durch einen Krankenhausarzt an die Krankenkasse auch bei fehlender Einwilligung des Versicherten § 203 StGB nicht entgegensteht. Dabei ist hervorzuheben, daß die Mitarbeiter des Leistungsträgers und der Vertrauensarzt der Schweigepflicht im gleichen Umfang wie der offenbarende Arzt unterliegen (§ 35 SGB I i.V.m. §§ 67, 76 SGB X).

Auch aus § 3 BDSG läßt sich ein Übermittlungsverbot im Hinblick auf die Entlassungsberichte nicht herleiten. Es kann schon einmal fraglich sein, ob solche Berichte der Krankenhäuser die Merkmale des Dateibegriffs im Sinne des § 2 Abs. 3 Ziff. 3 BDSG erfüllen. Der Entlassungsbericht enthält personenbezogene Daten, d.h. Angaben zur Personener-

kennung, Diagnose, Angaben zum Krankheitsverlauf, zur Therapie, zur
Arbeitsunfähigkeit u.a. Diese Daten werden der Krankengeschichte, den
Untersuchungsbefunden und den Krankheitsverlaufsberichten entnommen.
Regelmäßig befinden sich diese Angaben in Aktensammlungen, die nicht
durch automatisierte Verfahren umgeordnet und ausgewertet werden können.
Selbst wenn die Daten der Krankenhausberichte unter den Schutz des BDSG
fielen, so ist jedenfalls ihre Verarbeitung nach § 3 Nr. 1 BDSG i.V.m.
§ 24 BDSG erlaubt. Die Übermittlung dient gesetzlich anerkannten Interessen der Krankenkassen. Diese sind als Dritte im Verhältnis zum
Krankenhaus anzusehen. Die Übermittlung ist erforderlich zur Erfüllung
des gesetzlichen Auftrages der Krankenversicherung i.S. einer ordnungs-
gemäßen Leistungsgewährung. Schutzwürdige Belange des betroffenen Versicherten werden -wie ausgeführt- nicht verletzt, da die Offenbarung
an den Leistungsträger diesen verpflichtet, die Angaben nur im Rahmen
des Gesetzeszwecks zu verwenden und als Geheimnis zu wahren.
Die gleichen Erwägungen gelten, wenn man für die Krankenhäuser in öffentlicher Trägerschaft die Datenübermittlungsregelungen der Landesdatenschutzgesetze anwendet (vgl. ferner zum Verhältnis von Bundesdaten-
schutzrecht zu entsprechenden landesrechtlichen Regelungen unter Berücksichtigung von § 79 Abs. 2 SGB X Schatzschneider, MDR, 6,10).
Weiter ist darauf hinzuweisen, daß es in den vergangenen Jahren auf
seiten der gesetzlichen Krankenversicherung Bemühungen gegeben hat,
gem. § 372 RVO mit den Landesverbänden der Krankenhäuser Rahmenverträge
über die allgemeinen Bedingungen der Krankenhauspflege und in diesem
Rahmen auch über die Übermittlung der Krankenhausentlassungsberichte an
die Kassen und den Vertrauensärztlichen Dienst zu schließen. Bisher
sind solche gesetzlich vorgesehenen Verträge nicht abgeschlossen worden. Das Krankenhaus-Kostendämpfungsgesetz vom 22.12.1981 änderte
diese Regelung des § 372 RVO mit Wirkung vom Ol. Juli 1982. In § 372
RVO sind in der Neufassung folgende hier interessierende Regelungen
enthalten:

> "(1) Die Landesverbände der Krankenkassen schließen mit Wirkung
> für ihre Mitgliedskassen mit den Krankenhäusern oder mit den
> sie vertretenden Vereinigungen im Lande Verträge, um sicherzu-
> stellen, daß Art und Umfang der Krankenhauspflege den Anforde-
> rungen des § 184 in Verbindung mit § 182 Abs. 2 entspricht.
>
> (2) Die Verträge haben Regelungen zu enthalten, insbesondere
> über
> 1. die allgemeinen Bedingungen der Krankenhauspflege, insbe-
> sondere über Aufnahme und Entlassung, Bescheinigungen sowie
> Übernahme und Abwicklung der Kosten,

2. die soziale Betreuung und Beratung der Versicherten im
   Krankenhaus,

3. das Verfahren zur Überwachung der Wirtschaftlichkeit der
   Krankenhauspflege im Einzelfall durch Prüfungsausschüsse
   nach § 373.

...

(5) Die Landesverbände schließen mit Wirkung für ihre Mit-
gliedskassen mit den Kassenärztlichen Vereinigungen sowie den
in Absatz 1 genannten Krankenhäusern oder Vereinigungen von
Krankenhäusern Verträge über die Zusammenarbeit zwischen
Ärzten und Krankenhäusern, insbesondere über die Einweisung
in geeignete Krankenhäuser und die gegenseitige Unterrichtung
und Überlassung von Krankenunterlagen.

...

(7) Die Bundesverbände der Krankenkassen und die Deutsche
Krankenhausgesellschaft sollen Rahmenempfehlungen zum Inhalt
der Verträge nach Absatz 1 bis 4 sowie zusammen mit den Kassenärztlichen Bundesvereinigungen zum Inhalt der Veträge nach
Absatz 5 abgeben."

Auch nach der Neuregelung des § 372 RVO besteht demnach eine zwingende
gesetzliche Pflicht zu vertraglichen Regelungen über die allgemeinen
Bedingungen der Krankenhauspflege, insbesondere über Aufnahme und Entlassung. Zu den Bedingungen der Entlassung wird man die Frage der Überlassung der Krankenhausentlassungsberichte an die Krankenkassen und den
VäD zu zählen haben, wobei die bestehenden gesetzlichen Regelungen
-insbesondere § 369 b RVO- den Vertragsinhalt im Sinne eines Übermitt-
lungsgebotes an die Krankenkassen und den VäD vorgibt. Diese Regelung
ist im Sinne des neuen § 374 RVO schiedsamtsfähig.
§ 372 Abs. 5 RVO regelt nunmehr Verträge über die Zusammenarbeit zwischen Ärzten und Krankenhäusern und die in diesem Rahmen erforderliche
gegenseitige Unterrichtung und Überlassung von Krankenunterlagen. Dem
Wortlaut nach ist also die Überlassung von Krankenunterlagen an die
Krankenkassen innerhalb dieser Normierung nicht angesprochen. Dies ist
aber auch inhaltlich und systematisch folgerichtig; denn entsprechende
vertragliche Regelungen sind den bilateralen Vereinbarungen der Landesverbände der Krankenkassen einerseits und der Krankenhäuser andererseits gem. § 372 Abs. 1 und Abs. 2 RVO vorbehalten, während § 372 Abs.
5 RVO dreiseitige Vertragsbeziehungen regelt, an denen die Kassenärztlichen Vereinigungen als Vertretungen der Ärzte beteiligt sind.

Im Ergebnis werden die Landesverbände der Krankenkassen daher im Nicht-
einigungsfalle die Schiedsämter anrufen müssen, falls sich die Krankenhäuser und ihre Vereinigungen in den Ländern nicht zu einer vertraglichen
Regelung im Hinblick auf die Übermittlung von Krankenhausentlassungsberichten an die Krankenkassen und den VäD bereitfinden. Der Vollständigkeit halber wird noch auf die neuen Regelungen des § 373 Abs. 2 RVO und
des Art. 6 Abs. 3 Krankenhauskostendämpfungsgesetz (KHKG)hingewiesen.
Gemäß § 373 Abs. 2 RVO bestehen konkrete Datenübermittlungspflichten
der Krankenhäuser in Verfahren vor den "Prüfungsausschüssen zur Überwachung der Einhaltung der Wirtschaftlichkeit der Erbringung der Krankenhauspflege im Einzelfall". Nach Art. 6 Abs. 3 KHKG trifft das Krankenhaus in gesetzlich geregelten Übergangsfällen im Hinblick auf die
Kosten der Krankenhausbehandlung psychisch Kranker die Pflicht zur ärztlichen Stellungnahme gegenüber der Krankenkasse über das Bestehen der
medizinischen Voraussetzungen der Krankenhauspflege.

<u>Datenabfragen im medizinischen Bereich durch private Träger</u>

Merte Bosch
Geschäftsführerin im Hartmannbund - Verband der Ärzte Deutschlands, Bonn

Mit Datenabfragen durch private Träger sind Wünsche nach personenbezogenen
Gesundheitsdaten gemeint, die nicht im Rahmen der Sozialversicherung oder des
öffentlichen Rechts geregelt sind, also Informationswünsche der privaten Kranken-
versicherungen, der privaten Lebensversicherungen, privater Wohlfahrtseinrichtungen,
privater Gesundheitsinitiativen, privater Forschung.

Soweit sich Daten noch bei den behandelnden Ärzten befinden, sind sie durch die
ärztliche Schweigepflicht geschützt. Soweit Daten direkt bei den Betroffenen oder
mit Einwilligung der Betroffenen bei den Ärzten abgefragt werden, unterliegen die
Daten dem Dritten Abschnitt des Bundesdatenschutzgesetzes, der die Datenverarbeitung nicht öffentlicher Stellen für eigene Zwecke regelt.

Danach ist die Datenspeicherung und ähnlich die Datenweitergabe zulässig im
Rahmen der Zweckbestimmung eines Vertragsverhältnisses oder vertragsähnlichen
Vertrauensverhältnisses mit dem Betroffenen oder - und hier wird die Hemmschwelle
deutlich herabgesetzt - soweit es zur Wahrung berechtigter Interessen der
speichernden Stelle erforderlich ist und kein Grund zur Annahme besteht, daß
dadurch schutzwürdige Belange des Betroffenen beeinträchtigt werden.

Das schutzwürdige Interesse des Betroffenen läßt sich jedoch nicht immer zeitnah
erkennen. Manifeste Beispiele dafür sind zu späte Erkenntnisse von Umweltschäden,
zu spätes allgemeines Grauen vor nuklearen Waffensystemen oder etwa die Auswirkungen der Werbung in Richtung einer übersteigerten Konsumgesellschaft. Und
da allgemeine Entwicklungen nur gewaltsam rückgängig gemacht werden können, ist
es sicher nicht Hysterie, sondern berechtigte Sorge, wenn an jede größere Datensammlung mit personenbezogenen Daten, die über Adresse, Beruf und Alter hinaus-
gehen, strengste Maßstäbe angelegt werden. Damit wird keinem die Absicht unterstellt, schaden zu wollen. Die Summe der entstehenden Datensammlungen in Verbindung mit den verschiedenen persönlichen Aspekten der zusammengetragenen Informationen und ihre denkbaren Verwendungsmöglichkeiten bergen jedoch unabhängig
von den Ursprungsintentionen der Erfasser die Gefahr zunächst nicht bedachter
Manipulations- und Interventionsmöglichkeiten.

Daher sollte alles unternommen werden, um Datenerhebungen von vornherein klein zu halten und zu prüfen, inwieweit auf anderem Wege den Interessen der datenerhebenden Stellen Genüge getan werden kann.

Beispiele:

1. Lebensversicherungen

Ein vom Versicherungsaufsichtsamt genehmigter, allgemein gebräuchlicher Vertragsbestandteil, mit der dem Versicherungswilligen von der Versicherungsgesellschaft die Einwilligung zur Freigabe seiner medizinischen Daten abgenötigt wird, lautet:

> "Ich ermächtige die Gesellschaft vor Abschluß des Vertrages und in den
> ersten drei Jahren danach die Ärzte sowie alle Stellen, die sachverständig
> über meine Gesundheitsverhältnisse Auskunft geben können (z.B. Kranken-
> anstalten und unter ärztlicher Leitung stehende ähnliche Einrichtungen
> sowie andere Personenversicherer und deren Gemeinschaftseinrichtungen)
> zu befragen. Die Gesellschaft darf auch die Ärzte, die die Todesursache
> feststellen, und die Ärzte, die mich im letzten Jahr vor meinem Tod
> untersuchen oder behandeln werden, über die Todesursachen oder die Krank-
> heiten, die zum Tode geführt haben, befragen.
>
> Ich entbinde alle, die hiernach befragt werden dürfen, von der Schweige-
> pflicht auch über meinen Tod hinaus.
>
> Die Gesellschaft ist befugt, die im Zusammenhang mit der beantragten
> Versicherung stehenden Angaben an Personenversicherer, deren Gemein-
> schaftseinrichtungen sowie Rückversicherer weiterzugeben.
>
> Mir ist bekannt, daß im Zusammenhang mit der beantragten Versicherung
> stehende Daten auf Datenträgern gespeichert werden."

Nach den Allgemeinen Versicherungsbedingungen führt jedoch nur Selbsttötung in den ersten drei Jahren nach Abschluß der Versicherung zum Leistungsausschluß beim Ableben des Versicherungsnehmers. Im Kriegsfall kann die Leistung eingeschränkt werden. Unfall dagegen erhöht in vielen Verträgen die zu gewährende Leistung.

Es müßte daher genügen, wenn die Versicherungen die Möglichkeit haben, im Leistungsfall eine amtliche Bescheinigung zu fordern, worin mit ja oder nein Antwort auf die Fragen nach Suizid, Unfall oder Kriegsfall erteilt wird. Vor Annahme eines Versicherungsantrages müßte ein angefordertes ärztliches Zeugnis zur Abschätzung des Vertragsrisikos ausreichen.

Wenn die Versicherungsgesellschaften eine Komplizenschaft zwischen dem begut-achtenden Arzt und dem Versicherungsnehmer befürchten oder sich auf die Eigen-angaben zum Gesundheitszustand der Antragsteller doch nicht verlassen wollen, so könnte dies in der Kalkulation der Prämien berücksichtigt werden, die ohnehin nach Alter und Geschlecht risikogestaffelt sind.

2. Private Krankenversicherungen

Die privaten Krankenversicherungsgesellschaften behalten sich das Recht auf Leistungsausschlüsse vor. Bestimmte risikoträchtige Vorerkrankungen und Geburtsfehler können entweder völlig ausgeschlossen werden, oder zu erheblichen Prämienerhöhungen führen. Auch während eines laufenden Vertrages kommen Risikozuschläge vor. Eine solche Vertragsgestaltung führt fast zwangsläufig zum Erfordernis von Kontrollmöglichkeiten.

So werden medizinische Daten von den Versicherern uneingeschränkt abgefragt und dies teilweise absichtsvoll ohne Wissen des betroffenen Patienten. Die Ärzte werden ausdrücklich gebeten, den Versicherungsnehmer wegen der Anfrage nicht einzuschalten.

Der einzelne privat Versicherte kann bei einem solchen Verfahren Mißinterpretationen und eigenmächtige Auslegungen der Versicherungsgesellschaft kaum aufdecken.

So kann es geschehen, daß nach einer routinemäßigen Untersuchung der Leber, die ohne Befund ist, die Versicherung dennoch einen Risikozuschlag für einen bestimmten Zeitraum verhängt.

Oder eine Versicherung zieht aus der Anamnese eines Krankenhausarztes, in der nach Kopfschmerzen einer Patientin gefragt worden war, den Schluß, daß für die Folgekosten eines Apoplex deshalb keine Leistungspflicht gegeben sei, weil die Patientin im Versicherungsantrag vor fünf Jahren von Kopfschmerzen nichts erwähnt hatte.

Auch hier wäre es möglich, die Vertragsbedingungen so zu gestalten, daß über die einzureichenden Rechnungen hinaus mit einfachen Ja-Nein-Angaben der behandelnden Ärzte die Leistungspflicht klar bejaht oder verneint werden kann.

Dies hätte gleichzeitig den Vorteil, daß auch der Versicherungsnehmer genauer wüßte, in welchen Fällen er mit Leistungen rechnen kann und in welchen Fällen nicht.

3. Müttergenesungskuren

Vor der Gewährung einer Müttergenesungskur wird von der entsprechenden Einrichtung, etwa Caritasverband oder Müttergenesungswerk, die Beantwortung eines Kurfragebogens vom Arzt erbeten.

Die Fragebogen dieser Einrichtungen enthalten jedoch sehr unterschiedliche Fragen, obwohl sie demselben Zweck dienen.

In dem umfangreicheren Fragebogen des Müttergenesungswerkes soll der Arzt neben
der Diagnose noch Angaben zur Anamnese über die psychische Verfassung, über Behinderungen, Anfallsleiden, suchtmäßige Abhängigkeiten, Größe und Gewicht, Auskunft geben. Die Kenntnis solcher Fakten soll sicher der Verwaltung nur eine
gezielte Verschickung der Mütter erleichtern. Da die Betroffenen in der Regel
vom Umfang der ärztlichen Angaben keine Kenntnis erhalten, ist dieser Fragebogen
geradezu ein Musterbeispiel für die unbemerkte Entstehung von Sammlungen sensibler
Patientendaten.

Daß es auch anders geht, scheint der Caritasverband zu beweisen. Zudem könnten
die Aufbewahrungsfristen solcher Fragebogen außerordentlich kurz sein.

Die Folgen solcher Abfragen durch die privaten Träger werden bei Pflegeheimen
dann deutlich. Die Pflegeheime haben es sich zur Regel gemacht, vor der Entscheidung über die Aufnahme eines pflegebedürftigen Menschen nach dessen Gebrechlich-
keiten in allen Einzelheiten zu fragen, um erst danach über die Aufnahme zu entscheiden. Die aus dieser Praxis resultierende Selektion Pflegebedürftiger nach
noch tragbar und nicht mehr tragbar vom Pflegeaufwand her, ist menschenunwürdig.
Es kommt ja auch leider vor, daß bei einer Verschlechterung des Gesundheitszu-
standes eine Fortsetzung der Unterbringung abgelehnt wird.

Bei Modellversuchen zur präventivmedizinischen und epidemiologischen
Forschung werden Interventionsstrategien erdacht und entwickelt, die Ver-
haltensweisen ändern sollen.

Obwohl beim einzelnen das Wissen um etwaige Nachteile einer Verhaltensweise nicht
dazu führt, diese etwaigen Nachteile durch anderes Verhalten zu meiden, fühlen
sich nicht wenige dennoch dazu aufge rufen, zum "richtigen" Verhalten zu motivieren,
was so viel heißt, wie Anreiz oder Abschreckung zu schaffen. Von der Motivation
bis zum "Druck" und bis zur Aufhebung individueller Rechte bleibt dann nur noch
ein kurzer Weg. Aus diesem Grunde erregen Interventionsstrategien mit gleich-
zeitigen großen Datensammlungen grundsätzlich Abneigung und Mißtrauen.

Patientengeheimnis und Forschung

Dr. jur. Angela Hollmann

Ärztekammer Niedersachsen

Die öffentliche Diskussion um Patientengeheimnis und Forschung nimmt
in letzter Zeit immer breiteren Raum ein. Ausgelöst wurde sie durch
das Inkrafttreten des Bundesdatenschutzgesetzes und der Landesdatenschutzgesetze, obwohl Anlaß für Auseinandersetzungen über den Zugang
zu personenbezogenen Daten auch vorher schon durch die ärztliche
Schweigepflicht gegeben war. In den letzten Wochen haben die Berichte
des Bundesdatenschutzbeauftragten und einiger Landesdatenschutzbeauf-
tragter die Diskussion erheblich belebt.

Das Patientengeheimnis beruht auf dem Persönlichkeitsrecht des Einzelnen, das in Art. 2 GG garantiert ist. Dieses Geheimnis muß gewahrt
werden. Wird es verletzt, so kann es strafrechtliche Sanktionen aus-
lösen, wenn keine besonderen Rechtfertigungsgründe gegeben sind. § 2
der Berufsordnungen der Landesärztekammern erhebt die ärztliche
Schweigepflicht zur Berufspflicht, deren Verletzung berufsrechtliche
Konsequenzen nach sich ziehen kann. Schließlich macht § 3 des Bundesdatenschutzgesetzes die Verarbeitung personenbezogener Daten von der
schriftlichen Einwilligung oder einer Rechtsgrundlage abhängig.

Art. 5 Abs. 3 GG garantiert die Freiheit von Wissenschaft und Forschung.
Das bedeutet, daß Wissenschaft und Forschung nicht behindert werden
dürfen. Was unter Wissenschaft und Forschung zu verstehen ist, wird
in der Verfassung offen**gelassen** . Auch der Gesetzgeber hat auf ins
einzelne gehende Reglementierungen für die Wissenschaft verzichtet.
Allerdings hat er eine Beeinträchtigung dieses Grundgesetzes im Gegensatz zu einer Beeinträchtigung des auf Art. 2 gegründeten Privatge-
heimnisses nicht kriminalisiert.

In Diskussionen und Untersuchungen zum Thema Datenschutz und Forschung wird immer wieder deutlich gemacht, Wissenschaftsfreiheit be-
ziehe sich nicht nur auf das Objekt bzw. das Ziel der Forschung, sondern beinhalte auch Datenzugáng und müsse dieser gewährt werden ,

wenn Geheimnisschutz und Datenschutz sichergestellt werden. Geht man
von dieser Aussage aus, so ist zu untersuchen, unter welche Voraussetzungen der Datenzugang der medizinischen Forschung zu stellen ist.

In der Epidemiologie wird unterschieden zwischen Primärdaten, die
der Epidemiologe selbst erhebt und Sekundärdaten, die ursprünglich zu
anderen Zwecken gesammelt werden.

Für eine Reihe epidemiologischer Fragestellungen ist Verknüpfung zwischen beiden Arten von Daten erforderlich. Der Datenzugang zu Sekundärdaten ist aber problematisch, sofern sie personenbezogen benötigt werden.

Werden Daten in anonymisierter Form von demjenigen, der sie erhoben
oder rechtmäßig erhalten hat, an medizinische Forscher weitergegeben,
so ist dagegen rechtlich nichts einzuwenden. Deshalb wird insbesondere
von den Datenschutzbeauftragten gefordert, Anonymisierungsmethoden zu
schaffen oder zu verfeinern, die den Datenzugang der Forschung ermöglichen, ohne das Persönlichkeitsrecht des einzelnen zu berühren.

Die Einwilligung des Betroffenen kann die Weitergabe seiner persönlichen Daten zu Forschungszwecken rechtfertigen. Damit diese Einwilligung
wirksam erklärt werden kann, muß der Betroffene wissen, an wen die Daten
zu welchen Zwecken gegeben werden. Eine pauschale Einwilligungserklärung der wissenschaftlichen Verwendung etwa im Behandlungs- oder Kran-
kenhausaufnahmevertrag kann nicht ausreichen.

Der Arzt, der von seinem Patienten Daten erhalten hat, kann diese personenbezogen auch dann weitergeben, wenn eine Rechtsgrundlage ihn hierzu verpflichtet. Das ist z.B. der Fall bei bestimmten Infektionskrankheiten. Hier schreibt das Bundesseuchengesetz Meldung an das Gesundheitsamt vor, um konkrete Gefahren der Ansteckung Dritter zu vermeiden.
Ähnliches gilt für Geschlechtskrankheiten.

In Gesetzentwürfen wurde und wird immer wieder versucht, weitere Melde-
pflichten für Ärzte zu schaffen. Man denke an das Chemikaliengesetz,
das im Entwurfsstadium eine Pflicht zur Meldung von Krebserkrankungen
enthielt.

Nun liegt der Referentenentwurf eines Arbeitsschutzgesetzes vor, der
ebenfalls eine Meldepflicht sowie eine Offenbarungsbefugnis für bestimmte vom Arzt bei den Untersuchungen der Arbeitnehmer erhobene Daten

an die Bundesanstalt für Arbeitsschutz und Unfallforschung enthält.
Auf diese Weise erhält die Bundesanstalt die Möglichkeit, diese Daten
für wissenschaftliche Untersuchungen zu verwenden, da diese ausdrücklich zu ihrer Aufgabe erklärt werden.

Weiterhin sind gesetzliche Offenbarungsbefugnisse geschaffen worden,
so im Sozialgesetzbuch X sowie im Saarländischen Krebsregistergesetz.

Auch das Muster eines Gesetzes über Krebsregister enthält eine Befugnis
zur Weitergabe von Patientendaten ohne deren Einwilligung an Krebsregister.

Die zitierten Gesetze bzw. Gesetzentwürfe haben zum Ziel, Forschungsvorhaben auch ohne Einwilligung der betroffenen Patienten bzw. Arbeitnehmer zu ermöglichen.

Die Ärzteschaft sieht die gesetzlichen Verpflichtungen bzw. Befugnisse
zur Weitergabe von Patientendaten mit größter Sorge, weil hierdurch
das Patientengeheimnis, das für das Vertrauensverhältnis zwischen Patient und Arzt notwendig ist, immer weiter ausgehöhlt wird. Dies gilt
zumindest dann, wenn man davon ausgeht, daß der Gesetzgeber die Wertentscheidung getroffen hat und damit eine Güterabwägung im Einzelfalle
entfällt.

Es stehen sich also zwei Interessen gegenüber: Das Interesse des Einzelnen, sein Persönlichkeitsrecht und damit sein Geheimnis über die
intimsten Daten zu wahren, einerseits und das Interesse der Allgemeinheit,mit Hilfe personenbezogener Patientendaten medizinische Forschung
zu betreiben, um Ursachen zu finden und für die Zukunft neue Erkenntnisse hinsichtlich Diagnostik und Therapie zu erlangen, andererseits.

Damit diese Forschung, die dem Wohle der Allgemeinheit dient, nicht
unterbunden werden kann, ist die Garantie der Freiheit von Wissenschaft
und Forschung im Grundgesetz verankert.

Das besagt aber noch nicht, daß Patientendaten für jeden Forschungszweck von Ärzten oder von Behörden oder Sozialversicherungsträgern, die
über solche Informationen verfügen, gefordert werden können.

Zunächst ist daher zu klären, welchem wissenschaftlichen Zweck das
Forschungsvorhaben dienen soll. Das bedeutet, daß das Ziel der Unter-
suchung bekannt sein muß. Die Zweifel, die von ärztlicher Seite an der
Wirksamkeit der Arbeit bestehender Krebsregister (z.B. im Saarland

oder auch in der DDR) bestehen, machen das deutlich.

Weiterhin muß dem Interesse des Patienten entsprochen werden. Seine Zustimmung zur Verwendung seiner personenbezogenen Daten muß daher speziell zu dem Zweck der Forschung erteilt werden.

Die medizinischen Forscher gehen bei bestimmten Vorhaben davon aus, daß diese nicht durchführbar seien, wenn sie die Einwilligung der Patienten voraussetzten. Dies gelte insbesondere bei retrospektiven Studien, aber auch prospektive Studien könnten dadurch verhindert werden.

Von Epidemiologen ist ausgeführt worden, bei welchen Studien —z.B bei Fall-Kontroll-Studien, die Zustimmung der zu untersuchenden Kranken eingeholt werden könne. Schwieriger sei es hier aber, die Zustimmung der Kontrollpersonen zu erhalten. Auch bei prospektiven Kohortenstudien könne die Einwilligung in der Regel eingeholt werden.

Möglicherweise gibt es auch Studien, die personenbezogener Daten bedürfen, für deren Weitergabe die Einwilligung nicht eingeholt werden kann. Das rechtfertigt aber noch nicht eine Sammlung von Patientendaten ohne Einwilligung, etwa weil der eine oder andere Patient seine Einwilligung verweigern oder später zurückziehen könnte, oder weil er vor Erklärung einer Einwilligung verstirbt.

Durch das Erfordernis der Zustimmung der Betroffenen wird sicherlich in manchen Fällen die medizinische Forschung erschwert. Es kann aber nicht unterstellt werden, daß sie dadurch grundsätzlich unmöglich gemacht wird. Daher ist es Sache derjenigen, die medizinische Forschung betreiben wollen, ihren Datenbedarf zu beschreiben und Außenstehenden plausibel zu machen, um die Bereitschaft, an der Forschung mitzuwirken, zu schaffen oder zu verbessern. Dies kann in der Öffentlichkeit geschehen, indem die Bedeutung der Forschung der Bevölkerung und jedem Einzelnen bewußtgemacht wird und sein Interesse an der Mitwirkung weckt.

Im Einzelfall muß durch entsprechende Aufklärung des Betroffenen seine Bereitschaft zur Weitergabe seiner Daten zu Forschungszwecken geweckt werden.

Ausgangspunkt für alle Überlegungen muß die Wahrung des Persönlichkeitsrechts des Einzelnen sein. Nur wenn dieser Grundsatz beachtet wird, kann die Forschungsfreiheit zur Verwertung personenbezogener Patientendaten führen.

Das gleiche muß bei Forschung und Planung im Sozialversicherungsbereich gelten. Hier sollen nach dem Willen des Gesetzgebers ebenfalls Patientendaten ausgewertet werden. Die Tatsache, daß der Patient der Versichertengemeinschaft angehört, von der er Leistungen fordert, kann es aber nicht ohne weiteres rechtfertigen, die Daten darüber hinausgehend zu Forschung und Planung innerhalb dieses Bereiches zu verwerten, zumal der Pflichtversicherte sich der Sozialversicherung nicht entziehen kann.

Das Sozialgesetzbuch enthält im X. Buch Offenbarungsbefugnisse. Diese Befugnisse gestatten auch ohne Einwilligung des Betroffenen im Einzelfall die Bekanntgabe im Sozialversicherungsbereich. § 75 erklärt eine Offenbarung personenbezogener Daten für zulässig, wenn sie erforderlich ist

1. für die wissenschaftliche Forschung im Sozialleistungsbereich

    oder

2. für die Planung im Sozialleistungsbereich durch eine öffentliche Stelle im Rahmen ihrer Aufgaben

und schutzwürdige Belange des Betroffenen nicht beeinträchtigt werden oder das öffentliche Interesse an der Forschung und Planung das Geheimhaltungsinteresse des Betroffenen erheblich überwiegt. Weiter ist gesagt, daß eine Offenbarung in diesem Sinne nicht zulässig ist, soweit es zumutbar ist, die Einwilligung des Betroffenen einzuholen oder den Zweck der Forschung oder Planung auf andere Weise zu erreichen.

§ 76 schränkt die Offenbarungsbefugnisse zwar insofern ein, als personenbezogene Daten, die dem Sozialleistungsträger von einem Arzt zugänglich gemacht worden sind, nur unter den Voraussetzungen an andere Stellen weitergegeben werden dürfen, unter denen der Arzt selbst diesen gegenüber offenbarungsbefugt ist. Dies gilt aber wiederum nicht für Daten, die im Zusammenhang mit einer Begutachtung wegen der Erbringung von Sozialleistungen oder wegen der Ausstellung einer Bescheinigung zugänglich gemacht worden sind, es sei denn, der Betroffene widerspricht ausdrücklich.

Ob die Einholung der Einwilligung des Betroffenen zumutbar ist oder nicht, entscheidet die zuständige oberste Bundes- oder Landesbehörde.

Dadurch ist aber kein ausreichender Schutz des Patienten- bzw. Versichertengeheimnisses gegeben. Vielmehr kann diese Regelung der Verwendung personenbezogener Daten in Forschung und Planung im öffentlichen Interesse Tür und Tor öffnen.

Sieht man diese Bestimmung des § 76 im Zusammenhang mit einer im Dritten Kapitel des SGB X (Zusammenarbeit der Leistungsträger und ihre Beziehungen zu Dritten) vorgesehenen Pflicht des Arztes, dem Sozialversicherungsträger auf Verlangen Auskunft über Patientendaten zu geben, so wird im Sozialversicherungsbereich das Patientengeheimnis zugunsten der Planung und Forschung ganz erheblich beeinträchtigt.

Auch der bereits erwähnte Entwurf des Arbeitsschutzgesetzes kann eine wissenschaftliche Auswertung der vom Arzt erhobenen Daten, die ebenfalls der Schweigepflicht des Betriebsarztes unterliegen, nicht rechtfertigen.

Es ist immer wieder festzustellen, daß gesetzliche Grundlagen für die Meldung von Patientendaten auch gegen deren Willen nur der Abwehr konkreter Gefahren für Dritte unter Wahrung des Grundsatzes der Verhältnismäßigkeit zu dienen haben. Darüber hinausgehende Offenbarungspflichten oder Befugnisse höhlen den Geheimnisschutz des Patienten immer weiter aus.

Deshalb hat der 84. Deutsche Ärztetag an die Ärzte aller Fachrichtungen in der Bundesrepublik Deutschland appelliert, allen Versuchen, die Schweigepflicht des Arztes weiter auszuhöhlen, energisch zu widerstehen. Es wurde nachdrücklich darauf hingewiesen, daß das Recht des Patienten auf Verschwiegenheit seines Arztes nicht deswegen aufgehoben oder relativiert werden darf, weil moderne elektronische Datenverarbeitunstechniken eine mannigfaltige Verarbeitung und Auswertung auch persönlicher Gesundheitsdaten erleichtern. Auch das steigende Interesse an Planungsdaten im Gesundheitswesen und an Krankheitsursachenforschung kann nicht das Verfügungsrecht des Patienten über seine persönlichen Daten außer Kraft setzen. An die Länderparlamente hat der Deutsche Ärztetag appelliert, die schutzwürdigen Belange der Bürger nicht durch immer neue Ausnahmen oder spezialgesetzliche Regelungen abzubauen oder einzuengen. Der gleiche Appell gilt natürlich auch dem Bundesgesetzgeber.

Die Bundesärztekammer hat eine Empfehlung zur Beachtung der ärztlichen

Schweigepflicht bei der Verarbeitung personenbezogener Daten in der
medizinischen Forschung ausgesprochen. Darin wird zum Ausdruck gebracht,
daß die medizinische Forschung auf personenbezogene Daten nicht verzichten kann. Um in jedem Falle der Interessenlage des Patienten gerecht zu werden, sind Voraussetzungen zusammengestellt, die vorliegen
sollten, bevor Patientendaten der medizinischen Forschung zur Verfügung
gestellt werden.

Allerdings geht diese Empfehlung davon aus, daß unter gewissen Bedingungen die Daten auch ohne Zustimmung des betroffenen Patienten weitergegeben werden dürfen. Dies steht mit der derzeitigen Rechtslage nicht in
Einklang, weil das Interesse der Allgemeinheit an der Forschung nicht
grundsätzlich als höherwertiges Rechtsgut betrachtet werden kann.
Deshalb ist die Einwilligung des Patienten für die Weitergabe personenbezogener Daten zu Forschungszwecken nicht nur ein Rechtfertigungsgrund
gemäß § 203 StGB, sondern gemäß § 2 Abs. 7 der Berufsordnung Voraussetzung für die Weitergabe, es sei denn, der Personenbezug läßt sich
ausschließen.

Der Deutsche Ärztetag 1982 wird sich mit der Problematik befassen.

Zusammenfassend ist festzustellen, daß nach der derzeitigen Rechtslage
Daten, die zum Patientengeheimnis gehören, nur in anonymisierter Form
oder mit Einwilligung des Patienten der Forschung zugeleitet werden
dürfen. Auch gesetzliche Grundlagen für die Weitergabe zu Forschungs-
und Planungszwecken sind abzulehnen, weil sie das Patientengeheimnis
in unzumutbarer Weise aushöhlen und damit das für die Behandlung notwendige Vertrauensverhältnis zwischen Patient und Arzt nachhaltig stören
oder gar vernichten.

Um wissenschaftliche Untersuchungen nicht zu blockieren, muß einerseits
das Interesse an medizinischer Forschung in der Bevölkerung geweckt,
gleichzeitig aber das Datenschutzbewußtsein gestärkt werden. Solange
aber Datenschutzbewußtsein und Datenschutzgewissen derjenigen, die damit
umgehen, Veranlassung zu Veröffentlichungen gibt, wie sie in den vergangenen Wochen in den Tageszeitungen zu lesen waren, ist jede Skepsis
gegen Sammlungen von Gesundheitsdaten, welcher Art auch immer, nicht nur
verständlich, sondern auch notwendig.

Ausgewählte Datenschutzprobleme im Bereich
der medizinischen und der medizinsoziologischen Forschung

Alfred Büllesbach, Bremen

I. Datenschutz und Forschung

Die gegenwärtige Datenschutzdiskussion beschäftigt sich in dem
Bereich Datenschutz in Wissenschaft und Forschung im Schwerpunkt
mit dem Problem des Spannungsverhältnisses zwischen Wissenschaftsfreiheit einerseits und dem Grundrecht auf Privatheit andererseits[1]. Daneben wird allmählich immer vordringlicher die
Frage, ob die Diskussion dieses Spannungsverhältnisses noch geeignet ist, die Entwicklung der Informationstechnologie hin zu
umfassenden Wissensbanken und Informationssystemen hinreichend
rechtlich aufzufangen. Die Informationstechnologieentwicklung
führt tendenziell zum Aufbau von Daten-Kommunikationsnetzen, die
sich von ihren Urhebern und von den in den Kommunikationsnetzen
Abgebildeten verselbständigen und eine eigene tatsächliche Qualität bekommen[2]. Diese Entwicklung weist darauf hin, daß es
notwendig wird, neben der Frage der Einwilligung auch generell
die Verfügungsbefugnis über gesamte Informationssysteme ins
rechtliche Bewußtsein zu rücken. Neben dieser Perspektive werden
gegenwärtig aber dennoch weitgehend rechtsdogmatisch geprägte
Diskussionen um die konkrete Ausgestaltung laufender Forschungsvorhaben geführt. Insbesondere aus diesem Grunde ist das Spannungsverhältnis hier aufzugreifen.

1. Das Grundrecht auf Wissenschaftsfreiheit

   Gerade von Medizinern wird der Vorwurf erhoben, daß Datenschutz
   die Gesundheitsforschung behindert. Abgesehen von der inhaltlichen Richtigkeit einer solchen Behauptung stellt sich hier
   die Frage nach der Grundrechtskollision. Nach Art. 5 Abs. 3
   S. 1 Grundgesetz sind Wissenschaft, Forschung und Lehre frei.
   Die Gewährleistung beinhaltet nach der Rechtsprechung des
   Bundesverfassungsgerichtes zunächst zweierlei:

   a) Das Grundrecht "schützt als Abwehrrecht die wissenschaft-
      liche Betätigung gegen staatliche Eingriffe und steht jedem
      zu, der wissenschaftlich tätig ist oder tätig werden
      will"[3]. Demgemäß hat jeder, der in Wissenschaft, Forschung
      und Lehre tätig ist oder werden will, ein Recht auf Abwehr
      jeder staatlichen Einwirkung auf den Prozeß der Gewinnung

und Vermittlung wissenschaftlicher Erkenntnisse.

b) Darüber hinaus bedeutet die Qualifizierung der Wissenschaftsfreiheit als Grundrecht eine Wertentscheidung des Verfassungs-
gebers, die in der prinzipiellen Verstärkung der Grundrechte
zum Ausdruck kommt. Diese Wertentscheidung bedeutet nicht
nur die Absage an staatliche Eingriffe, "sie schließt vielmehr das Einstehen des Staates, der sich als Kulturstaat
versteht, für die Idee einer freien Wissenschaft und seine
Mitwirkung an seiner Verwirklichung ein und verpflichtet
ihn, sein Handeln positiv danach einzurichten[4]. Der Staat
hat insbesondere die Pflege der freien Wissenschaft und ihre
Vermittlung an die nachfolgende Generation durch Bereitstellung von personellen, finanziellen und organisatorischen
Mitteln zu ermöglichen, weil heute ohne diese Mittel, über
die im wesentlichen nur noch der Staat selbst verfügt, in
weiten Bereichen der Wissenschaft eine unabhängige Forschung
und wissenschaftliche Lehre nicht mehr betrieben werden
könnte. Eine Ausübung der Grundfreiheiten aus Art. 5 Abs. 3
S. 1 GG ist daher notwendig mit einer Teilhabe an staatlichen Leistungen verbunden. Dieser Gesichtspunkt der Teilhabe ist in der öffentlich-rechtlichen Diskussion nicht unumstritten[5]. Der zweite Aspekt des Urteils ist hier von
Bedeutung. Aus der Tatsache, daß der Staat hinsichtlich
des Wissenschaftsbetriebes heute weithin ein faktisches
Monopol besitzt, wird die Teilhabe an staatlichen Leistungen abgeleitet. Die Verpflichtung des Staates zur Förderung
der freien Wissenschaft kann sich jedoch nicht nur auf die
Bereitstellung von finanziellen, personellen und organisatorischen Mitteln beschränken. Angesichts der Tatsache, daß
die Wissenschaft, insbesondere die Forschung, auf umfassende Informationen angewiesen ist und der Staat in vielen
Bereichen ein Informationsmonopol hat, ist die Wissenschaft
auf Informationen des Staates angewiesen. Würde ihr der
Datenzugang verwehrt, könnte der Kernbereich der Wissenschaftsfreiheit berührt werden [6]. Daher begründet Art. 5
Abs. 3 GG prinzipiell einen Informationsanspruch des Wis-
senschaftlers, der vor allem dann und soweit in Betracht
kommt, als er sich auf Informationen bezieht, die nur der
Staat liefern kann[7].

2. Das Grundrecht auf Privatheit

Art. 2 Abs. 1 GG gewährleistet das Recht auf freie Entfaltung
der Persönlichkeit für jedermann. Dieses Grundrecht garantiert
einerseits den Anspruch auf Aktivität, also Entfaltungsfrei-
heit, allgemeine Handlungsfreiheit, andererseits einen Anspruch
auf Freiheit vor staatlicher Kompetenzüberschreitung. Während
die älteren Entscheidungen des Bundesverfassungsgerichtes zu
Art. 2 Abs. 1 GG vorwiegend menschliches Verhalten betrafen
und der Begriff "freie Entfaltung" daher auch als eindeutig
tätigkeitsbezogen bezeichnet worden ist[8], betreffen fast
alle neueren Entscheidungen, die sich auf Art. 2 Abs. 1 GG
stützen, Probleme der Privatheit, der Information oder der
Kommunikation. Podlech meint, daß "seine informationelle Bedeutung heute die Grundrechtsdogmatik dieses Grundrechts
prägt"[9].

In einer sachlichen Dimension umfaßt das Recht der Privatheit
gegenüber der öffentlichen Gewalt das Recht, selbst darüber
zu bestimmen, welche Informationen über die eigene Person in
die Umwelt, insbesondere darüber, in welchen Sektor der Umwelt, gelangen. Podlech nennt dieses Recht das informationelle
Selbstbestimmungsrecht der Bürger. Die gleiche Auffassung vertritt Seidel, der von einem Recht an der Kommunikationsform
spricht, das prinzipiell einen Schutz gegenüber jeder Auf-
zeichnungsform einräumt[10]. Auch Benda sieht (in Anlehnung an
Kamlah und Westin) die Privatsphäre in diesem Sinne, wenn er
meint, sie umfasse das Recht, "von der Gesellschaft oder Beobachtung anderer getrennt oder frei zu sein, die Befugnis selbst
zu entscheiden, wann und innerhalb welcher Grenzen persönliche
Lebenssachverhalte offenbart werden, sofern nicht überragende
Allgemeininteressen dies erfordern"[11].

Konsequenz der dargelegten Meinungen ist, daß jede Verarbeitung personenbezogener Daten durch Träger öffentlicher Gewalt
ein Eingriff in das durch Art. 2 Abs. 1 GG gewährleistete
informationelle Selbstbestimmungsrecht und nur bei Vorliegen
einer gesetzlichen Ermächtigung unter Beachtung des Grundsatzes
der Verhältnismäßigkeit zulässig ist. Dieser Gedanke liegt auch
den Datenschutzgesetzen zugrunde und kommt dadurch zum Ausdruck, daß die Verarbeitung personenbezogener Daten durch
öffentliche Stellen, abgesehen von der Zustimmung des Betroffenen, nur dann zulässig ist, wenn eine Rechtsvorschrift sie

erlaubt. Also, dieses Spannungsverhältnis zwischen Wissenschaftsfreiheit und Recht auf Freiheit setzt notgedrungen
ein Abwägen von verschiedenen Positionen und einen Interessen-
ausgleich voraus. Dieser Interessengegensatz ist Ausfluß des
Strebens von Wissenschaft und Forschung nach umfassender Information einerseits und dem Ziel des Datenschutzes nach
Sicherung des individuellen Persönlichkeitsrechts andererseits.
Wenn der Staat die Informationsansprüche der Wissenschaft erfüllen will, dann muß er gleichzeitig, was die Übermittlung
personenbezogener Daten bzw. Informationen betrifft, das informationelle Selbstbestimmungsrecht der einzelnen Bürger beachten. Dieses Spannungsverhältnis findet seit Beginn der Diskussion um einen effektiven Daten- und Persönlichkeitsschutz
starke, sogar verstärkte Beachtung und hat seit Verabschiedung der Datenschutzgesetze zur Intensivierung der Diskussion
geführt.

II. Datenbedarf für medizinische Forschung

Als Beispiel hierfür greife ich das Forschungsprojekt "Aktion
Familienhebamme", das von der Medizinischen Hochschule Hannover
in Bremen durchgeführt wird, auf[12]. Dieses Projekt befaßt sich
mit Bemühungen, die Säuglingssterblichkeit, aber auch die unter
Umständen mit hohem Dauerschädigungsrisiko behaftete Säuglings-
morbidität zu senken bzw. einzudämmen. Es ist ein Modellvorhaben
entwickelt worden, das im Auftrag des Bundesministers für Arbeit
und Sozialordnung und in Zusammenarbeit mit dem Senator für Gesundheit und Umweltschutz in Bremen von der Abteilung für Medizinische Soziologie der Medizinischen Hochschule Hannover durchgeführt wird. Charakteristisches Kernstück des Modellvorhabens
ist der an die strukturellen Gegebenheiten des Versuchsgebietes
angepaßte Einsatz von klinisch erfahrenen, spezifisch fortgebil-
deten und für bestimmte Regionen zuständigen Hebammen, die in
engster Kooperation mit niedergelassenen Ärzten, geburtshilf-
lichen und pädiatrischen Kliniken sowie anderen einschlägigen
Beratungsinstitutionen eine klientennahe Begleitung von Schwan-
geren und von jungen Müttern und deren Kindern realisieren
wollen. Diese Skizzierung zeigt gleichzeitig die darin stecken-
den Datenflüsse. Sie waren alle im Einzelfall auf die verschiedenen Übermittlungen zu überprüfen. Ohne hier auf Detailfragen
eingehen zu können, sollen doch paradigmatisch einige Fragen zur
Übermittlung von Daten aufgegriffen werden:

- Datenübermittlung von der Meldebehörde (Adresse) an das Projekt-
  team (bestimmt sich nach Melderecht und Bremischem Datenschutzgesetz; öffentliches Interesse bejaht)

- Übermittlung der Hausgeburten und Totgeburten aus dem Gesundheitsamt an Team
  - mit Einwilligung

- Übermittlung der Adressen durch niedergelassene Ärzte und
  Kliniken
  - mit Einwilligung.

Besondere Probleme der Einwilligung ergeben sich durch die Schriftform. Die Bedeutung der Schriftform wird abhängig von der sozialen
Struktur verschieden eingeordnet. Angehörige unterer sozialer
Schichten lehnen bei Schriftform öfter die Einwilligung ab als
Angehörige der Mittel- und Oberschicht. Da es aber gerade um die
sozial benachteiligten Bevölkerungsschichten geht, stellt sich
die Frage, ob hierin ein besonderer Grund liegt, der die Schriftform entbehrlich machen kann.

Ein Verzicht auf die Schriftform kommt nach herrschender Rechts-
auffassung nur unter sehr engen Voraussetzungen zustande. "Besondere Umstände" im Sinne des § 3 S. 2 BrDSG/BDSG wird man dann
annehmen können, wenn das Forschungsziel ohne diesen Verzicht
nicht erreicht werden kann[13]. An das Vorliegen einer solchen
Unmöglichkeit sind hohe Anforderungen zu stellen. Der Hinweis
methodologischer Erschwernisse dürfte hierfür nicht ausreichen.
Auch das im Vordergrund stehende Mißtrauen einzelner Bevölkerungsschichten gegenüber einer Unterschriftsleistung ist sehr differenziert zu beurteilen. Nur Schweizer[14] nimmt in einem solchen
Fall einen besonderen Umstand an. Der Zweck der gesetzlichen
Regelung liegt aber darin, den Betroffenen vor einer Überrumpe-
lung zu schützen[15]. Der Betroffene soll veranlaßt werden, sich
über die Bedeutung seiner Erklärung Gedanken zu machen. Dies kann
er nur, wenn er zuvor hinreichend über Zweck, Umfang und Tragweite seiner Einwilligung informiert worden ist[16]. Der vorgetragene Umstand, daß gerade von Angehörigen "sozialdeprivierter
Gruppen" die Verweigerungsrate besonders hoch sei, läßt verschiedene Interpretationen zu. Dies kann einerseits natürlich auf das
Mißtrauen gegenüber Unterschriftsleistungen beruhen, dies kann
andererseits aber auch ein Mangel nicht hinreichender Aufklärung
sein. Schließlich kommt hinzu, daß die Verweigerungsrate auch
bei Leuten mit sogenannter höherer Bildung vorhanden ist. Die

Information muß derart deutlich sein, daß auch der "rechts- und geschäftsungewandte Bürger" (so OLG Celle, NJW 1980, 347/348) in der Lage ist, die Tragweite seiner Einwilligung zu übersehen. So-lange der Betroffene die rechtliche Reichweite seiner Einwilli-gung nicht kennt, kommt auch eine mündliche Einwilligung nicht in Betracht. Die Informationspflicht des Verarbeiters besteht unab-hängig von der Form.

Aus welchem Motiv der Betroffene sein Einverständnis nicht gibt, ist nach der gesetzlichen Konzeption grundsätzlich unerheblich, die nur auf die Freiwilligkeit der in jedem Fall erforderlichen Erklärung abstellt[17]. Die Kostensteigerungen, die durch eine Erhöhung der Befragungszahl oder eine Änderung der Forschungs-methode auftreten, werden nach Simitis[18] ebenfalls nicht als besonderer Umstand angesehen. Für diese Überlegung spricht, daß der Gesetzgeber die Datenverarbeitung gerade auf die Mitwirkung des Betroffenen gegründet hat und jede Abweichung hiervon das Ziel des Gesetzgebers selbst tangiert.

Im übrigen ist eine Reihe von Datenschutzanforderungen an das Projekt gestellt worden, wie die Verpflichtung auf das Daten-geheimnis sämtlicher Mitarbeiter, Überschaubarkeit der Zahl der Mitarbeiter (nicht uferlose Ausweitung), besondere Hervorhebung der Freiwilligkeit, nur anonymisierte Datenübermittlung zur Aus-wertung an die Medizinische Hochschule, Verwendung nur für den dargestellten Projektzweck, Vernichtung der Fragebogen nach Ein-speicherung des Inhaltes[19].

III. Datenbedarf für medizinsoziologische Forschung

Hier soll ein Projekt, das von der Universität Göttingen durch-geführt wird und die Situation Familie und Kinderkrankenhaus erforschen will, als Beispiel dienen. Im Mittelpunkt stehen Be-fragungen von ca. 1.600 Eltern, offene Interviews mit Patienten, Schwestern, Pflegern und schließlich auch die Form der teilneh-menden Beobachtung in einer Kinderstation. Grundsätzlich sei hier angemerkt, daß es nur im Einzelfall möglich sein kann, aus datenschutzrechtlichen Gründen einzelne wissenschaftliche Frage-stellungen zu beanstanden. Allerdings steigen die Anforderungen an die Anonymisierung und an die Datensicherheit. Die Grenze für die Beanstandung einer Frage ist deshalb sehr weit zu ziehen und etwa dort anzusetzen, wo es um Fragen der Sittlichkeit geht. Eine andere Position würde die Datenschutzinstanzen an die Grenze

der Zensur bzw. einer allgegenwärtigen Oberinstanz führen, was
sie nicht sein wollen und können[20]. Dieses Projekt hat den
datenschutzrechtlichen Konflikt an der Frage der teilnehmenden
Beobachtung in der Kinderstation entzündet. Das Forschungskonzept
sah vor, daß bei der Aufnahme des Kindes die mit dem Arzt und der
Mutter geführten Aufnahmegespräche durch Medizinsoziologen beob-
achtet werden. Die Eltern sollten davon nichts wissen, da beabsichtigt war, verdeckt zu beobachten, weil bei offener teilnehmender Beobachtung die Eltern sich anders verhalten würden. Nach
gegenwärtiger Rechtslage liegt hier ein Verstoß gegen die ärztliche Schweigepflicht vor (§ 203 Abs. 1 Nr. 1 und §§ 2, 23 Berufsordnung der Ärzte). Zum einen ist der Patient darüber zu infor-
mieren, wenn sich jemand im Raum befindet, der nicht Arzt ist und
der mit der Behandlung nichts zu tun hat, und zum anderen ist die
Einwilligung notwendig. Die Forschung wird hier auch datenschutzrechtlich mit der Frage der Grenzen bestimmter wissenschaftlicher
Methoden konfrontiert. Können Nichtmediziner auf diesem Vorspie-
gelungswege die ärztliche Schweigepflicht umgehen? Dieses Beispiel wirft neben der Verletzung der ärztlichen Schweigepflicht
die Fragen auf, inwieweit auch die Wissenschaft die Transparenz
der Informationsverarbeitung beachten muß und wieweit die Betroffenen informiert werden müssen bzw. ob sie getäuscht werden
können[21].

Die übrigen Befragungen in diesem Projekt wurden schriftlich und
mit Einwilligung durchgeführt. Dieses Forschungsprojekt zeigt,
daß eine Methode der empirischen Sozialforschung, nämlich die
teilnehmende Beobachtung im medizinischen Bereich, zur Diskussion
gestellt wird. Dies hat Abstraktionscharakter und verweist generell darauf, daß die Anwendung bestimmter Forschungsmethoden in
diesem Bereich der sensiblen Daten neu zu überdenken ist[22].

IV. Zugangsvoraussetzungen

1. Prinzipiell ist der Zugang zu personenbezogenen Daten durch
   ein Gesetz (BDSG, Landesdatenschutzgesetze, spezielle Rechtsgrundlagen, aber auch § 203 StGB, § 2 BOÄ), durch Vertrag und
   durch Einwilligung möglich. Auf die umfangreiche Darstellung
   der Datenzugangsprobleme wird hier verzichtet und statt dessen
   auf die vorherigen Beiträge verwiesen.

2. Anonymisierung von Daten

   Ganz wesentlich ist im Zusammenhang mit Forschungsdatenerhebung die Frage der <u>Anonymisierung.</u> Denn Rechtsgrundlagen für Forschungsdatenerhebung sind kaum vorhanden, die Einwilligung ist ebenfalls problematisch, weil sie mit einer Verweigerungsrate verbunden ist und damit natürlich prinzipiell eine Gefährdung des Forschungsprojektes eintreten kann. Wie löst sich aber ein solcher Konflikt auf? Hier kann die Anonymisierung von Daten wesentlich weiterhelfen. Deshalb gilt es,

a) bestimmte Anforderungen der Anonymisierung zu formulieren,

b) die Notwendigkeit der Anonymisierung in vielen Bereichen sichtbar zu machen,

c) die Prüfung von Anonymisierungsmöglichkeiten in der Alltagspraxis verstärkt aufzugreifen und

d) Anonymisierungskonzepte für die Praxis anzubieten.

Es kann gelegentlich der Eindruck nicht beseitigt werden, daß bei Forschungsprojekten Wissenschaftler sich viel zu wenig Gedanken über die Anonymisierungsmöglichkeiten machen. Die Möglichkeiten, die sich aus Anonymisierungstechniken, wie sie in der empirischen Sozialforschung, der wissenschaftlichen Statistik, der Mathematik etc. vorkommen, werden sehr selten verwendet. Dieser Umstand weist darauf hin, daß in der Praxis zum einen ein unabweisbarer Bedarf sichtbar geworden ist, zum anderen aber direkt anwendbare Anonymisierungskonzeptionen nicht aufbereitet zur Verfügung stehen. Diese Aufgabe selbst ist Gegenstand der Forschung und wäre entsprechend zu fördern.

Generell lassen sich Anonymisierungsverfahren wie die Verschlüsselung von Daten, die direkte Anonymisierung, die Datentransformation, die Trennung von Falldaten und personenbezogenen Daten heranziehen. <u>Ziegler-Jung</u>[23] schlägt für die Forschung mit Gesundheitsdaten, ausgehend von der These, daß die "faktische" Anonymisierung genügt, verschiedene Techniken vor. Dem liegen die von <u>Brennecke</u>[24] vorgeschlagenen Kriterien, die für die faktische Anonymisierung bedeutsam sind, zugrunde. Brennecke ging von drei Faktoren aus, nämlich der Art der Daten, den Personen, die über die Daten verfügen können und dem Umfang des verfügbaren Zusatzwissens. Insbesondere das Zusatzwissen hat besondere Bedeutung für die Frage der Reidentifizierung. Wie umfangreich Quellen des Zusatzwissens sein können, zeigt <u>Burkert</u> in einem Überblick über legal beschaffbares Zusatzwissen[25]. Von <u>Dammann</u> wurde zur Durchführung der faktischen

Anonymisierung eine Risikoanalyse im Einzelfall, in der die
Fragen nach dem Wert der Information (Zielinformation) und
nach dem beschaffbaren und zur Reidentifizierung ausreichenden
Zusatzwissen beantwortet werden müssen, vorgeschlagen[26].
Steinmüller[27] hat Kriterien einer Systemprüfung für personenbezogene Daten aufgestellt, in der letztlich das Endresul-
tat der Verarbeitung, d. h. der Output des Systems, geprüft
wird. Unter Berücksichtigung dieser Anforderungen können für
die Forschung mit Gesundheitsdaten die von Ziegler-Jung[28]
vorgeschlagenen Techniken folgendermaßen angewendet werden.

1. Die Daten, die für eine Nacherhebung oder ein "record-
   linkage" zur Verfügung stehen sollen oder besonders
   schutzwürdige Merkmale enthalten, werden verschlüsselt
   bzw. chiffriert.

2. Verfahren der direkten Anonymisierung finden in zwei Fällen
   Berücksichtigung. Für die Fälle, in denen die Gesundheits-
   einrichtung eine Reidentifikation vornehmen will, werden
   die identifizierenden Merkmale von den übrigen getrennt
   und auf unterschiedlichen Medien bzw. Ebenen gespeichert
   (vgl. § 36 Abs. 1 S. 2 BDSG). Soweit eine Reidentifikation
   nicht erforderlich ist, werden die identifizierenden Merkmale getrennt und vernichtet.

3. Bei den Datentransformationen werden folgende der von
   Schlörer[29] aufgestellten Techniken benutzt:

   a) Untersuchungen von Stichproben anstelle von Populationen

   b) Eliminieren "gefährlicher Variabler" aus dem Datensatz

   c) Verringerung der Klassenzahl pro "gefährlicher Variabler"

   d) mikro- oder partielle Aggregation anonymer Datensätze.

Diese Techniken beziehen sich ausschließlich auf faktische Anonymisierungsverfahren. Inwieweit solche Techniken für sensible
Daten tatsächlich ausreichend sind, ist bisher nicht hinreichend
erprobt worden. Es wird auf die Praxis ankommen, wie weit solche
faktischen Anonymisierungsverfahren tragen. Die Berücksichtigung
der faktischen Anonymisierung würde aber bereits jetzt sehr viele
Fragen zu Scheinproblemen werden lassen.

V. Forschungsprivileg im Datenschutzrecht?

Insbesondere von wissenschaftlicher Seite wird in Anlehnung an das sogenannte Medienprivileg (§ 1 Abs. 3 BDSG) sehr häufig die Forderung nach einem Forschungsprivileg im Datenschutzrecht erhoben. Die hierin steckende Annahme, daß die Regelungen des § 1 Abs. 3 BDSG wie auch die Rundfunksonderregelungen in den Landesdatenschutzgesetzen eine Befreiung vom Datenschutz beabsichtigten, ist nicht richtig. Der Hintergrund ist vielmehr, daß für medienspezifische Datensammlungen bereichsspezifische Regelungen gelten, die ursprünglich in einem Presserechtsrahmengesetz (vgl. § 6 des Entwurfs) vorgesehen waren. Dieses Gesetz kam allerdings nicht zustande.

Die in der Praxis häufig geschilderten Datenzugangsprobleme beruhen darüber hinaus, wie viele Beispiele zeigen, sehr oft auf Mängeln in der Rechtsanwendung bzw. auf einer sogenannten verdeckten Datenschutzbegründung (sogenannte Instrumentalisierung des Datenschutzrechtes für fremde Zwecke)[30].

Was somit notwendig ist, ist eine klare gesetzliche Regelung der Datenverarbeitung für wissenschaftliche Zwecke, die von einer Gleichbehandlung der öffentlichen und nicht-öffentlichen Forschungseinrichtungen für unabhängige wissenschaftliche Forschung ausgeht. Wichtigste Voraussetzung des Zugangs zu Forschungsdaten sollte immer die Anonymisierung sein. Erst wenn hier Forschungsprobleme eintreten, kann eine rechtliche Regelung greifen, die unter Beachtung des Übermaßverbotes und des Verhältnismäßigkeitsprinzips in engen Voraussetzungen die Einwilligung gesetzlich ersetzt. Dabei ist die Zweckbindung dieser Daten unerläßliche Voraussetzung. Eine Weiterübermittlung muß ausgeschlossen sein. Die übrigen Voraussetzungen der Datenschutzgesetze, wie z. B. die Datensicherheit, sind selbstverständlich zu beachten[31]. Insbesondere Datensicherheit ist, gerade bei Universitätseinrichtungen, wegen der räumlichen Verhältnisse oft sehr schwer zu realisieren. Hier bedarf es vermehrter Anstrengungen.

Nicht geregelt ist die Frage, wie einmal in Forschungsinformationssysteme gelangte Daten weiterverwendet werden können. Die bisherige Praxis geht wohl davon aus, daß einmal, sei es auch mit Einwilligung, erlangte Daten generell für inhaltsanalytische, dokumentenanalytische, Sekundärauswertungen etc. verwendbar sind ohne Rücksicht auf das ursprüngliche Forschungsvorhaben. So werden sehr häufig solche Daten nicht nur von Studenten, Diplomanden, Doktoranden verwendet, sondern stehen in Informationssystemen dem Zugriff der Forscher ganz generell zur Verfügung. Diese Pro-

blemstellung wird mit der Entwicklung der Informationstechnologie
hin zu umfangreichen Informationssystemen mit Wissensdatenbanken
verschärft. Eine rechtliche Lösung steht noch aus.

Zusammenfassend kann festgestellt werden, daß es wohl bereichsspezifischer Forschungsregelungen bedarf, eine Forschungsprivi-
legierung im Datenschutzrecht sich jedoch nicht als notwendig
herausgestellt hat.

Literaturanmerkungen

(1) vgl. insbesondere den Tagungsband Kaase, Max u. a. (Hrsg.): Daten-
     zugang und Datenschutz, Konsequenzen für die Forschung, König-
     stein/Ts. 1980; Kilian, W./Porth, A.J. (Hrsg.): Juristische Pro-
     bleme der Datenverarbeitung in der Medizin, Berlin, Heidelberg,
     New York 1979; Lilie, Barbara: Medizinische Datenverarbeitung,
     Schweigepflicht und Persönlichkeitsrecht im deutschen und ameri-
     kanischen Recht, Göttingen 1980; Steinmüller, W.: Erfordernisse
     des Datenschutzes bei der wissenschaftlichen Auswertung von In-
     formationen der gesetzlichen Krankenversicherung, hrsg. vom
     Wissenschaftlichen Institut der Ortskrankenkassen, Bonn 1979;
     Büllesbach, Alfred: Datenschutz versus Wissenschaftsfreiheit?,
     ÖVD 1981, Heft 3, S. 9 ff.; Bull/Dammann: Wissenschaftliche For-
     schung und Datenschutz, DÖV 1982, Heft 6, S. 213-223; Eberle,
     Carl-Eugen: Implikationen des Datenschutzes für die empirische
     Sozialforschung, Zeitschrift für Soziologie, 1981, S. 196 ff.;
     Borchert, Günter: Datenzugang für die Forschung, ÖVD 1981,
     Heft 7/8, S. 18 ff.

(2) Steinmüller, W.: Die zweite industrielle Revolution, in: DVR 1981,
     Bd. 10 Heft 1/2, S. 37-70, 47 f., 49 ff.

(3) BVerfGE 35, 79, 112

(4) ebd.

(5) vgl. Maunz-Dürig-Herzog: Kommentar zum GG, Art. 20 VIII A Rdnr. 49-
     51; Kloepfer, Michael: Datenschutz als Grundrecht, Königstein/Ts.
     1980, S. 34 ff.

(6) Achter Tätigkeitsbericht des Hessischen Datenschutzbeauftragten,
     34

(7) Schmitt Glaeser, W.: Die Freiheit der Forschung, in: Forschung
     im Konflikt mit Recht und Ethik, hrsg. von Eser, A. und Schumann,
     K.F., 77-100, 86

(8) Nipperdey, H.C.: Freie Entfaltung der Persönlichkeit, in: Detter-
     mann, K.A.; Nipperdey, H.C.: Die Grundrechte, IV, 770, zitiert
     nach Podlech, A.: Das Recht auf Privatheit, in: Grundrechte als
     Fundament der Demokratie, hrsg. von Perels, J, 50-68, 50

(9) Podlech, A., a.a.O. (6), 51

(10) Seidel, U.: Datenbanken und Persönlichkeitsrecht, 95

(11) Benda, E.: Privatsphäre und "Persönlichkeitsprofil", Ein Beitrag
     zur Datenschutzdiskussion, in: Festschrift für Willy Geiger zum
     65. Geburtstag, 23-44, 32

(12) Collatz, J., Klie, K., Rohde, J.J. u. a.: Durchführung und Aus-
     wertung eines Modellversuchs zur Verbesserung der Schwangeren-
     vorsorge und der Nachsorge von Säuglingen durch die Aktion Fami-
     lienhebamme, hrsg. von der Gesellschaft für Strahlen- und Umwelt-
     forschung mbH, München 1981

(13) vgl. Büllesbach, ÖVD 3/81, 9-12

(14) vgl. DB 1979, 1733 f.

(15) vgl. Simitis, in: Simitis/Dammann/Mallmann/Reh: Kommentar zum
     BDSG, 3. Aufl. 1981, § 3 Rdnr. 75; Büllesbach a.a.O.

(16) vgl. zur "informierten Einwilligung" Simitis, VersR 1981, 197-
     204

(17) vgl. Simitis, in: Simitis/Dammann/Mallmann/Reh, a.a.O., § 3
     Rdnr. 65

(18) § 3 Rdnr. 76

(19) Aus Gründen wissenschaftlicher Sekundärauswertungen und des späteren wissenschaftlichen Beweises der Forschungsergebnisse kann der Fragebogen nur dann aufbewahrt werden, wenn er tatsächlich anonym ist.

(20) Dies beinhaltet aber selbstverständlich, daß der Wissenschaftler nur innerhalb rechtlicher Grenzen tätig werden kann; d. h. auch, daß hinsichtlich der Anonymisierungsanforderungen die einzelnen Fragestellungen zu erörtern sind. Vgl. zu Forschungskonflikten und der rechtlichen Regulierung Brusten, M., Eberwein, H.-D., Feltes, Th., Gollner, G., Schumann, K.F.: Freiheit der Wissenschaft - Mythos oder Realität?, Frankfurt/New York 1981, vgl. z. B. S. 104 ff.

(21) vgl. z. B. hinsichtlich psychisch Kranker die Mitteilung der Deutschen Gesellschaft für Psychiatrie und Nervenheilkunde: Zur Einsichtnahme psychisch Kranker in ihr Krankenblatt, in: NJW 1982, S. 687/688; vgl. auch Scheuch, in: Kaase, M. u. a. (Hrsg.): Datenzugang und Datenschutz, 1980, S. 257 f., der als wissenschaftlich legitime Täuschung das Milgram-Experiment anführt; vgl. auch die Untersuchung von Lautmann, R.: Justiz - die stille Gewalt, Frankfurt 1972, die ebenfalls auf teilnehmender Beobachtung basiert; abgelehnt wird die verdeckte Forschung von Avenarius, Hermann: Rechtliche Aspekte der staatlichen Förderung pädagogischer Forschung, in: Deutsche Gesellschaft für Erziehungswissenschaft (Hrsg.): Die Behinderung der erziehungswissenschaftlichen Forschung in der Bundesrepublik - eine Dokumentation, Tübingen 1980, S. 137 ff.

(22) Datenschutzrechtlich eher leicht lösbar sind die Methoden und Techniken der empirischen Sozialforschung, wie Interview und Befragung. Schwierigkeiten in der Gestaltung und der Einwilligung können sich aber neben der Beobachtung bei der Dokumentenanalyse und dem Experiment ergeben.

(23) Ziegler-Jung, Bärbel: Datenschutz bei der Forschung mit Gesundheitsdaten - Probleme und Lösungswege -, DVR 1979, S. 193 ff., 206

(24) vgl. Brennecke, R.: Kriterien zur Operationalisierung der faktischen Anonymisierung, in: Kaase, Max u. a.: Datenzugang und Datenschutz, Konsequenzen für die Forschung, Königstein/Ts. 1980, S. 158 ff.

(25) Burkert, Herbert: Die Eingrenzung des Zusatzwissens als Rettung der Anonymisierung?, in: DVR 1979, S. 63 ff.

(26) Dammann, U., in: Simitis/Dammann/Mallmann/Reh: Kommentar zum Bundesdatenschutzgesetz, 3. Aufl. 1981, § 2 Rdnr. 37

(27) Steinmüller, W.: Ein organisationsunterstütztes Verfahren zur Anonymisierung von Forschungsdaten, in: Kaase, Max u. a. (Hrsg.): Datenzugang und Datenschutz, Konsequenzen für die Forschung, 1980, S. 111-117

(28) a.a.O., S. 206/207

(29) Schlörer, Jan: Zum Statistikgeheimnis - Risiken und Schutz statistischer Datenbanken, DVR 1976, 204-247; ders.: Datenorientierte Verfahren der Anonymisierung, in: Kaase, M. u. a. (Hrsg.) (vgl. Fn. 27), S. 118-142

(30) Diese Aussage entspricht der eigenen und der geäußerten Erfahrung vieler Datenschutzinstanzen.

(31) vgl. hierzu die Erklärung zum Datenschutz und zu der Verwendung
personenbezogener Daten für Forschungszwecke der European Science
Foundation vom 12. November 1980, in: 9. Tätigkeitsbericht des
Hessischen Datenschutzbeauftragten, Nr. 6, S. 75 ff. bzw. in:
Datenschutz und Datensicherung, Heft 1/1982, S. 50-53; siehe hinsichtlich der Datenschutzpraxis 3. Jahresbericht des Landesbeauftragten für den Datenschutz Bremen (Drucksache der Bremischen
Bürgerschaft - Landtag - 10/483, Pkt. 5.2.5.1, S. 32-34; zur Beachtung der ärztlichen Schweigepflicht in der medizinischen Forschung siehe Deneke, J.F. Volrad, in: Deutsches Ärzteblatt und
ärztliche Mitteilungen, 78. Jahrgang Heft 30, S. 1441-1442, 1444;
siehe auch die Mitteilung des Wissenschaftlichen Beirates der
Bundesärztekammer: Empfehlung zur Beachtung der ärztlichen Schweigepflicht bei der Verarbeitung personenbezogener Daten in der
medizinischen Forschung, in: Deutsches Ärzteblatt und ärztliche
Mitteilungen, 78. Jahrgang Heft 30, S. 1443.

Gesundheitsforschung und ärztliche Schweigepflicht

B. Ziegler-Jung
Technische Hogeschool Twente
Onderafdeling der Bestuurskunde

I. Vorbemerkungen

Bei dem Zugang zu Gesundheitsdaten für Zwecke der Gesundheitsforschung
stellt sich häufig die Frage, ob ein Verstoß gegen die Bestimmungen der
ärztlichen Schweigepflicht gegeben ist. Dabei besteht große Rechtsunsicherheit über die rechtlichen Regelungen des Arztgeheimnisses, das
sich aus den Berufsordnungen ergibt und seiner strafrechtlichen Sank-
tion in § 203 StGB[1]. Das Verhältnis zu den Bestimmungen der Datenschutzgesetze und des Sozialgesetzbuches ist nicht abschließend geklärt.
Es ist nicht auszuschließen, daß Verstöße bestehen, die zu Lasten des
betroffenen Individuums gehen. Auf dem Workshop wurden eine Reihe von
Problemfällen zur Diskussion gestellt, die im folgenden zusammengefaßt
dargestellt werden.

II. Problemfälle

Die eingangs gestellte Frage läßt sich anhand der Tatbestandsmerkmale
des § 203 StGB wie folgt konkretisieren:
Ist ein Verstoß gegen das Arztgeheimnis gegeben, wenn der behandelnde
Arzt/Amtsträger Gesundheitsdaten für Zwecke der Gesundheitsforschung
1. selbst verwendet bzw. zur Durchführung der eigenen Forschung anderen Personen Zugang gewährt?
2. einem nichtbehandelnden Arzt/Amtsträger Zugang gewährt?
3. einem Forscher, der kein Arzt ist, Zugang gewährt?
Sonderprobleme ergeben sich bei dem Zugang zu Daten von Verstorbenen.
Danach und im Zusammenhang mit den Bestimmungen der Datenschutzgesetze
und des Sozialgesetzbuches können folgende Problemfälle gebildet werden:
1. _Forschungstätigkeit durch den behandelnden/mitbehandelnden Arzt/_
   Amtsträger
   1.1 durch 'Hilfskräfte' (Studenten, Aushilfen, Servicerechenzentrum
       im Behandlungsbereich oder extern)
   1.2 durch Doktoranden.
Dabei muß weiterhin untergliedert werden in Forschungstätigkeiten im
ambulanten Bereich (Universitätskrankenhaus/sonstige Krankenhäuser) und
im öffentlichen Gesundheitsdienst.

---

[1] Strafgesetzbuch

2. Forschungstätigkeit durch einen nicht behandelnden Arzt/Amtsträger

3. Forschungstätigkeiten durch Nicht-Ärzte

Hier soll unterschieden werden nach Forschung außerhalb und innerhalb des Sozialversicherungsbereiches. Außerhalb des Sozialversicherungsbereiches ist weiterhin interessant, ob die forschenden Stellen in den Anwendungsbereich von Forschungsregelungen in Landesdatenschutzgesetzen fallen.

4. Zugang zu Daten von Verstorbenen

In diesen Fällen soll gefragt werden:

a. Sind betreffende Gesundheitsdaten nach den Bestimmungen des Arztgeheimnisses geschützt?

b. Liegt in dem Zugang ein Offenbaren?

c. Ist ggf. das Offenbaren unbefugt?

Aus der Forschungspraxis stellen sich dabei in den vier Problembereichen folgende wichtige Fragen:

1.1 Willigt der Patient konkludent ein, daß seine Daten für Forschungszwecke verwendet werden, wenn er sich in ein Krankenhaus begibt? Besteht eine spezielle Situation im Universitätskrankenhaus?

1.2 Findet ein Offenbaren statt, wenn 'geheimnisgeschützte' Daten an Studenten, MTAs, MDAs, Aushilfen, Doktoranden, Servicerechenzentren zur Verarbeitung weitergeben werden?
Kommen bei der Weitergabe an ein Servicerechenzentrum die Bestimmungen der Datenschutzgesetze zur Auftragsdatenverarbeitung zur Anwendung?

2. Findet ein unbefugtes Offenbaren bei der Weitergabe 'geheimnisgeschützter' Daten an einen Arzt für dessen Forschungsinteressen statt?

2.1 Fällt der Zugang zu Namen/Adressen von Patienten unter die Bestimmungen des Arztgeheimnisses?

2.2 Ist das Offenbaren 'geheimnisgeschützter' Daten an Forschende befugt, die unter Forschungsregelungen in Landesdatenschutzgesetzen fallen?

2.3 Was besagt § 75 X SGB[1] i.V.m. § 76 X SGB im Hinblick auf befugtes/ unbefugtes Offenbaren im Sozialversicherungsbereich?

3. Inwieweit fallen Daten von Verstorbenen unter das Arztgeheimnis? Ist der Zugang zu Krankenunterlagen von Verstorbenen ein unbefugtes Offenbaren? Wie ist die Situation bei Todesbescheinigungen?

---

[1] Sozialgesetzbuch (SGB) zehntes Buch (X)

III. <u>Lösungsansätze</u>

Lösungen liegen in Interpretationsmöglichkeiten der Bestimmungen der
ärztlichen Schweigepflicht und hier insbesondere in Erlaubnistatbestän-
den. Zum einen fragt sich, ob die Forschungsregelungen in Landesdatenschutzgesetzen eine Erlaubnis zur Offenbarung darstellen. Zum anderen
ist zu diskutieren, ob in bestimmten Fällen die Wahrnehmung berechtigter Eigeninteressen des Arztes bzw. eine generelle Güterabwägung eine
Offenbarungsbefugnis ergeben. Zu erwägen ist, ob zur Klärung der Fragen
ein Musterprozeß angestrengt werden sollte. Darüber hinaus sollte
überlegt werden, ob zur Lösung der Probleme eine Novellierung des § 203
StGB bzw. eine Neuregelung erforderlich ist.

ARZTGEHEIMNIS/PATIENTENGEHEIMNIS

Zusammenfassung der Referate und
Diskussionen
vom 25.2.1982

von
L. Horbach und W. Wiese

Herr Walz berichtet eingangs über die Diskussion zum Entwurf eines
Krebsregistergesetzes in Hessen. Nach Auffassung des Hessischen Datenschutzbeauftragten sei ein spezielles Krebsregistergesetz erforderlich.
Demgegenüber warnt Herr Ehlers zum gegenwärtigen Zeitpunkt vor einem
solchen Gesetz. Die Mediziner selbst seien noch nicht über das Ziel des
Gesetzes einig. Herr Reichertz schließt sich dem und den Ausführungen
an, die Herr Lutterbeck in seinem Referat gemacht hat.

Herr Kilian wendet sich gegen die Ausführungen im Referat von Herrn
Mallmann zu Art. 5 Abs. 3 GG und äußert sich zum Verhältnis von Art. 2
und 5 GG. Unter Hinweis auf das Modell des AGB-Gesetzes fordert er eine
organisierte Kontrolle. Da die Tragweite der Einwilligung häufig nicht
übersehen werde, sei die Einwilligung als Voraussetzung befugter Offenbarung zu problematisieren.

Herr Lutterbeck betont, daß angesichts zunehmender Technologieentwick-
lung nicht die Juristerei, wohl aber die Informatik Lösungen biete. Um
die Methoden der neuen Technik zu verstehen, müsse man exakt sein und
bleiben. Mit juristischen Kategorien allein sei der Sache nicht beizu-
kommen. Nicht der Schutz der Privatsphäre oder die Wissenschaftsfreiheit seien das Thema, sondern die Auswirkungen einer bestimmten technologischen Entwicklung.

Herr Horbach erörtert die Doppelrolle des Arztes gegenüber dem Patienten und gegenüber der Forschung. Das persönliche Verhältnis Arzt-Patient sei in einer Klinik heute anders als früher: Der behandelnde Arzt
benutze zugleich als Forscher die Datenbank der Klinik. Wichtig sei eine Qualitätskontrolle in der Klinik unter Verwendung der technischen
Hilfsmittel. Der Vertrauensbereich Patient-behandelnder Arzt dürfe aber
nicht beeinträchtigt werden.

Herr Ehlers fordert, daß wir uns stärker mit der technologischen Entwicklung befassen müßten, mit ihren Gefahren und ihren Dimensionen. Das Patientengeheimnis dürfe nicht weiter ausgehöhlt werden. Andererseits sei die Neugier des Forschers nichts prinzipiell Böses, die Forscher seien unabhängig und selbstlos tätig.

Herr Schaefer weist auf die Variabilität der Daten je nach Verwendungszusammenhang hin. Zu der von Herrn Kilian vorgeschlagenen Kontrollinstanz äußert er sich skeptisch.

Frau Bosch meint, Informationsverluste durch den Computer seien hinnehmbar, wenn die Daten die ursprüngliche speichernde Stelle nicht verließen. Die (sich stellende) Frage sei, ob (gegenwärtig) Daten erhoben würden, die für die Behandlung nicht erforderlich seien, also lediglich für Forschungszwecke. Parallelen ergäben sich aus der klinischen Erprobung neuer Arzneimittel. Zum Krebsregister: Es müsse klar gemacht werden, wer was wem in welcher Form und zu welchem Zweck melden solle.

Herr Ehlers betont, die heutigen (invasiven) Behandlungsmethoden stellten besondere Anforderungen an die Aufklärung des Patienten. Die Krebsregister hätten primär den Zweck der Nachsorge zu erfüllen, sekundär kämen sonstige Verwendungen in Betracht.

Herr Zielinski weist auf Probleme der "Gesellschaftsmedizin" hin. Die Einwilligung des Patienten könne diese Probleme nicht lösen. Das Problem sei: Wer hat Zugriff auf welche Daten? Bei der Entstehung von Datenagglomerationen müßten die Folgen bedacht werden. Es müßten Informatik-spezifische Lösungen gesucht und gefunden werden. Das Forschungsinteresse müsse auf seine jeweilige Legitimität überprüft werden.

Herr Büllesbach stimmt dem zu, weist aber darauf hin, daß die Datensicherungsregeln schon jetzt Schutz böten.

Herr Schaefer fordert, daß bis zur Findung angemessener Informatiklösungen eine restriktive Praxis erforderlich sei; insbesondere müsse auf der Zustimmung des Patienten bestanden werden.

Frau Ziegler-Jung weist darauf hin, daß fast alle Forschungsprojekte nach entsprechenden Datenschutzvorkehrungen durchgeführt werden könnten.

Herr Kniep fordert den Vorrang für das Gemeinschaftsinteresse "Volksgesundheit" (Art. 5 GG) gegenüber dem Patienteninteresse (Art. 2 GG).

Herr Borchert meint, die Vorschriften, die dem Patientenschutz dienen
sollen, würden gegenwärtig zweckentfremdet. Das Leistungsgeschehen
werde von den Veranlassern beeinflußt. Deshalb müsse steuernd auf der
Anbieterseite angesetzt werden: Die Verordnungspraxis der Ärzte beispielsweise müsse beeinflußt werden, was Datenerhebungen erfordere, denen ein Patienteninteresse nicht entgegenstehe.

<u>ZUR BEURTEILUNG DER 'RICHTIGKEIT' PATIENTENBEZOGENER DATEN
IN DER MEDIZINISCHEN DOKUMENTATION</u>

Otto Rienhoff

Institut für Medizinische Informatik
Medizinische Hochschule Hannover

1.PROBLEMSTELLUNG

Im rechtlichen Sprachgebrauch bedeutet der Begriff 'Richtigkeit', daß
Angaben über persönliche und sachliche Verhältnisse mit der Realität
übereinstimmen. Bei der Beurteilung der Richtigkeit eines Sachver-
haltes werden die Begriffsdimensionen

- Wahrheit und
- Vollständigkeit

unterschieden. Der Begriff 'Richtigkeit' kann nicht im Hinblick auf
Werturteile, wohl aber auf Daten, die auch wertende Elemente enthalten, angewendet werden.

Die 'Richtigkeit' ist im allgemeinen im Zusammenhang mit der Berichtigung, Sperrung und Löschung von Daten entsprechend Paragraph 14 Bundesdatenschutzgesetz (BDSG) von Bedeutung. In diesem Zusammenhang
findet sich in der Gebrauchsliteratur zum Bundesdatenschutzgesetz ein
formelhaftes Umgehen mit den Begriffen (siehe Abb. 1). Lediglich in
einigen Kommentaren (6) wird der Begriff 'Richtigkeit' kurz problematisiert.

Untersucht man die medizin-rechtliche Diskussion der vergangenen
Jahre, so finden sich außer der Erörterung von Haftungsfragen im
wesentlichen Diskussionen zum Zugangsrecht des Patienten zur medizinischen Dokumentation. Während in den Jahren vor 1978 die 'Krankenakte'
im wesentlichen als Gedächtnisstütze des Arztes angelegt wurde, folgt
den Umbruchjahren 1978/79 aufgrund mehrerer Urteile, die ihren Nieder-
schlag in der Änderung des Paragraphen 11 der ärztlichen Berufsordnung
fanden, eine rechtliche Neubewertung, indem nicht mehr von einer
Krankenakte, sondern von einer 'ärztlichen Dokumentation' gesprochen

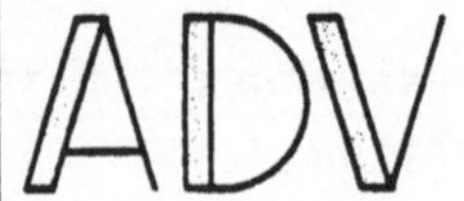

	AUS- UND FORTBILDUNG
	KAPITEL: 0 SEITE: 21

Berichtigung, Sperrung und Löschung

§ 14

Unrichtig	J					
Bestritten		J				
Für Speicherzwecke nicht mehr erforderlich			J	J		
Schutzwürdige Belange des Betroff. nicht beeinträchtigt				J		
Unzulässig gespeichert					J	
Richtigkeit sensitiver Daten nicht bewiesen						J
Berichtigen	X					
Sperren		X	X			
Können gelöscht werden				X		
Sind zu löschen					X	X

Abb. 1:

Ein Standardbeispiel für den unproblematisierten Umgang mit dem Richtigkeitsbegriff: die Darstellung des Paragraphen 14 BDSG in Entscheidungstabellenform verdeckt die konzeptinhärente Problematik.

wird, die <u>für</u> den Patienten angelegt werden müsse. Damit findet die mehrere Jahrzehnte dauernde Diskussion des Zugangsrechtes und der Zweckorientiertheit der Krankenakte für die Bundesrepublik einen vorläufigen Abschluß. Bei dieser Öffnung auf einen vermeintlichen 'Idealpatienten' hin, ist weitgehend unberücksichtigt geblieben, daß nach der Auslegung des BDSG die ärztliche Dokumentation fast grundsätzlich als Datei aufzufassen ist und damit das Interesse an einer Beurteilung der 'Richtigkeit' der gespeicherten Daten gleichzeitig durch drei Entwicklungen (Zweckorientierung, Zugangsrecht, Dateicharakter) geweckt worden ist. Deshalb kann erwartet werden, daß Fragen der 'Richtigkeit' medizinischer Daten bald sehr viel öfter als bisher im Mittelpunkt von Auseinandersetzungen stehen werden.

2. DIE 'RELATIVE' RICHTIGKEIT

Die Kommentare zum BDSG diskutieren den Begriff 'Vollständigkeit' einheitlich dahingehend, daß Vollständigkeit nur im Hinblick auf den jeweiligen Verwendungszusammenhang hin festgestellt werden kann. Der Begriff 'Richtigkeit' wird dagegen 'absolut' betrachtet.

Der in diesem Zusammenhang wesentliche Begriff 'Dokumentation' kann aus seinen Wortstämmen heraus als 'Einsatz von Werkzeugen zur Lehre' oder in modifizierter moderner Form als 'Sammlung, Ordnung, Speicherung, sachliche Erschliessung und Wiederzugänglichmachung von Dokumenten' definiert werden. Dokumentation in Form der sachlichen Erschliessung beinhaltet häufig die Abbildung einer Wirklichkeit in verschiedene Modellvorstellungen dieser Wirklichkeit, wobei dies in mehreren Schritten hintereinander folgen kann (Abb. 2). Die Abbildungen können durch individuelle und spontan formulierte Vorschriften, aber auch durch international festgelegte Regelsysteme vorgenommen werden. Im allgemeinen unterscheidet man hier präkoordinierte Systeme (z.B. Klinischer Diagnosenschlüssel, International Code of Diseases) von postkoordinierten Systemen (z.B. SNOMED, Arbeitsgemeinschaft Klartextanalyse).

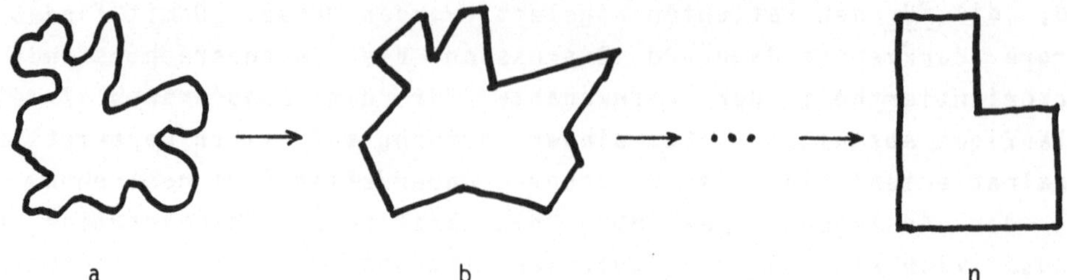

a   b   n

Abb. 2

Wird die Realität (a) schrittweise in Modelle abgebildet (b,c,...n), so ist keines der Modelle identisch mit der Wirklichkeit, alle sind jedoch in bezug auf die jeweiligen Abbildungsvorschriften richtig (valide).

Die Beurteilung des Begriffes 'Richtigkeit' in bezug auf die medizinische Dokumentation unterteilt man zweckmäßigerweise in zwei Aspekte:

- die Richtigkeit der Prozeßdokumentation (Stichworte: 'Verdachtsdiagnose', medizinische Schulen) und

- die Richtigkeit der Abschlußdokumentation (Stichworte: epikritische Abbildung in prä- oder postkoordinierte Systeme).

Hiernach sei im folgenden der Begriff 'Richtigkeit' an drei Beispielen problematisiert:

Beispiel 1: Dokumentation der Krankengeschichte
Der Arzt befragt den Patienten nach seinen Kinderkrankheiten, seinem Sozialstatus, seinen Infektionskrankheiten und seinen aktuellen Beschwerden. Der Arzt hört, was der Patient auf die Fragen antwortet und versucht, die Antwort zu verstehen. Dabei muß er berücksichtigen, ob der Patient die Frage verstanden hat und sich auszudrücken vermochte. Die Verknüpfung beider Überlegungen führt zur Dokumentation des 'Gesagten', der daraufhin eine Bewertung bzw. Interpretation des Arztes folgt. Selbst wenn man von den vielen Fehlermöglichkeiten in diesem Prozeß absieht, ist die Dokumentation schließlich eine durch vielfache Annahmen eingeschränkte Modellvorstellung der tatsächlichen Krankengeschichte des Patienten.

Beispiel 2: Befunddokumentation

Auf Anforderung des Arztes werden biologische Meßparameter des Patienten ermittelt und das Meßergebnis wird aufgeschrieben. Der Betrag des
Meßwertes ist von vielen Einflußfaktoren abhängig. In diesem Zusammenhang müssen die Meßergebnisse bewertet und beurteilt werden. In
einfachen Fällen liegt die Interbefunderübereinstimmung bei nahezu
100%, komplizierte Bewertungen von Meßergebnissen erreichen teilweise
nur Interbefunderübereinstimmungen von etwa 60 % (4,5).

Beispiel 3: Behandlungsverlauf

Die Behandlung eines Patienten läßt sich oft in verschiedene
Abschnitte einteilen (7). Geht man davon aus, daß ein Befundmuster
(1) eine Diagnose (1) und Therapie (1) bewirkt, so ist es durchaus
normal, daß durch den weiteren Verlauf der Erkrankung ein Befundmuster
(2) zu erkennen ist, aufgrund dessen eine Modifikation in Diagnose (2)
und Therapie (2) vonnöten ist. Der weitere Verlauf als auch mögliche
neue Ergebnisse führen zu einer Folge von Befundmustern (n), die immer
wieder neue Diagnosen (n) und Therapien (n) bedingen. Im Verlaufe
dieses Prozesses müssen alle einzelnen Schritte dokumentiert werden,
um im Nachhinein jederzeit den Behandlungsverlauf in Einzelheiten neu
bewerten zu können. Diese Prozeßdokumentation enthält im jeweiligen
Zusammenhang gültige Daten, bei denen jedoch im weiteren Verlauf Neu-
bewertungen auch der Gültigkeit vorgenommen werden. Zum Abschluß der
Behandlung schließlich findet in den meisten modernen Kliniken eine
Abschlußdokumentation statt, in der versucht wird, die Komplexität
dieses Behandlungsablaufes auf wenige Schlüsselbegriffe zu verdichten,
wobei notwendigerweise extrem vereinfachende Abbildungsvorschriften
und Ausweisungen von Unklarheiten (Problem der Verdachtsdiagnosen) in
Kauf genommen werden.

Die genannten Beispiele verdeutlichen einerseits noch einmal die Wichtigkeit des Kontextbezuges medizinischer Information zur Beurteilung
der Richtigkeit der Daten; ein Zusammenhang, der in der Meßtheorie
durch die Begriffe 'Zuverlässigkeit' oder 'Reliabilität' oder 'Objektivität' oder 'Präzision' beschrieben wird.

Die Prüfung auf Richtigkeit (Gültigkeit, Validität) der Daten ist
nicht aus dem Kontext heraus möglich. Die Beurteilung der Richtigkeit
setzt immer ein Außenkriterium voraus, mit dem verglichen werden kann.
Da auch die Erfassung des Außenkriteriums den gleichen Problemen
unterliegt wie die Dokumentation des zu überprüfenden Datums selbst,

ist die Prüfung auf Richtigkeit auch verfahrenstechnisch schwierig. Erfahrungsgemäß tritt dieses Problem bei den meisten zur Behandlung anstehenden Fällen jedoch nicht zutage, da die hier beschriebenen Probleme keine Relevanz für den Ablauf einer unkomplizierten Behandlung gewinnen. Anders sieht es aus, wenn man schwierige medizinische Fälle bzw. Behandlungen unter Notfallbedingungen betrachtet. Hier gewinnt die Problematik an Bedeutung. Ebenfalls relevant wird sie bei der schwierigen Beurteilung der Gültigkeit von medizinischen Daten im Bereich der empirischen Forschung, die deshalb bekannterweise in besonderem Maße für methodische Fehlschlüsse anfällig ist.

3. LÖSUNGEN

Westin (nach 2) beschreibt 1977 eine sogenannte 'duale Dokumentation'. Darin wird ein offener, für den Patienten vorgesehener Teil der Krankengeschichte von einem geschlossenen Teil, der individuelle Aufzeichnungen des Arztes enthält, unterschieden. Die Autoren ordnen dem geschlossenen Teil z.B. die Verdachtsdiagnosen, die wissenschaftlichen Ergebnisse, Wertungen des Krankheitsverlaufes und psychiatrische Detailaufzeichnungen zu. Bei dieser möglicherweise rechtlich saubaren Trennung wird übersehen, daß Verdachtsdiagnose und tatsächliche Behandlung, Wissenschaft und Behandlung sowie Meßdatenerfassung und Bewertung nicht voneinander zu trennen sind. Die gegenseitige Bedingtheit dieser Größen charakterisiert jeden Behandlungsverlauf und erfordert deshalb für die Prozeßdokumentation relativ aufwendige Verfahren (7).

Aus der Sicht des medizinischen Methodikers muß das prinzipiell sinnvolle Modell der dualen Dokumentation vereinfacht werden: Danach enthielte der geschlossene Teil ausschließlich bewertende Äußerungen oder psychiatrische Detailaufzeichnungen, die lediglich für den momentan behandelnden Arzt relevant sind und nicht - auch nicht an den Patienten - weitergereicht werden. Der offene Teil der dualen Dokumentation enthält alle anderen Daten der Behandlung, die damit dem Patienten zugänglich sind. In diesen offenen Teil fallen im wesentlichen drei Kategorien von Daten, nämlich die Identifikation des Patienten, seine Verwaltungsdaten und die medizinische Dokumentation.

Die offene medizinische Dokumentation im Rahmen der Gesamtdokumentation birgt das Problem der 'Richtigkeit' medizinischer Daten im

wesentlichen in sich. Ähnlich wie die Vollständigkeit kann hier auch
die Gültigkeit der einzelnen Daten nicht 'absolut', sondern nur 'relativ', nämlich im Hinblick auf den jeweiligen Verwendungszusammenhang
innerhalb des Behandlungsprozesses hin festgestellt werden. Es gibt
keine richtige Diagnose, sondern nur eine 'jeweils richtige'. Im
Streitfalle setzt die Beurteilung der Richtigkeit somit eine aufwendige Analyse der jeweiligen Zusammenhänge voraus und damit bei der
Komplexität dieser Materie in den meisten Problemfällen einen schwierigen Beurteilungsprozeß.

Das in diesem Artikel angesprochene Problem ist nicht medizintypisch;
überall wo Daten Interpretationen beinhalten, bestehen vergleichbare
Unsicherheiten - so bei Sozialdatenbanken oder bei erkennungsdienstli-
chen Informationssystemen, um nur einzelne Bereiche zu nennen.

4. SCHRIFTTUM:

1. Bull, H.P.: Erwartungen an die BDSG-Novellierung. 5. Datenschutz-
   Fachtagung (DAFTA), Köln, Okt. 1981.

2. Lilie, H.: Ärztliche Dokumentation und Informationsrechte des
   Patienten. Reihe Recht & Medizin, Bd. 5 (Lang, Frankfurt: 1980).

3. Reichertz, P.L.: Kontextabhängigkeit medizinischer Informationen.
   (im vorliegenden Buch).

4. Rienhoff, O., Stöppler, L., Grunwald, F., Schmidt, R., Zeidler,
   U.: Interbeobachterübereinstimmung in der CCT-Befundung. Neuro-
   radiology, 16, (1978), 322-323.

5. Rienhoff, O.: Qualitätsbeurteilung ärztlicher Befunde durch
   explorative Datenanalyse. Habilitationsschrift zur Erlangung der
   Venia legendi für das Fach Medizinische Informatik. Hannover
   (1981), 1-184.

6. Simitis, Sp., Dammann, U., Mallmann, O., Reh, H.-J.: Kommentar
   zum Bundesdatenschutzgesetz. (Nomos-Verlagsgesellschaft, Baden
   Baden: 1979).

7. Weed, L.L.: Medical Records, Medical Education and Patient Care.
   (Press of Care Western Res. University, 1969).

Anschrift des Verfassers:

Prof. Dr. med. Otto Rienhoff
Medizinische Hochschule Hannover
3000 Hannover 61

Kontextabhängigkeit medizinischer Informationen

Peter L. Reichertz
Institut für Medizinische Informatik
Medizinische Hochschule Hannover

1. DATUM UND INFORMATION

Die Datenschutzgesetzgebung geht davon aus, daß ein Datum fest umris-
sen, quantifizier- und greifbar ist, sodaß auch bei unterschiedlicher
oder zeitlich verschobener Betrachtungsweise der gleiche Wert oder die
gleiche Bedeutung für den Betrachtenden oder Bezogenen resultiert.
Sicher ist ein Datum eine syntaktisch definierte Aneinandereihung von
Zeichen oder Zeichenketten elektronischer oder graphischer Art z.B.;
das für den Bezogenen Wesentliche ist jedoch der Kontext, in dem ein
solches Datum auftritt oder gesehen wird.

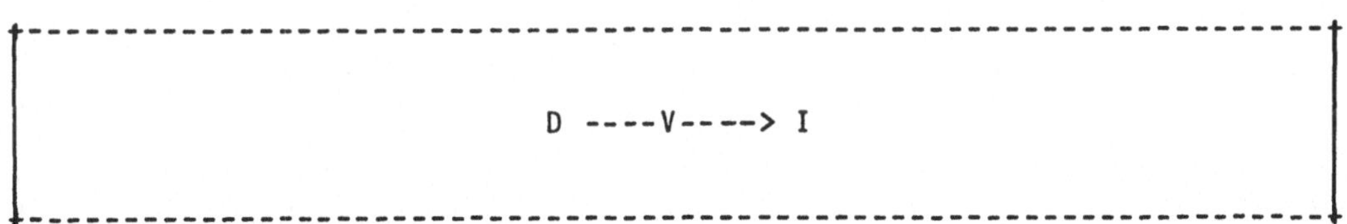

Abbildung 1:   Datum und Information (nach 1, 2)

Ein Datum wird erst zu einem vollen Informationswert, wenn es für den
Bezogenen in einem bestimmten Zusammenhang auftritt oder von dem Betrachtenden mit zusätzlichen anderen Daten resp. Informationen gewer-
tet wird. Abb. 1 zeigt, daß ein Datum (D) durch Anwendung einer bestimmten Verarbeitungsvorschrift (V) zu einer Information (I) wird.

Ein Krankenhausaufenthalt als solcher ist ein 'unauffälliges' Datum,
im Zusammenhang mit vielen vorausgegangenen Krankenhausaufenthalten

wegen der gleichen Erkrankung wird es zu einem schwerwiegenden Faktum
für z.B. einen gegenwärtigen oder potentiellen Arbeitgeber. Eine be-
schleunigte Blutkörperchen-Senkung ist an sich ein Signal für eine
möglicherweise entzündliche oder gar bösartige Erkrankung, im Zusammenhang mit definierten anderen Befunden, wie z.B. denen einer
Erkältung, ist es eine harmlose Begleiterscheinung. Bestimmte Laborbefunde deuten in einer bestimmten Konstellation auf einen Gallengangs-
verschluß hin, bei dem Hinzutreten anderer klinischer oder Laborbefunde begründen sie den Verdacht auf eine Leberzirrhose oder eine
Schwäche der roten Blutkörperchen.

Dies zeigt, daß die Schutzwürdigkeit eines Datums in vollem Umfang
nicht immer prima facie erkennbar ist, u.U. eine potentielle Bedeutung
eines Datums durch Hinzutreten anderer Umstände aber auch abgeschwächt
resp. relativiert werden kann.

Eine Datenschutzgesetzgebung resp. die Rechtsprechung mag sich nun auf
den Standpunkt des maximalen und potentiellen Schutzes stellen. Hierbei wird aber übersehen, daß die Verarbeitungsvorschrift (V) nur einen
mittelbaren Bezug zu der Person, von der ein ursprüngliches Datum erhoben oder gespeichert wurde, zu haben braucht.

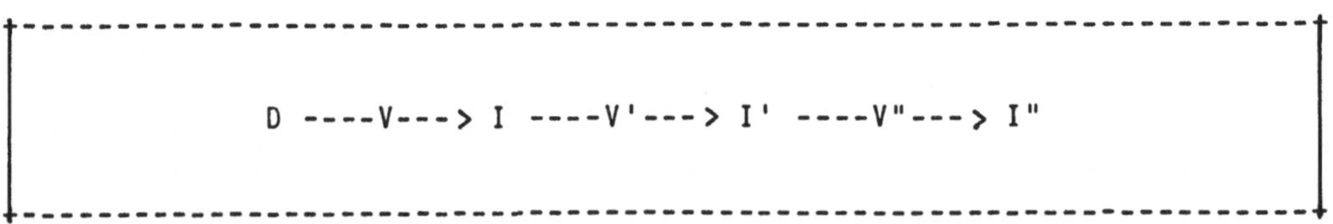

Abbildung 2: Die Kette Datum -> Information kann eine vielfache
              hierarchische sein

Bei der in Abb. 1 gezeigten Beziehung muß beachtet werden, daß das
Eingangsdatum (D) bereits Ergebnis eines vielfachen Verarbeitungs-
prozesses sein kann. Hier wird das Endprodukt eines Verarbeitungs-
prozesses Eingangsdatum zu einer neuen Verarbeitung (s. Abb. 2). Es
kommt zu immer höheren Aggregaten mit zunehmender Zusammenführung weiterer Informationen in bestimmten Konstellationen.

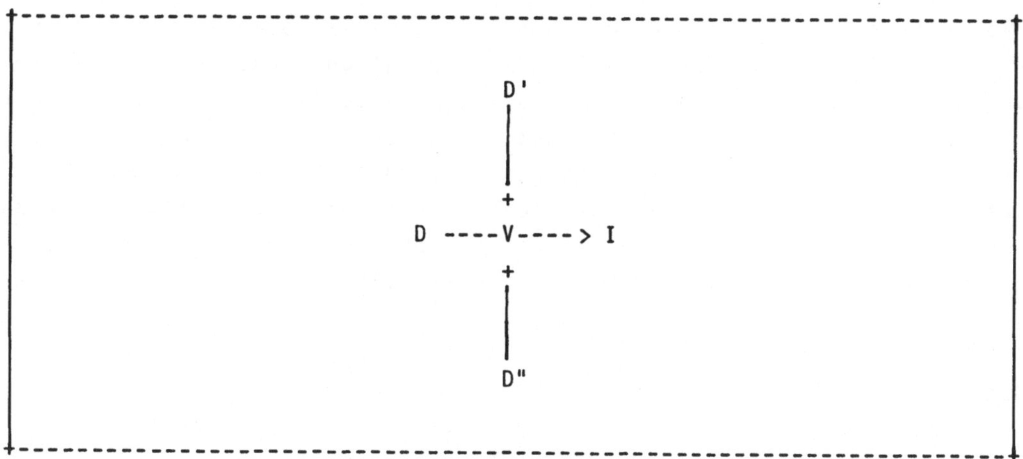

Abbildung 3:   Beeinflussung der Verarbeitungsprozesse durch den
                Kontext

Auch kann der Verarbeitungsprozeß (V)   selbst das   Ergebnis weiterer
Informationen (weitere Daten, Wissen, Erfahrung) sein, wie in Abb. 3
dargestellt wird.

2. AUSWIRKUNGEN DER KONTEXTABHÄNGIGKEIT

Hierdurch wird die Beziehung zu der Person, zu der ein Datum besteht,
kompliziert im Sinne des Eingehens weiterer Informationsqualitäten,
welche einen unmittelbaren Bezug zu dem Verarbeitenden haben können.
Bei dem gegebenen Beispiel der erhöhten Blutsenkung bei fehlenden sonstigen klinischen Befunden werden die weiteren Maßnahmen des Suchens
nach einem möglichen krankhaften Prozeß durch die Überlegungen und das
Können des entsprechenden Arztes bestimmt.   Die Durchführung einer
Röntgenuntersuchung des Magens und Darms ist Ausdruck seiner Erfahrung, seiner klinischen Wertung des Gesamtbefundes sowie der gesamten
Situation. Für ihn bedeutet daher dieses Datum die medizinische oder
gar forensische Rechtfertigung der Durchführung dieser Maßnahmen und
er hat m. E. einen Anspruch auf Schutz, da der Kontext sowohl eine betriebliche Maßnahme mit entsprechenden ökonomischen Auswirkungen wie
eine medizinisch-diagnostische Überlegung erkennen läßt.

Dies gilt meiner Meinung nach ebenso für teilweise aggregierte Daten, d. h. z. B. die Zusammenstellung von Operations- und anderen Behandlungsergebnissen im Hinblick auf die eigene Qualitätsbeurteilung oder die kausale Forschung am Krankengut. Dies begründet auch den Anspruch, evtl. sich später als falsch herausstellende diagnostische Überlegungen trotz eines entsprechenden Begehrens nicht eliminieren zu müssen, da sie u. U. die Rechtfertigung durchgeführter Maßnahmen aufgrund des seinerzeitigen Kontexts der klinischen Befunde ergeben könnten (5).

Dementsprechend vertrete ich die Meinung, daß interpretierte Daten im medizinischen Bereich nicht einen einseitigen Datenschutzbezug zum Patienten haben, sondern eine zusätzliche sekundäre Beziehung zu dem ärztlich Handelnden. Dies bedingt m.E. gewisse Einschränkungen des Verfügungsrechts des Patienten, auf der anderen Seite aber auch einen 'Mit-Verfügungsanspruch' des betroffenen Arztes oder der ärztlich-medizinischen Einrichtung. Für beide Bereiche ist eine Schutzwürdigkeit gegeben und sollte Gegenstand von Überlegungen sein, insbesondere im Hinblick auf die gegenseitige Abwägung.

Informationssysteme in der Medizin (3) sollten auf jeden Fall Sicherheitsvorkehrungen treffen, die über den Schutz des persönlichen Datums in Bezug auf den Patienten hinaus auch Daten der medizinischen Einrichtungen resp. Abteilungen vor einem ärztliche Erfahrungen oder betriebliche Maßnahmen aufdeckenden unberechtigten Eingriff schützt (4).

3. INTERPRETIERTE OFFENLEGUNG

Aus den oben in Abb. 1 bis 3 aufgezeigten Beziehungen ergibt sich auch eine Folgerung für die Offenlegung gespeicherter Daten an den Patienten. Wird ihm ein entsprechendes Datum (D) aus dem Kontext heraus zur Information angeboten, ist zu erwarten, daß die von ihm verwendete Verarbeitungsvorschrift (V) nicht notwendigerweise zu der gleichen Information (I) führt, wie dies bei der Verwendung aller medizinischer Kenntnisse und der zusätzlichen Informationen resp. der Beurteilungskriterien, welche dem Arzt zur Verfügung stehen, der Fall wäre. Die daraus resultierende Information (I) kann sich dabei erheblich von der bei einer sachlichen und fachkundigen Beurteilung ergebenden unterscheiden.

Hieraus ist jedoch nicht zu folgern, daß im medizinischen Bereich dem Patienten der Zugang zu den über ihn gespeicherten Daten grundsätzlich verweigert werden sollte. Das Informationsbedürfnis und darüber hinaus das Informationsrecht des Patienten bzw. die in der Datenschutzgesetzgebung verankerte Pflicht auf Offenbarung sollen durch diese Überlegungen nicht berührt werden.

Die aus diesen Überlegungen abzuleitende Interpretation und Empfehlung muß vielmehr dahingehend lauten, daß die Offenlegung der medizinischen Daten komplexer Natur, bei denen unterschiedliche Interpretationen entsprechend der angewandten Überlegungen möglich sind und zu deren richtiger Deutung zusätzliche Kenntnisse erforderlich scheinen, durch den Arzt selbst vorgenommen werden sollte oder durch einen sachkundigen (Arzt)Vertrauten des Patienten.

Dies scheint um so mehr erforderlich, als in vielen Informationssystemen selten alle Daten eines Patienten umfassend gespeichert sind und aus dem Fehlen von Kontextdaten leicht andere resp. falsche Informationseindrücke entstehen könnten, falls lediglich ein nackter Dateiauszug übergeben würde.

4. ZUSAMMENFASSUNG UND SCHLUSSFOLGERUNG

Aus diesen Überlegungen resultieren folgende Schlußfolgerungen:

1. Medizinische Daten sind im Hinblick auf die tatsächliche Information, welche sie dem Betroffenen oder einem Betrachtenden liefern, kontextabhängig und dies um so mehr, je höherwertige Leistungen erbracht wurden oder je komplexer das zugrundeliegende medizinische Geschehen ist. Dies bedeutet, daß die begleitenden Daten oder die persönlichen Umstände des Betroffenen oder des Betrachtenden von wesentlicher Bedeutung sind.

2. In Daten medizinischen Ursprungs gehen zu einem sehr frühen Stadium eigene intellektuelle und betriebliche Leistungen des Arztes oder der betreffenden Einrichtung der Gesundheitsversorgung ein. Hierdurch ist ein Mitanspruch auf Schutzwürdigkeit bedingt.

a. Diese Schutzwürdigkeit kann sich ausdrücken in einer verminderten bzw. nicht ausschließlichen Verfügungsgewalt des Patienten über alle Daten, die im Laufe des Behandlungsprozesses von ihm erhoben resp. durch zusätzliche Leistungen eingebracht worden sind im Sinne der Wahrung berechtigter Ansprüche der hierdurch Betroffenen und

b. im Sinne eines Anspruchs auf Persönlichkeitsschutz und Schutz der betrieblichen Daten durch den ärztliche Leistungen Erbringenden resp. im Hinblick auf hieraus abgeleiteten Folgerungen.

3. Aus der Kontextbezogenheit und der Möglichkeit der nicht sachkundigen resp. irrigen Verarbeitung von Daten, welche aus einem medizinischen Gesamtbezug isoliert worden sind, ist die Forderung zu erheben, daß die Offenlegung medizinischer Daten im Sinne der Datenschutzgesetzgebung durch einen Arzt resp. durch einen sachkundigen Vertrauten des Patienten erfolgen sollte.

4. Im weiteren Sinne scheint es auch gerechtfertigt, daß der medizinisch Behandelnde mit personenbezogenen Daten Forschung über den ursprünglichen Behandlungsvertrag hinaus betreibt, da eine solche Forschung resp. statistische Aufarbeitung seine eigenen Behandlungsmethoden resp. ärztliche Leistungen mitbetrifft.

Unberührt von diesen Überlegungen soll zunächst das Problem des Rechtsguts der Solidargemeinschaft und der Gesellschaft (6) bleiben hinsichtlich der Notwendigkeit epidemiologischer oder anderer medizinischer Forschung an personenbezogenen Daten aus fremden Behandlungsbereichen.

5. LITERATURVERZEICHNIS

1. Bauer, F.L., Goos, G.: Informatik, eine einführende Übersicht, erster Teil. (Springer, Berlin-Heidelberg-New York: 1971)

2. Bauer, F.L., Goos, G.: Informatik, eine einführende Übersicht, zweiter Teil. (Springer, Berlin-Heidelberg-New York: 1971).

3. Reichertz, P.L.: Informationssysteme in der Medizin. (IBM-Verlag, Bonn-Bad Godesberg: 1975)

4. Reichertz, P.L.: Realization of data protection by software techniques. In: Griesser, G. (edit.): Realization of data protection in health information systems; Proceedings of the IFIP-WG 4.2 Working Conference, Kiel, June 23-25, 1976 (North-Holland, Amsterdam: 1977), 89-95

5. Reichertz, P.L.: Datenschutz in der Medizin - technische, ärztliche und organisatorische Aspekte. Niedersächsisches Ärzteblatt, Nr. 17 (1978), 581-586

6. Reichertz, P.L.: Medizin und Computer. IBM-Nachrichten, 30 (251/ 1980), 13-21

<u>Probleme der Informationsströme zu den Krankenkassen</u>

von

Michael Schuster

Der Letzte in der Reihe der Vortragenden einer Veranstaltung wie dieser hat immer mit zwei typischen Problemen zu kämpfen: zum einen ist
der Zeitplan meist knapp geworden, und zum anderen ist vieles von dem,
was er sagen wollte, von anderen Referenten oder in der Diskussion
schon gesagt worden. So geht es auch mir: Wesentliches zu meinem Thema,
insbesondere zu dem komplexen System von Normen und Vertragswerken im
Kassenarztrecht, ist von Herrn Schwartz bereits erläutert und in der
Diskussion zu seinem und dem Referat von Herrn Schaefer vertieft worden. Ich will daher etwas improvisieren und einen speziellen Punkt
vertiefen, der mir besonders heute vormittag zu Unklarheiten geführt
zu haben schien: es ist dies die Frage der Mitteilungspflichten von
Arzt und Patient im System der gesetzlichen Krankenversicherung.

1. Allgemeine Typen von Mitteilungspflichten

Staatliche Stellen stützen ihre Informationsbedürfnisse und -ansprüche
auf ganz unterschiedliche rechtliche Typen von "Mitteilungspflichten".
Man kann sie grob in zwei verschiedenen Dimensionen unterscheiden,
nämlich einmal danach, ob es sich um absolute Mitteilungspflichten
handelt, im Gegensatz zu den nur relativen, nicht selbständig erzwingbaren Mitteilungspflichten, und zum anderen danach, ob die Mitteilungspflicht nur zweiseitig zwischen der staatlichen Stelle und dem
Betroffenen besteht, oder ob der staatliche Informationsanspruch notwendigerweise nur im "Dreiecksverhältnis" unter Beteiligung eines
Dritten besteht. Diese beiden Unterscheidungsdimensionen lassen sich
sozusagen in Matrixform anordnen und führen zu vier Grundtypen von
Mitteilungspflichten:
a) absolute zweiseitige Mitteilungspflichten
b) relative zweiseitige Mitteilungspflichten
c) absolute dreiseitige Mitteilungspflichten
d) relative dreiseitige Mitteilungspflichten.

Ich will   vorwegnehmen, daß die hier   in   Rede   stehenden   Mitteilungs-
chen Krankenkassenbereich zu Typ d), also den re-
gehören. Bevor ich   hierauf etwas näher eingehe,
en Unterscheidung   kurz einige Beispiele   für die
.n:

2. Mitteilungspflichten außerhalb der gesetzlichen Krankenversicherung

a) Absolute zweiseitige Mitteilungspflichten

Der klassische Grundtyp des hoheitlichen Anspruchs des Staates   gegenüber dem Bürger auf Preisgabe von Informationen ist der im   Recht   der
Statistik verankerte. Er besteht ohne einen Gegeleistungsanspruch   und
ist, da mit Bußgeld bewehrt, selbständig durchsetzbar. Er ist der   Informationsanspruch in seiner reinen Form und dient nur der Beschaffung
von Information, nicht etwa   der   Vorbereitung   gezielten   staatlichen
Handelns gegenüber dem betroffenen Individuum. Neben diesen statistik-
rechtlichen Mitteilungspflichten   können   auch   die   steuerrechtlichen
Verpflichtungen zur Abgabe   einer   Steuererklärung   zu   den   absoluten
zweiseitigen Mitteilungspflichten gezählt werden. Dies   sind   die   eigentlichen Informationséingriffe.

b) Relative zweiseitige Mitteilungspflichten

Mit ihnen wird der betroffene Bürger nicht eo ipso zur Mitteilung   von
Angaben über sich selbst verpflichtet, sondern nur dann, wenn er   dies
selbst wünscht. Dabei handelt es sich typischerweise um die Mitteilung
von Tatbestandsvoraussetzungen für   staatliche   Leistungen.   Wenn   bestimmte Leistungen beansprucht werden,   dann   sind   bestimmte   Voraussetzungen nachzuweisen, Angaben zu machen usw.. Typische Fälle   sind
die Angaben   zur Erlangung von BAFöG   oder   Wohngeld.   Die   Folge   der
Nichtmitteilung ist nicht ein Bußgeld, sondern   ggf.   die   nicht vollständige   oder   entfallende Sozialleistung. Der Umfang der   Mitteilungspflicht ist relativ zu der begehrten Leistung.

c) Absolute dreiseitige Mitteilungspflichten

In zahlreichen Fällen begehrt der Staat nicht Information   unmittelbar
vom Betroffenen selbst, sondern von einem Dritten (typischerweise ei-

nem Experten, Gutachter o.ä.) über den Betroffenen. Das Paradebeispiel
für diesen Dritten ist der Arzt. Ein Beispiel für Mitteilungspflichten
nach Typ c) ist die nach dem Bundesseuchengesetz bestehende Pflicht,
bestimmte ansteckende Krankheiten zu melden. Wesensmerkmal ist das notwendige Auseinanderfallen der Person des Mitteilenden (z.B. des Arztes
als des eigentlichen Urhebers der Information) und dessen, über den
etwas mitgeteilt wird. Im Falle des Bundesseuchengesetzes liegen zwei
miteinander in einer Vorschrift kombinierte Mitteilungspflichten des
Typs a) vor, nämlich gegenüber dem Arzt und gegenüber dem Erkrankten.

3. Relative dreiseitige Mitteilungspflichten in der GKV

Der hier interessierende Typ einer Mitteilungspflicht ist Typ d): die
relative dreiseitige Mitteilungspflicht. Sämtliche Leistungen der GKV
- wie der Sozialversicherung überhaupt - werden nur auf Antrag gewährt,
d.h. der Versicherte bestimmt selbst, welche Angaben er machen will,
wobei rechtlich nur in gewissem Umfang vorgegeben ist, welche Informationen für die Gewährung welcher Leistungen erforderlich sind. Die
Mitteilungspflichten sind also in Bezug auf den leistungs- und antrags-
berechtigten Versicherten relativ. Sie sind aber im Falle der GKV auch
dreiseitig, weil es hier ganz überwiegend des Arztes bedarf, um den
"Versicherungsfall", also den Leistungsanspruch feststellen, gewisser-
maßen den Antrag "beglaubigen" zu lassen.

Es bedarf also unterschiedlicher Verpflichtungen gegenüber dem Arzt
und dem Versicherten. Anders als im oben erwähnten Beispiel des Bundesseuchengesetzes, wo Arzt und Erkrankter in einer einzigen Vorschrift
gemeinsam verpflichtet werden, läßt sich die unterschiedliche Ver-
pflichtungsrichtung im Krankenkassenrecht deutlich ablesen: die informationellen Pflichten der Ärzte ergeben sich aus dem Kassenrecht der
§§ 368 ff. RVO, die der Versicherten aus dem Allgemeinen Teil des Sozialgesetzbuches, insbesondere aus den Vorschriften über die Mitwirkung der Leistungsberechtigten in § 60 ff. SGB I. Diese Unterscheidung
scheint mir bis jetzt zu wenig beachtet worden zu sein, und daher ist
fast ausschließlich über die kassenarztrechtlichen Mitteilungspflichten gesprochen worden, so als umfaßten sie auch die Pflichten des Versicherten.

§ 60 SGB I enthält bereits in allgemeiner Form die Unterscheidung zwei-
seitiger und dreiseitiger Mitteilungspflichten:

> "(1) Wer Sozialleistungen beantragt oder erhält, <u>hat</u>
>   1. <u>alle Tatsachen anzugeben</u>, die für die Leistung er-
>   erheblich sind, und auf Verlangen des zuständigen
>   Leistungsträgers <u>der Erteilung der erforderlichen
>   Auskünfte durch Dritte zuzustimmen</u>, ..."
> (Hervorhebungen v. Verf.)

Hieraus ergibt sich, daß Informationen des Kassenarztes über den Patienten keinesfalls allein auf der Grundlage kassenärztlicher Mitteilungspflichten (z.B. § 368 Abs. 2 RVO o.ä.) an die Krankenkassen flies-
sen; oder anders gesagt: das Kassenarztrecht enthält keine echte Mitteilungspflicht zu Lasten des Versicherten. Es bedarf immer der Zustimmung des Versicherten nach § 60 SGB I. Diese muß der Versicherte allerdings erteilen, will er nicht den Anspruch auf die Kassenleistung verlieren. Hier wirkt das Verhältnismäßigkeitsgebot des § 65 SGB I als
verfassungsrechtlich inspiriertes Korrektiv zur Verhinderung von Infor-
mationsansprüchen, die zu den begehrten Leistungen außer Verhältnis
stehen.

Ein Kassenpatient, der ausnahmsweise die Weiterleitung seiner Daten an
die Krankenkasse verhindern will, kann somit grundsätzlich seine Zustimmung verweigern, muß dann allerdings - vom Kassenarzt - darauf aufmerksam gemacht werden, daß die Kosten für die gleichwohl begehrte Behandlung nicht von der Kasse übernommen werden und somit nur eine Pri-
vatliquidation in Betracht kommt (§ 66 Abs. 3 SGB I).

Vorläufer und Vorbild für die Mitwirkungsregelungen betreffend den Versicherten, wie sie in § 60 SGB I ff. enthalten sind, sind die sog. Ob-
liegenheiten im Privatversicherungsrecht, d.h. die zwar vertraglich
vereinbarten, aber nicht selbständig erzwingbaren Pflichten, die dem
Versicherungsnehmer obliegen, und die nur der Erhaltung bzw. Realisie-
rung seines Anspruchs auf Versicherungsleistungen im Versicherungsfal-
le dienen.

Zusammenfassend sei also noch einmal betont, daß es bei der rechtlichen
Beurteilung von Informationsströmen hin zu den gesetzlichen Krankenkassen nicht allein auf die Mitteilungspflichten des Kassenarztes (bzw. anderer Leistungserbringer) sondern zusätzlich jeweils auf einen entsprechenden Mitwirkungsakt des Versicherten ankommt. Wieviel von ihm an in-
formationeller Mitwirkung verlangt werden darf, bestimmt sich in erster
Linie nach § 65 SGB I aus der Verhältnismäßigkeit von Information und
begehrter Leistung. Öffentliche Interessen, z.B. Informationsbedürfnisse

zu Planungs- und Forschungszwecken, können in diesem Bezugsrahmen keine
informationellen Mitwirkungspflichten des Versicherten begründen, sondern bedürfen anderweitiger, d.h. spezialgesetzlicher Rechtfertigung.

<u>Zusammenfassung der Diskussion</u>

von

K. Kniep und C.-Th. Ehlers

Herr Borchert vertrat unter Bezugnahme auf das Referat von Frau Bosch
die Meinung, daß es keine Rechtspflicht des Arztes gäbe auf Auskunft
bei Lebensversicherungs-Anfragen. Die Ärzteschaft sollte etwaigen Ersuchen nicht nachkommen. Bei Auskunftsverlangen von Versicherungen
sollte nochmals die Einwilligung des jeweiligen Patienten eingeholt
werden. Herr Zielinski war der Ansicht, daß es trotz der Genehmigung
dieser Klausel durch das Bundesaufsichtsamt besser wäre, die Einwilligung des jeweiligen Versicherungsnehmers einzuholen; ohne Einwilligung
sei das Verhalten strafrechtlich bedenklich.

Herr Borchert sieht die Risikozuschläge bei Versicherungen bei laufenden Verträgen für bestimmte Krankheiten als unzulässig an. Risikozuschläge seien nur bei Vertragsänderungen möglich.

Frau Hollmann vertrat unter Bezugnahme auf das Referat von Herrn Meydam die Auffassung, daß der Entlassungsbericht aus dem Krankenhaus
nicht an die Betriebskrankenkassen versandt werden sollte; dies sei
keine Aufgabe nach § 369 b RVO.

Herr Büllesbach war der Meinung, daß die Ärzte nicht nur auf die Entscheidung der Datenschutzinstanzen warten sollten, sondern von sich
aus, wie z.B. bei der Änderung der Klausel bei den Lebensversicherungen, Aktivitäten entwickeln müßten. Unter Bezugnahme auf die Ausführungen von Herrn Reichertz wies er darauf hin, daß auch der Arzt bei
Untersuchungen eigene Daten produziere. Es sei deshalb zu untersuchen,
wer "Betroffener" im Sinne des Datenschutzes sei.

Herr Kniep wies darauf hin, daß in dem Spannungsverhältnis Arztgeheim-
nis/Patientengeheimnis bei der Einwilligungserklärung nach dem BDSG
gegenwärtig keine Lösungsmöglichkeit sichtbar sei. Man könne ebenso
wenig davon ausgehen, daß das Ärztegeheimnis das Patientengeheimnis
mit umfasse wie umgekehrt. Beide seien gleichwertig zu betrachten, und
für die Weitergabe von Patientendaten sei die Einwilligung des betroffenen Patienten erforderlich; entsprechendes gelte bei der Weitergabe
der vom Arzt ermittelten Daten.

Herr Walz wies auf die Problematik hin, die sich ergäbe, wenn Verdachtsdiagnosen in den Verwaltungsbereich eingehen würden (z.B. im Bereich der Psychiatrie). Hier sei es ggf. notwendig, Berichtigungen vorzunehmen, um Belastungen bei den betroffenen Patienten zu vermeiden.

Herr Schaefer stellte die Frage - unter Bezugnahme auf das Urteil des Landgerichts Stuttgart vom 27.2.1975 - was eigentlich "geeignete Krankenhäuser" im Sinne des § 372 RVO seien und wer darüber zu entscheiden hätte. Nach seiner Meinung müßte die RVO auch auf diesem Gebiet novelliert werden.

Herr Horbach ging unter Bezugnahme auf das Referat von Herrn Rienhoff auf den Inhalt des Krankenblattes ein. Es sei brisant, verlaufsdokumentarische Informationen datenmäßig zu erfassen. Das Krankenblatt würde einen Einblick in die "Werkstatt des Arztes" geben.

Herr Ehlers wies darauf hin, daß es jedoch im Interesse der Ärzte sei, wenn derartige Verlaufsdokumentationen gespeichert würden. Allerdings sei ein hohes Maß an Sicherheit notwendig. Die Richtigkeitsproblematik sei für den Mediziner wichtig.

Frau Bosch vertrat die Meinung, daß die Rolle der Krankenkassen zu überdenken wäre. Der Arzt habe nicht viel gewonnen, wenn er den Patienten bei Lebensversicherungen nochmals um seine Einwilligung ersuche und einschalte. Für bestimmte Versicherungssparten sei es überhaupt nicht notwendig, bestimmte Daten zu speichern.

Herr Reichertz bemängelte den Verwaltungsapparat bei den Versicherungen und stellte die Frage, ob sich nicht dort Kosten einsparen lassen würden.

Herr Kilian hob das gemeinsame Ziel hervor, das Patienten-/Arztgeheimnis weitgehend zu schützen, wobei jedoch in einzelnen Fällen noch Lösungsmöglichkeiten erarbeitet werden müßten.

ADRESSEN DER AUTOREN

BORCHERT, Günter, Dr. jur., Dipl.-Math., Arbeitsgemeinschaft der Verbraucher (AgV) e.V., Heilsbachstr. 200, 5300 Bonn 1

BOSCH, Merte, Hartmannbund - Verband der Ärzte Deutschlands e.V., Godesberger Allee 54, 5300 Bonn 2

BOLLESBACH, Alfred, Ass. jur., Dipl.rer.pol., c./o. Landesbeauftragter für den Datenschutz, Freie Hansestadt Bremen, Arndtstr. 1, 2850 Bremerhaven 1

DENEKE, Volrad, J.F., Prof., Bundesärztekammer, Haedenkampstr. 1, 5000 Köln 41

EHLERS, Carl-Theo, Prof. Dr. med., Lehrstuhl für Medizinische Dokumentation, Universität Göttingen, Robert-Koch-Str. 40, 3400 Göttingen

HOLLMANN, Angela, Dr. jur., Ärztekammer Niedersachsen, Postfach 3 07, 3000 Hannover 1

HORBACH, Lothar, Prof. Dr. med., Institut für Medizinische Statistik und Dokumentation, Universität Erlangen-Nürnberg, Waldstr. 6, 8520 Erlangen

KEIL, Ulrich, Dr. med., AG Epidemiologie, Institut für Medizinische Informatik und Systemforschung, Gesellschaft für Strahlen- und Umweltforschung mbH, Ingolstädter Landstr. 1, 8052 Neuherberg, Post Oberschleißheim

KILIAN, Wolfgang, Prof. Dr. jur., Fachbereich Rechtswissenschaften, Universität Hannover, Hanomagstr. 8, 3000 Hannover 91

KNIEP, Klaus, Dr. jur., Sandbergsteige 19, 7100 Heilbronn

LUTTERBECK, Bernd, Dr. jur., Rechts- und Verwaltungsinformatiker, Grocherstr. 42, 5000 Köln 60

LOSKANT, Hans, Dr. med., c./o. Institut für Medizinische Statistik und Dokumentation, Universität Erlangen-Nürnberg, Waldstr. 6, 8520 Erlangen

MALLMANN, Otto, Dr. jur., Landgrafenstr. 28, 6380 Bad Homburg v.d.H.

MEYDAM, Jan, Dr. jur., Bundesverband der Betriebskrankenkassen, Kronprinzenstr. 6, 4300 Essen 1

PORTH, Albert J., Prof. Dr. rer.nat., Labordatenverarbeitung, Medizinische Hoschule Hannover, Postfach 610180, 3000 Hannover 61

REICHERTZ, Peter L., Prof. Dr. med., Institut für Medizinische Informatik, Medizinische Hochschule Hannover, Postfach 610180, 3000 Hannover 61

RIENHOFF, Otto, Prof. Dr. med., Institut für Medizinische Informatik, Medizinische Hochschule Hannover, Postfach 610180, 3000 Hannover 61

SCHAEFER, Otfrid P., Dr. med., Karthäuser Str. 19, 3500 Kassel

SCHUSTER, Michael, Ass. jur., Ippendorfer Allee 104, 5300 Bonn

SCHWANECKE, Inge, Dr. jur., c./o. Staatsanwaltschaftschaft Hannover, Volgersweg 65, 3000 Hannover 1

SCHWARTZ, Friedrich-Wilhelm, Dr. med., Zentralinstitut für die Kassenärztliche Versorgung in der Bundesrepublik Deutschland, Haedenkampstr. 5, 5000 Köln 41

SENDLER, Hans, Rechtsanwalt, stellvertretender Geschäftsführer der Arbeitsgemeinschaft für Gemeinschaftsaufgaben der Krankenversicherung, Halternerstr. 47, 4350 Recklinghausen

STEINMÜLLER, Wilhelm, Prof. Dr. jur., Fachbereich Mathematik/Informatik, Universität, Postfach 330440, 2800 Bremen 33

WAGNER, Gustav, Prof. Dr. med., Institut für Dokumentation, Information und Statistik am Deutschen Krebsforschungszentrum, Im Neuenheimer Feld 280, 6900 Heidelberg 1

WALZ, Stefan, Dr. jur., c./o. Hessischer Datenschutzbeauftragter, 6200 Wiesbaden

WIESE, Walter, Dr. jur., Ministerialrat, Boulevard Leopold III, B-1110 Brüssel/Evere, Belgien

ZIEGLER-JUNG, Bärbel, Ass. jur., Technische Hogeschool Twente, Onderafdeling der Bestuurskunde, Postbus 217, NL Enschede Drienerlo, Niederlande

ZIELINSKI, Diethart, Prof. Dr. jur., Fachbereich Rechtswissenschaften, Universität Hannover, Hanomagstr. 8, 3000 Hannover 91

Band 34: C. E. M. Dietrich, P. Walleitner, Warteschlangen-Theorie und Gesundheitswesen. VIII, 96 Seiten. 1982.

Band 35: H.-J. Seelos, Prinzipien des Projektmanagements im Gesundheitswesen. V, 143 Seiten. 1982.

Band 36: C. O. Köhler, Ziele, Aufgaben, Realisation eines Krankenhausinformationssystems. II, (1-8), 216 Seiten. 1982.

Band 37: Bernd Page, Methoden der Modellbildung in der Gesundheitssystemforschung. X, 378 Seiten. 1982.

Band 38: Arztgeheimnis – Datenbanken – Datenschutz. Arbeitstagung, Bad Homburg, 1982. Herausgegeben von P. L. Reichertz und W. Kilian. VIII, 224 Seiten. 1982.